中医经典名著临证精解丛书

「血证论」临证精解

赵 健 李晓虎 主编

中国健康传媒集团
中国医药科技出版社

内 容 提 要

　　《血证论》为清代唐宗海著，集理、法、方、药为一体的血证专著。全书共 8 卷，阐述阴阳水火气血、男女异同、脏腑病机、脉证生死、用药宜忌与 70 余种血证的辨治。理遵《内经》《难经》，法崇仲景，间参东渐之西学，创新血证理论，丰富血证临床，实补唐以下医书所不逮。本次整理选取底本版本精良，对书中条文进行注释、提要和精解，并加入临床医案，附有按语解读。本书有助于临床医生更好地学习中医血证理论，对指导临床治疗血证、提高临床疗效具有重要意义。

图书在版编目（CIP）数据

《血证论》临证精解 / 赵健，李晓虎主编 . — 北京 : 中国医药科技出版社，2024.7
ISBN 978-7-5214-4684-5

Ⅰ . ①血… 　Ⅱ . ①赵… ②李… 　Ⅲ . ①《血证论》—研究 　Ⅳ . ① R255.7

中国国家版本馆 CIP 数据核字（2024）第 110205 号

美术编辑　陈君杞
版式设计　也　在

出版　**中国健康传媒集团** | 中国医药科技出版社
地址　北京市海淀区文慧园北路甲 22 号
邮编　100082
电话　发行：010-62227427　邮购：010-62236938
网址　www.cmstp.com
规格　710×1000mm $\frac{1}{16}$
印张　19 $\frac{3}{4}$
字数　374 千字
版次　2024 年 7 月第 1 版
印次　2024 年 7 月第 1 次印刷
印刷　河北环京美印刷有限公司
经销　全国各地新华书店
书号　ISBN 978-7-5214-4684-5
定价　**59.00 元**

获取新书信息、投稿、为图书纠错，请扫码联系我们。

本书编委会

主　编　赵　健　李晓虎

副主编　杨　彬　李　胜　杜晓航

编　委（按姓氏笔画排序）

王艺蓓　王竹鑫　刘　洋

李孟祺　杨　帆　胡铭臻

焦旭华

前　言

　　唐宗海，字容川，四川彭县人，为晚清著名医家。生于清道光二十六年（1846），卒于清光绪二十三年（1897）。早岁习儒，清光绪十五年（1889）进士及第，官拜理部主事、来宾知县。时西学东渐之际，主张中西汇通，大开风气之先，于后世有较大影响。父瑞麟素羸多疾，宗海感为人子者不可不习医，始涉医道。后父罹血证，延六年而卒。宗海痛憾悟道不早，遂遍览医籍，专探血证。光绪己卯（1879），妻冯氏亦患血证，唐氏亲制方剂而愈，由是乡邻索方延诊者不绝。甲申（1884），《血证论》成。己丑（1889），唐氏奉母艾夫人赴京，出《血证论》质当世，名噪京师，觅诊者盈门。

　　《血证论》是一部中医血证专著，创新了中医血证理论，于气血水火关系、血证病机、治法多有发挥，具有较高的学术价值。是书分类详尽、条理清晰，理论认识独到，疗效卓著可靠，载方精要，有极高的实用价值，历来为临床医家所重视。

　　《〈血证论〉临证精解》以《血证论》为基础，通过归纳、阐释原文，并结合内容主旨，附以临床验案，进一步阐明《血证论》学术思想。本书依主旨对《血证论》原文分段精解。编写体例包括【原文】【注释】【提要】【精解】和【医案举隅】。【原文】即《血证论》原文；【注释】是对书中疑难字词适当加注或于医理上发挥贯通；【提要】是对原文内容的高度概括；【精解】是对原文予以发挥、解读，揭示其临床意义；【医案举隅】是针对原文中的理法方药列举相关案例并予以说明，所举医案与原文或医理相同，或治法相同，或方药相同，不仅局限于血证方面的疾病。本书旨在辅助读者理解唐氏辨治血证的经验和特色，更好地把握血证的治疗。凡方药中涉及现代禁用药物（如虎骨、犀角等）之处，为保持内容原貌，未予改动，但在临床应用时，应使用相关代用品。

本书以光绪二十年甲午申江褒海山房石印本为底本，结合编者的经验和体会整理而成。限于水平，书中错漏不当之处在所难免，祈望同道斧正，是所至幸。

编　者
2024 年 4 月

目　录

血证论原序

【原文】先君子体羸善病，故海早岁即习方书，有恙辄调治之。癸酉六月，骤得吐血，继复转为下血，查照各书，施治罔效，延请名宿，仍无确见，大约用调停之药，以俟病衰而已。因此遍览方书，每于血证，尝三致意。时里中人甚诩乡先辈杨西山先生所著《失血大法》，得血证不传之秘，门下抄存，私为鸿宝。吾以先君病，故多方购求，仅得一览。而其书议论方药，究亦未能精详，以之治病，卒鲜成效。乃废然自返，寝馈于《内经》、仲景之书，触类旁通，豁然心有所得，而悟其言外之旨，用治血证，十愈七八。今先君既逝，而荆妻冯氏又得血疾，亲制方剂，竟获安全。慨然曰：大丈夫不能立功名于天下，苟有一材一艺，稍足补救于当时，而又吝不忍传，陋哉。爰将失血之证，精微奥义，一一发明，或伸古人所欲言，或补前贤所未备，务求理足方效，不为影响之谈。书成，自顾而转憾悟道不早，不能延吾父之寿也。然犹幸此书之或可以救天下后世也。

光绪十年岁在甲申重九后一日容川唐宗海自序

【提要】本节简述《血证论》成书契机与经过。

【精解】唐氏有感专门论述血证的专著较少，虽有杨西山著《失血大法》，但不能精详医药，临床疗效亦不高，故而勤学《黄帝内经》、仲景之学，豁然有得，治疗血证颇有成效，为救后世之人，特著《血证论》。

凡 例

【原文】

——血证自古绝少名论，故是书条分缕析，务求精详，间有烦文冗字，意取明显，故不删削。

——时贤论及血证，率多影响。是书独从《内》《难》、仲景探源而出，发挥尽致，实补唐以下医书之所不逮，故除引经之外，余无采录，亦间有一二暗合者，皆系偶同，并非掠美。识者鉴之。

——是书分门别类，条目极清。即不知医者，临时查阅，无不了然，最便世用之书。

——是书议论多由心得，然其发明处，要皆实事实理，有凭有验。或从古圣引伸，或从西法参得，信而有征之说也，并非杜撰可比。

——是书单为血证说法，与杂证不同，幸勿执彼例此，亦幸勿以此议彼。

——是书单论血证，外有中西医判六经方证通解两书，嗣出始于杂证，推阐无疑，容后刊出，再求赏析。

【提要】 本节简述《血证论》体例与主旨。

【精解】 血证专书自古绝少，《血证论》宗《黄帝内经》《难经》《伤寒杂病论》之旨，列别名目，议论证治。本书既承古圣经典，又从当时流传的西医知识中汲取营养，体现出一定的实证主义与科学精神。唐氏表明，血证与杂证的病机构成和治疗方式具有明显区别。

阴阳水火气血论

【原文】人之一身，不外阴阳。而阴阳二字，即是水火，水火二字，即是气血。水即化气，火即化血。

【提要】本节总论阴阳、水火、气血的关系。

【精解】本节为全书宗旨，提出"水即化气，火即化血"的观点，完善了水与气、火与血之间相生关系的阐述，表明水火、气血本质上是阴阳具体化的过程，为系统阐释血证做铺垫。

【原文】何以言水即化气哉？气着于物，复还为水，是明验也。盖人身之气，生于脐下丹田、气海之中，脐下者，肾与膀胱，水所归宿之地也。此水不自化为气，又赖鼻间吸入天阳，从肺管引心火，下入于脐之下，蒸其水使化为气。如《易》之坎卦，一阳生于水中，而为生气之根。气既生，则随太阳经脉布护于外，是为卫气。上交于肺，是为呼吸。五脏六腑息以相吹，只此一气而已。

然气生于水，即能化水；水化于气，亦能病气。气之所至，水亦无不至焉。故太阳之气达于皮毛则为汗，气夹水阴而行于外者也。太阳之气上输于肺，膀胱、肾中之水阴即随气升腾而为津液，是气载水阴而行于上者也。气化于下，则水道通而为溺[1]，是气行水亦行也。设水停不化，外则太阳之气不达，而汗不得出，内则津液不生，痰饮交动，此病水而即病气矣。又有肺之制节[2]不行，气不得降，因而癃闭滑数，以及肾中阳气不能镇水，为饮为泻，不一而足，此病气即病水矣。

【注释】

[1] 溺（niào 尿）：小便。

[2] 制节：即治节。《素问·灵兰秘典论》载："肺者，相傅之官，治节出焉。"

【提要】本节阐释何为水即化气，并论气之生成与生理、病理之大要。

【精解】

1. 水即化气　对于水即化气的解释，唐氏首以"气着于物，复还为水"的物理现象举例说明，继而详述人体之气的生成过程，即鼻吸入天阳，引导心火下行于脐下（唐氏以脐下为"水所归宿之地"），蒸化为气，又引坎卦一阳爻位居两阴爻之中的卦象，从易理的角度进行阐发。

2. 气之运行　唐氏认为，下焦所生之气随太阳经脉布护而为卫气，此论与《灵枢·营卫生会》"卫出下焦"的观点相合；下焦之气上交于肺，则发为呼吸，盖肺脏的正常运行，需要下焦升发的元气为支撑。五脏六腑的气化，均赖于下焦化生的元气。唐氏认为，气与水是互化并行的关系，气运动不息而流行全身，水随之而发生诸种变化。气化于体表则为汗，气化于体内则为津液，濡润脏腑，气化于下则溺道畅通。唐氏进一步举例论述两种病理情况：其一为病水即病气，若水停不化，则气亦不行，外则汗不得出，内则津液不生，进而引发痰饮交动之证；其二为病气而病水，如肺气不降、肾阳不充，脏腑气机功能失调，导致水液代谢异常。需要注意的是，唐氏所论诸种气之名目，是根据气运行与分布的具体情况而言，可视作一种气看待。唐氏所论本质上是在描述气化功能与水液代谢之间的关系。

【原文】总之，气与水本属一家，治气即是治水，治水即是治气。是以人参补气，以其生于北方，水中之阳，甘寒滋润，大生津液，津液充足，而肺金腴润。肺主气，其叶下垂以纳气，得人参甘寒之阴，内具阳性，为生气化水之良品，故气得所补益焉。即如小柴胡，仲景自注云："上焦得通，津液得下，胃气因和。"是通津液即是和胃气。盖津液足，则胃上输肺，肺得润养，其叶下垂，津液又随之而下，如雨露之降，五脏戴泽[1]，莫不顺利，而浊阴全消，亢阳不作，肺之所以制节五脏者如此。设水阴不足，津液枯竭，上则痿咳，无水以济之也；下则闭结，制节不达于下也；外则蒸热，水阴不能濡于肌肤也。凡此之证，皆以生水为治法，故清燥救肺汤生津以补肺气，猪苓汤润利以除痰气，都气丸补水以益肾气。即如发汗，所以调卫气也，而亦戒火攻以伤水阴，故用白芍之滋阴以启汗原，用花粉之生津以救汗液。即此观之，可知滋水即是补气。

然补中益气汤、六君子、肾气丸，是皆补气之方也，何以绝不滋水哉？盖无形之水阴，生于下而济于上，所以奉养是气者也，此水则宜滋。有形之水质，入于口而化于下，所以传道是气者也，此水则宜泻。若水质一停，则气便阻滞，故补中汤用陈、术以制水，六君子用苓、半以利水，肾气丸亦用利水之药，以佐桂、附，桂、附以气药化水，苓、泽即以利水之药以化气，真武汤尤以术、苓利水为主。此治水之邪即以治气，与滋水之阴即以补气者，固并行而不悖也。且水邪不去，则水阴亦不能生，故五苓散去水邪，而即能散津止渴，并能发汗退热，以水邪去，则水阴布故也。然水阴不滋，则水邪亦不能去，故小柴胡通达津液，而即能下调水道。总见水行则气行，水止则气止。能知此者，乃可与言调气矣。

【注释】

[1] 戴泽：接受恩泽并受滋养。

【提要】本节总论气、水之治。

【精解】本节唐氏从人参补气以生水津的角度切入，阐述气、水之治，进而又以伤寒小柴胡汤"上焦得通，津液得下，胃气因和"，论证通津液的实质在于和胃气，明确提出津液充足是胃输布津液于肺、肺通调水道以戴泽五脏而行治节之功的前提条件。若水阴不足，在上则易生肺痿咳嗽，在下则易发大便闭结，在外则易发津液失濡之蒸热。针对此证，当以"生水"为治。以清肺救燥汤生津补气以治纯虚之证，以猪苓汤利水兼润以治阴虚兼痰之证，以都气丸金水同调以治肺肾两虚之证。即便遇当发汗之证，亦当以白芍、天花粉参合用之，要在滋水即是补气。此外，唐氏又提出"无形之水阴……宜滋，有形之水质……宜泻"的观点，举例说明补中益气汤等补气之方不滋水阴，要在制水、化气、利水三法的不同组合。盖治水邪是为气化运行开辟道路，滋水阴是为气化发生创造条件，此即本节之核心精神。

【医案举隅】

少阴阳虚水肿案

刘某，女，40岁，2008年11月20日就诊。

[病史] 患者素体阳虚，诊见心悸、腰背寒、四肢不温、足肿（质地淡

紫），苔白水滑，脉象沉弱结代。

[诊断] 此心肾阳微，气化无能，水气凌心。

[治法] 当振奋心肾阳气，散寒逐饮。

[方药] 真武汤加味。附子15克，茯苓40克，白术30克，炒白芍40克，生姜30克，人参30克，桂枝20克，炙甘草15克。

服药3剂，诸症减轻。续服30余剂，病愈。

黄悦. 真武汤的临床应用举隅 [J]. 光明中医，2012，27（12）：2535-2536.

按语： 该患者素体阳虚，心阳不振，以致水邪内停，水气凌心，变生诸症。治以桂枝甘草汤温心阳，真武汤、附子汤温肾阳。无形之水阴宜滋，而有形之水邪则宜泻。方中附子大辛大热，使肾阳得复，气化得行；桂枝振奋心阳，助附子温阳化气，水为阴邪，"阴得阳助则化"，此即"壮元阳以消阴翳"；人参甘温，妙在大补元气，大生津液，诸药使水邪除而人参令水阴生，恰印证唐氏所言"水阴不滋则水邪亦不能去"之理；白术甘苦而温，燥湿健脾，颇合"脾喜燥恶湿"之性，附子振肾阳于先，姜、术复脾阳于后；茯苓淡渗水湿，使阴邪从小便而行；生姜辛而微温，走而不守，宣肺温胃，助附子行散溢于肌表之湿；白芍甘缓并能去姜、术燥伤真阴之弊；炙甘草温中并调和诸药。诸药合用，使肾阳温，水饮去，则病愈。

【原文】何以言火即化血哉？血色，火赤之色也。火者，心之所主，化生血液以濡周身。火为阳而生血之阴，即赖阴血以养火，故火不上炎，而血液下注，内藏于肝，寄居血海，由冲任带三脉行达周身，以温养肢体。男子则血之转输，无从觇验[1]；女子则血之转输，月事时下。血下注于血海之中，心火随之下济，故血盛而火不亢烈，是以男子无病而女子受胎也。

如或血虚，则肝失所藏，木旺而愈动火，心失所养，火旺而益伤血，是血病即火病矣。治法宜大补其血，归、地是也。然血由火生，补血而不清火，则火终亢而不能生血，故滋血必用清火诸药。四物汤所以用白芍，天王补心汤所以用二冬，归脾汤所以用枣仁，仲景炙甘草汤所以用寸冬、阿胶，皆是清火之法。至于六黄汤、四生丸则又以大泻火热为主，是火化太过，反失其化，抑之即以培之，清火即是补血。又有火化不及，而血不能生者，仲景炙甘草汤所以有桂枝以宣心火，人参养荣汤所以用远志、肉桂以补心火，皆是补火生血之法。其有血寒、血痹者，则用桂枝、细辛、艾叶、干姜等禀受火气之药，以温达之，则知治火即是治血。血与火原一家，知此乃可与言调血矣。

【注释】

［1］觇（chān 搀）验：查看，检验。"无从觇验"在此处是指男子血的转输变化不容易印证。

【提要】本节论述血与火在生理、病理上的相互关系。

【精解】本节讨论了血的化生、火与血的关系、血液的输布与职能的发挥，提出了血虚的病理、治法与方药。

血色为赤，脾气上输心脉的水谷精微在心火的化赤作用下形成血。血属阴，火属阳，阴血涵养心阳乃其正常的生理关系。阴血充足，涵养心火而无上炎之患，且能正常下行入肝与血海，进而通过冲、任、带三脉温养周身。

唐氏按照血虚生火、火化太过、火化不及来论述血虚的病理与分型。肝藏血，体阴而用阳，血虚则肝失所藏，易从火化而上炎；心主血脉，血虚则失其濡养而心火亢强，损伤阴血。治疗之法，当重用当归、地黄以补其血，兼以清法，制火之亢逆伤血、复火之平和生血。方用四物汤、归脾汤与炙甘草汤等，补血方中入滋阴清火之药，旨在去火亢伤血之弊。若火化太过，则可用当归六黄汤、四生丸二方，方中以泻火之药为主，大泻火热，力除火热伤血之弊，并有滋阴生血之药。若火化不及，则当补火以生血，如炙甘草汤中用桂枝宣通心阳；人参养荣汤中用肉桂、远志补心火以达生血之效。又如火不足之血寒血痹，可用禀受火气之药，如桂枝、细辛、艾叶、干姜等，温达火气。要之，补血之法当辨血与火，血不足者以当归、生地黄为补，火太过者当以清润养阴之品清其火邪。火不足者当以温药益其阳，旨在恢复血能涵火、火能生血的和谐状态。

【医案举隅】

血虚案

一妇人患此，性躁，寒热，口苦胁痛，耳鸣腹胀，溺涩，乃肝脾血虚火旺也。用六君加柴胡、山栀、龙胆，数剂，更与逍遥散兼服渐愈。又与六味丸、逍遥散，七十余剂，诸症悉退。

魏之琇. 续名医类案［M］. 北京：人民卫生出版社，1997：254.

按语：该患者血虚，阴血不能养火，肝失所藏而肝火旺盛，寒热往来、口苦胁痛、耳鸣腹胀等症皆与少阳肝胆相关。方中柴胡、山栀子、龙胆草意在除肝胆之火，而六君子汤则重在益气健脾，促血之化源。脾旺则能生血，生血则能制火。而逍遥散又能调和肝脾，疏肝解郁，养血健脾，故患者渐愈。

【原文】夫水、火、气、血固是对子，然亦互相维系，故水病则累血，血病则累气。气分之水阴不足，则阳气乘阴而干血；阴分之血液不足，则津液不下而病气。故汗出过多则伤血，下后亡津液则伤血，热结膀胱则下血，是水病而累血也。吐血咳血，必兼痰饮。血虚则精竭水结，痰凝不散。失血家往往水肿，瘀血化水亦发水肿，是血病而兼水也。盖在下焦，则血海膀胱同居一地；在上焦，则肺主水道，心主血脉，又并域而居；在躯壳外，则汗出皮毛，血循经脉，亦相倚而行，一阴一阳，互相维系。而况运血者即是气，守气者即是血。气为阳，气盛即为火盛；血为阴，血虚即是水虚。一而二，二而一者也。人必深明此理，而后治血理气，调阴和阳，可以左右逢源。

【提要】本节论述了水火气血的关系。

【精解】具体地看，水火气血各自具有独立的特点与功能；整体地看，水火气血互生互化，协同完成人体的生理过程，并且相互影响产生病理变化。唐氏通过举例阐释了水火气血的关系。津液是血液的重要组成部分，津血同源，互生互化。血行脉中，血中之津液可渗出脉外，脉外之津液亦可进入脉中，二者相互联系。津液耗伤可累及血脉空虚，大量失血或血虚也将导致津液的不足，故《灵枢·营卫生会》云："夺血者无汗，夺汗者无血。"除文中所举例子外，若水邪为患，痰饮内生，津液布散无力，可导致津亏血少；又或血热火旺，煎灼津液，炼而为痰，可见血虚而津枯。水病可致血病，血病亦可致水病，水火气血相互维系可知矣。此外，在上焦，肺主气而通调水道，心为君火而主血脉，水与气、火与血相依而互用；在下焦，肾主水而生气，肝藏血而养火，亦相生而互用。气生于水而能行津摄血，血生于火而能养气化津，临床治血理气、调阴和阳必要深明水火气血之间的相生关系以及病理传变。

【原文】又曰：血生于心火而下藏于肝，气生于肾水而上主于肺，其间运上下者，脾也。水火二脏皆系先天，人之初胎，以先天生后天，人之既育，以后天生先天，故水火两脏，全赖于脾。食气入胃，脾经化汁，上奉心火，心火得之，变化而赤，是之谓血。故治血者，必治脾为主，仲景炙甘草汤皆是此义。以及大黄下血，亦因大黄秉土之色，而大泄地道故也；地黄生血，亦因地黄秉土之润，而大滋脾燥故也。其余参、芪运血统血，皆是补脾。可知治血者，必以脾为主，乃为有要。

至于治气，亦宜以脾为主。气虽生于肾中，然食气入胃，脾经化水，下输于肾，肾之阳气乃从水中蒸腾而上，清气升而津液四布，浊气降而水道下行。水道下行者，犹地有江河，以流其恶也。津液上升者，犹土膏脉动[1]，而雨露升也，故治气者必治脾为主。六君子汤和脾利水以调气，真武汤扶脾镇水以生气，十枣、陷胸等汤攻脾夺水以通气，此去水邪以补气之法也。又有水津不灌[2]，壮火食气，则用人参滋脾以益气，花粉清脾以和气。凡治气者，亦必知以脾为主，而后有得也。

【注释】

[1] 土膏脉动：指地的精气萌动。土膏，指土里的营养物质。

[2] 水津不灌：指津液不能布散。

【提要】本节提出治血、治气均以治脾为要。

【精解】肾主水而肺主气，心主血而肝藏血。就水火气血之方位而言，水居下，生气而上行；火居上，生血而下藏。由此，水火气血上下相贯。脾为孤脏，居中央土以灌四旁，在水火气血的维系中，作为枢纽，起到"运行上下"的作用。水火为阴阳，血气亦为阴阳。而脾为至阴，所谓"至"，可看做从阳到阴、从阴到阳，阴阳转换之枢机，故水火二脏的维系，也赖于脾。

饮食入胃，脾土运化而生水谷精微，上输心肺，心火化赤而为血，故言脾胃为后天之本、气血生化之源。且脾气摄血，故治血者必以脾为要。炙甘草汤中生地黄滋阴养血，以润脾土；炙甘草、人参、大枣补益脾气，以滋气血生化之源，即秉此理。地黄与大黄，皆秉土气，一润一泻以治血。由此可知，治血必治脾。

肾为先天之本，脾胃为后天之本。先天之精生元气，后天之本化精微。人之既生，赖后天之精充养先天之精，气虽生于肾而赖脾化精以滋，故治气者，亦以治脾为要。肾阳蒸腾，气行而津行，津液经脾转输布散周身，若土中精气萌动而雨露之升；肺气肃降，气降而浊阴流行于下，若大地之江河奔流。由象而言，治气不离脾土。如六君子汤祛痰而补气、真武汤利水以生气、十枣汤泻水以通气，皆祛水邪以助水阴之化气，都落脚于理脾。若脾不散津，火旺耗损正气，则以人参之甘润滋养脾土而益气，以天花粉之凉润清火除热以和气。可知，治气当治脾。

【医案举隅】

月经不调案

叶某，女，42岁，2015年1月8日初诊。

[病史] 月经量少，乏力，吃海鲜易腹泻，脉缓，苔厚腻。

[诊断] 脾胃虚弱，气血不足。

[治法] 益气健脾，补血养血。

[方药] 党参 25 克，炒白术 12 克，茯苓 15 克，炙甘草 3 克，陈皮 6 克，山药 20 克，炒白扁豆 12 克，炒薏苡仁 30 克，砂仁 6 克，桔梗 5 克，芡实 12 克，苏叶 6 克，大枣 15 克，鸡内金 6 克，炒当归 10 克，30 剂。

后复诊月经量正常，乏力明显好转，再守方 14 剂。

来建琴. 连建伟运用参苓白术散验案举隅 [J]. 江西中医药大学学报，2016，28（2）：24-25.

按语： 该案患者食海鲜易腹泻，且脉缓、舌苔厚腻，均提示其脾胃虚弱，故而生血乏源，冲任失养，致月经量少。处方以参苓白术散加减，旨在健脾利湿，恢复中焦运化。并佐以鸡内金开胃消食，苏叶宽中理气又解鱼蟹毒，大枣、当归补血活血。全方仅用当归、红枣养血补血，弃用熟地黄、白芍等补血之药，原因有二，其一脾胃已虚，不耐厚味滋腻之品，其二气能生血也。脾为水火上下输导的枢机，为气血生化之源，故血证可从脾论治。

【原文】李东垣治病，以气为主，故专主脾胃，然用药偏于刚燥。不知脾不制水固宜燥，脾不升津则宜滋，气分不可留水邪，气分亦不可无水津也。朱丹溪治病以血为主，故用药偏于寒凉，不知病在火脏宜寒凉，病在土脏宜甘缓也。

此论不专为失血立说，然治血者必先知之，而后于调气和血，无差爽云。

【提要】本节提出治血理气要顾护脾阴。

【精解】气生于水，气行而津行。若脾不散津，则土燥而水气不升，故宜滋脾润土；血由水谷精微变化而来，脾虚亦可致血虚，宜甘缓补益，调气和血。唐氏认为，李东垣和朱丹溪的用药缺乏灵活变通，无论是治血亦或治气，均应谨循人体阴阳水火变动之理，才能不失阴阳之道。临证应把握人体水火气血之联系，司外而揣内，分析水火气血之盈盛亏虚，更好地指导用药施治。

【医案举隅】

内伤发热案

洪某，男，9 岁，2005 年 7 月初诊。

[病史] 患儿扁桃体炎反复发作，稍不慎感冒即发，发作时高热不退，需用大量抗生素后方能控制，退热后体虚、汗多、纳呆等，日久难以恢复。诊见：面色萎黄，消瘦，手足心热，烦躁，入夜难寐，大便如羊矢状，舌淡红、苔花剥，脉细。

[诊断] 乳蛾。证属脾气阴虚，肝热内蕴。

［治法］滋脾益气，佐以平肝清热。

［方药］太子参、茯苓各15克，山药、薏苡仁各20克，莲子、芡实、扁豆各10克，白芍8克，钩藤、白术、厚朴各5克。每周2剂，水煎，饭后1小时服。嘱家长耐心调服。

服药2月余，患者症状明显改善。自服药后未有感冒，扁桃体炎未发作，胃纳稍增，大便通畅。续服上方半年余，诸症消失，胃纳大增，面色红润，体重增加，二便调，花剥苔消失，体质逐渐健壮。

谭婉君．滋补脾阴法治验4则［J］．新中医，2007，39（12）：79-80.

按语： 患儿由于反复发热并且经常使用抗生素，津伤脾损，脾阴不足，表现为虚实夹杂。治以滋脾益气扶其正，平肝清热泻其实。以太子参、茯苓、山药、薏苡仁、莲子、芡实、扁豆、白芍滋脾益气，凉润缓补脾土；白术、厚朴、钩藤健脾平肝清热。虽药性偏燥，但太子参等诸药能滋脾润土，护孩童娇嫩脏腑。

男女异同论 参看经血胎产门

【原文】世谓男子主气，女子主血，因谓男子血贵，女子血贱。并谓男子之血与女子不同，而不知皆同也。其不同者，女子有月信，男子无月信，只此不同而已矣。

【提要】本节提出男女之血同而月信有无为之别。

【精解】本节通过阐述世医于男主气、女主血以及血之贵贱的素有观念引出唐氏观点，即男女之血"皆同"，并提出其不同只在于月信之有无。

【原文】夫同是血也，何以女子有月信，而男子无月信哉？盖女子主血，血属阴而下行，其行也，气运之而行也。女子以血为主，未常不赖气以运血。气即水化，前论已详。气血交会之所，在脐下胞室[1]之中，男子谓之丹田，女子谓之血室[2]，则肝肾所司，气与血之总会。气生于水而化水，男子以气为主，故血入丹田，亦从水化，而变为水。以其内为血所化，故非清水，而极浓极稠，是之谓肾精。女子之气，亦仍能复化为水，然女子以血为主，故其气在血室之内，皆从血化，而变为血，是谓之月信。但其血中仍有气化之水液，故月信亦名信水。且行经前后，均有淡色之水，是女子之血分，未尝不借气分之水，以引动而运行之也。知此，则知男子之精属气属水，而其中未尝无血无火；且知女子之经属血属火，而其中未尝无气无水。是以男子精薄，则为血虚；女子经病，则为气滞也。

【注释】

[1]胞室：女性之子宫，男性之精室。唐容川《中西汇通医经精义》载："女子之胞名血海，名子宫，以其行经孕子也。男子之胞名丹田，名气海，名精室，以其为呼吸之根，藏精之所也。"

[2]血室：《中医大辞典》载有三种含义，此处指子宫。《类经附翼》载："故子宫者，医家以冲任之脉盛于此，则月经以时下，故名曰血室。"

【提要】本节总论男女体质之异、气血之别、精与经之从属及其相应的生理状态，并阐述男子精病和女子经病的病理差异。

【精解】本节从"血属阴"至"气与血之总会"阐述血属阴，其运行赖之以气，以及气血交会之所皆在胞室，而男女异名，且均为肝肾所总司。从"气生于水而化水"至"女子经病，则为气滞也"讲解了男女因体质各异，从化不同，气血水变化有异，得出"男子之精，属气属水""女子之经，属血属火"的结论，进而提出男精女经之病有血虚、气滞之别。其论述遵循男子以气为主、女子以血为主的传统观点。

【原文】问曰：男子主气，女子主血，其中变化，诚如兹之所云矣。而女子何以必行经，男子何以不行经？答曰：经血者，血之余也。夫新生旧除，天地自然之理，故月有盈亏，海有潮汐。女子之血，除旧生新，是满则溢，盈必亏之道。女子每月则行经一度，盖所以泄血之余也。血主阴而下行，所以从下泄，而为经血也。

至于男子，虽无经可验，然亦必泄其余。男子以气为主，气主阳而上行，故血余不从下泄而随气上行，循冲、任脉上绕唇颐[1]，生为髭须，是髭须者，即所以泄血之余也。所以女子有月信，上遂无髭须；男子有髭须，下遂无月信。所主不同，升降各异，只此分别而已矣。义出《内经》，非创论也。

【注释】

[1]唇颐（yí移）：即男子胡须生长之处。《释名》曰："唇，口之缘也；颐，或曰辅车，或曰牙车，或曰颊车。"

【提要】本节论述了女子行经而男子不行经的缘由，同时指出男子胡须的生长和女子月经来复都是人体"泄血之余"的生理变化。

【精解】本节指出女子行经与男子长须是行天地盈亏、除旧生新之道而泄血之有余，因女子主血属阴故而下行为经血，男子主气为阳故而上行为髭须。

在唐氏看来，两者本质一致，只是因男女生理有别而出现了气血运行的差异。

【原文】世谓男女血迥不同，岂知变化之道哉？夫必明气血水火变化运行之道，始可治气血水火所生之病。女子要血循其常，男子亦要血循其常。若血失常道，即为血不循经。在女子虽无崩带，亦不受胎；男子虽无吐衄，亦不荣体。至失常之至，则女子未有不崩带，男子未有不吐衄者也。故女子血贵调经，男子亦贵调经。但男子吐衄乃上行之血，女子崩带乃下行之血，不可例论耳。然使女子吐衄，则亦与男子无殊；男子下血，则亦与崩带无异。故是书原非妇科，而于月经胎产尤为详悉，诚欲人触类引伸，于治血庶尽神欤。

【提要】本节指出男女之血不循常道之变，并进行比较。

【精解】本节先指出男女的正常生理运行都需要血循常道作为基础，进而指出血不循经在女子轻则不受胎，重则崩漏，在男子轻则有不荣之证，重则可见吐衄，最后得出调血在男女都十分重要的结论。同时也为本书于月经胎产论述精详之苦心做一说明。

【原文】又曰：女子胞中之血，每月一换，除旧生新，旧血即是瘀血，此血不去，便阻化机。凡为医者，皆知破血通经矣，独于男女吐衄之证，便不知去瘀生新之法。抑思瘀血不行，则新血断无生理，观月信之去旧生新，可以知之。即疮科治溃，亦必先化腐而后生肌，腐肉不化，则新血亦断无生理。且如有脓管[1]者，必烂开腐肉，取去脓管而后止。治失血者，不去瘀而求补血，何异治疮者不化腐而求生肌哉。

然又非去瘀是一事，生新另是一事也。盖瘀血去则新血已生，新血生而瘀血自去，其间初无间隔。即如月信下行，是瘀去也，此时新血已萌动于血海之中，故受孕焉，非月信已下多时然后另生新血也。知此，则知以去瘀为生新之法，并知以生新为去瘀之法。

【注释】

[1]脓管：脓聚不通日久形成的管腔。

【提要】本节提出生理上祛瘀与生新互为前提，在临床用治亦然。

【精解】本节先言破血通经之治乃以女子胞中之血除旧生新为法，紧接着指出男女吐衄亦可以此为法。后又以疮科治溃、治脓管以及月信下行、女子受孕为例，指出祛瘀与补血二者并非截然对立，而是互为前提的辩证关系。

【原文】生血之机有如此者，而生血之源，则又在于脾胃。经云：中焦受气取汁，变化而赤是为血。今且举一可见者言之，妇人乳汁，即脾胃饮食所化，乃中焦受气所取之汁也；妇人乳子，则月水不行，以此汁既从乳出，便不下行变血矣。至于断乳之后，则此汁变化而赤，仍下行而为经血。人皆知催乳须补脾胃，而不知滋血尤须补脾胃，盖血即乳也，知催乳法，便可知补血法。

但调治脾胃，须分阴阳。李东垣后，重脾胃者，但知宜补脾阳，而不知滋养脾阴。脾阳不足，水谷固不化；脾阴不足，水谷仍不化也。譬如釜中煮饭，釜底无火固不熟，釜中无水亦不熟也。予亲见脾不思食者，用温药而反减，用凉药而反快。予亲见催乳者，用芪、术、鹿茸而乳多；又亲见催乳者，用芪、术、鹿茸而乳转少，则以有宜不宜耳。是故宜补脾阳者，虽干姜、附子，转能生津；宜补脾阴者，虽知母、石膏，反能开胃。补脾阳法，前人已备言之，独于补脾阴，古少发明者。予特标出，俾知一阴一阳，未可偏废。

补脾阴以开胃进食，乃吾临证悟出，而借《伤寒论》"存津液"三字为据，此外固无证据也。书既成，后得泰西洋人医法五种[1]，内言胃之化谷乃胃汁化之，并有甜肉汁[2]、苦胆汁，皆入肠胃化谷。所谓汁者，即予所谓津液也。西医论脏腑，多言物而遗理，如此条者，实指其物，而尚不与理相背，适足以证予所论，故并志之。

【注释】

[1] 泰西洋人医法五种：经考证，应为合信著《西医五种》。

[2] 甜肉汁：胰液。

【提要】本节言脾胃为生血之源，其治有阴阳之别，不可偏废。

【精解】本节继承上节，以《灵枢·决气》之言立论，以妇人乳汁月水的运行规律为例，进一步说明生血之源在脾胃。在此基础上，指出李杲之后重视脾阳之治而忽视脾阴为医家通病，进而根据临床经验指出脾之阴阳俱为其生理功能的基础，不可偏废。唐氏有《伤寒论浅注补正》《金匮要略浅注补正》二书，均以陈修园原著为底本进行发挥。其言以"存津液"三字为据，体现出唐氏受陈修园治学伤寒的影响。

【医案举隅】

小儿厌食案

瞿某，男，7岁。

[病史]因厌食2月余，多方求治效差，于1999年6月18日来诊。纵观

14

原用方药，多为香砂六君、参苓白术、补中益气之类。详问病史，患者虽厌食但喜饮水，进餐时常一口饭一口水。视其形瘦，舌红苔薄白，脉细。

［诊断］脾阴不足，枢机不利。

［治法］养阴健脾。

［方药］党参、茯苓、扁豆、怀山药、谷芽、麦芽各15克，太子参、天花粉、焦山楂各12克，沙参10克，麦门冬8克，紫苏5克，甘草3克。服4剂，1日1剂。

患儿服毕4剂，食欲大增，无需饮水即可吃饭。去天花粉、紫苏，加薏苡仁15克，续服2剂，以固疗效，并嘱患儿避食煎炸之品。后告愈，随访半年未见复发。

岳良明. 养阴健脾法临床应用举隅［J］. 中国民间疗法，2006，14（3）：38-38.

按语：本案为小儿厌食症，医多以脾虚论治而行补脾益气、健脾消食法，观前医处方确合常治。然何以不效？观患儿形瘦、舌红、脉细，已见阴虚之征，又进餐须以水佐之，此脾胃阴虚之明证也，法当养阴健脾。观方中山药、太子参、天花粉、麦门冬，皆为唐氏常用之滋脾阴者，正合本论，故录之。

脏腑病机论

【原文】脏腑各有主气，各有经脉，各有部分，故其主病，亦各有见证之不同。有一脏为病，而不兼别脏之病者，单治一脏而愈。有一脏为病，而兼别脏之病者，兼治别脏而愈。业医不知脏腑，则病原莫辨，用药无方，乌睹[1]其能治病哉？吾故将脏腑大旨，论列于后，庶几于病证药方，得其门径云。

【注释】

［1］乌睹：哪里看得出。

【提要】本节论述以脏腑经脉统摄病机和治法的总原则。

【精解】本节反映唐氏的病机观，即以脏腑为中心，结合相应主气、经脉等把握病机，可详分为单脏为病和兼脏为病两种情况。下文将具体阐明各个脏腑所对应的生理功能、所主的经脉和分布的部位，以及每个脏腑所主的疾病和表现的症状。如果某一脏腑得病，不兼他脏，则只需治疗这一脏腑就可以痊愈；如果某一脏腑生病还兼夹其他脏腑，则需兼顾其他脏腑同治。

【原文】心者，君主之官，神明出焉。盖心为火脏，烛照事物，故司神明。神有明而无物，即心中之火气也。然此气非虚悬无着，切而指之，乃心中一点血液，湛然朗润，以含此气，故其气时有精光发见，即为神明。心之能事，又主生血，而心窍中数点血液，则又血中之最精微者，乃生血之源泉，亦出神之渊海[1]。

血虚则神不安而怔忡，有瘀血亦怔忡。火扰其血则懊恼[2]。神不清明，则虚烦不眠、动悸惊惕。水饮克火，心亦动悸。血攻心则昏迷，痛欲死；痰入心则癫；火乱心则狂。与小肠相为表里，遗热于小肠，则小便赤涩。火不下交于肾，则神浮[3]梦遗。心之脉上夹咽喉，络于舌本，实火上壅为喉痹，虚火上升则舌强不能言。分部于胸前，火结则为结胸，为痞，为火痛；火不宣发则为胸痹。心之积曰伏梁[4]，在心下，大如臂，病则脐上有动气，此心经主病之大旨也。

【注释】

[1]渊海：指幽深而又广阔处。

[2]懊恼（nǎo 脑）：心中烦乱。

[3]神浮：神不守舍，症见虚烦不宁。

[4]伏梁：指心积证。治宜化瘀消积，用伏梁丸等方。

【提要】本节主要论述心的生理特性、功能和病理表现。

【精解】心为君主之官，藏神和主血脉为其两大生理功能。本节从虚证、实证、心与脏腑、心脉循行进行讨论。①虚证者，多为心血虚，血不养神发为怔忡。②实证则分瘀血、火扰、水饮、痰证等，并述其症。③心和其他脏腑的关系：心与小肠相表里，心火下移小肠则发为小便涩赤；心火偏亢不能下交于肾而暖水，发为梦遗。④心的支脉上夹咽喉，络于舌本，火热相结则为结胸证、痞证或胸痹。此外，尚有伏梁为心积证，表现为心下至脐部气血积聚形成包块。

【医案举隅】

怔忡案

患者，女，77岁，2012年4月2日初诊。

［病史］患者高血压10余年、冠心病6年，长期服用拜新同、单硝酸异山梨酯缓释片、麝香保心丸等药。1周前因老伴住院，心情紧张诱发心悸，心中惕惕而动，不得安睡，常常于梦中惊惕而醒，伴胸闷、短气乏力。刻下：心悸终日不宁，动则尤重，睡眠不安，胸闷短气乏力，舌淡苔薄白，脉虚。

［诊断］西医诊断：高血压病心功能Ⅱ级、冠心病。中医诊断：怔忡。证

属心血不足、心阳不振、心神不收。

［治法］通阳养血，收敛心神。

［方药］方用桂枝甘草龙骨牡蛎汤合酸枣仁汤加减。桂枝 5 克，甘草 3 克，生龙骨 30 克，生牡蛎 30 克，川芎 10 克，酸枣仁 30 克，茯苓 12 克，茯神 12 克，知母 10 克，夜交藤 30 克，远志 12 克，泽泻 12 克，丹参 8 克。

二诊：心悸怔忡减轻，夜间能安睡 4 小时，仍易惊醒。

［方药］继服 7 剂。服后睡眠安好，精神有力，劳累时略感心慌，余可继续服麝香保心丸善后。

万巧千，周瑞凤. 怔忡从通阳宁心论治验案举隅及心得［J］. 世界最新医学信息文摘，2015，15（51）：142.

按语：唐氏言"血虚则神不安而怔忡"，根据本例患者短气乏力、舌淡苔薄白、脉虚等表现，可辨证为气血两虚证，属血不养神所导致的怔忡，可用《伤寒论》桂枝甘草汤、炙甘草汤、桂枝甘草龙骨牡蛎汤等方，均为治疗心动悸的代表方剂。本方龙骨、牡蛎可镇静安神，酸枣仁、夜交藤、远志等也均有安神之效。

【原文】包络者，心之外卫。心为君主之官，包络即为臣，故心称君火，包络称相火，相心经宣布火化[1]，凡心之能事，皆包络为之。见证治法，亦如心脏。

【注释】

［1］宣布火化：宣发散布心阳。

【提要】本节论述心包络的生理功能与治法。

【精解】心为君主之官，心包络与心相附，为臣，有卫外之能，可代心行职，有相傅之功，故称相火。因其与心的从属关系，故证治与心往往统论之。

【原文】肝为风木之脏，胆寄其间，胆为相火，木生火也。肝主藏血，血生于心，下行胞中，是为血海。凡周身之血，总视血海为治乱。血海不扰，则周身之血无不随之而安。肝经主其部分，故肝主藏血焉。至其所以能藏之故，则以肝属木，木气冲和条达，不致遏郁，则血脉得畅。

设木郁为火，则血不和，火发为怒，则血横决[1]，吐血、错经、血痛诸证作焉。怒太甚则狂，火太甚则颊肿面青、目赤头痛。木火克土则口燥泄痢，饥不能食，回食逆满，皆系木郁为火之见证也。若木夹水邪上攻，又为子借母势，肆虐脾经，痰饮、泄泻、呕吐、头痛之病又作矣。

木之性主于疏泄，食气入胃，全赖肝木之气以疏泄之，而水谷乃化。设肝之清阳不升，则不能疏泄水谷，渗泻、中满之证在所不免。肝之清阳，即魂气也，故又主藏魂。血不养肝，火扰其魂，则梦遗不寐。

肝又主筋，瘛疭[2]囊缩，皆属肝病。分部于季胁[3]少腹之间，凡季胁少腹疝痛，皆责于肝。其经名为厥阴，谓阴之尽也。阴极则变阳，故病至此，厥深热亦深，厥微热亦微。血分不和，尤多寒热并见。

与少阳相表里，故肝病及胆，亦能吐酸呕苦，耳聋目眩。于位居左，多病左胁痛，又左胁有动气。肝之主病，大略如此。

【注释】

[1] 横决：不循经脉流行，即横流之意。

[2] 瘛疭（chì zòng 斥纵）：指手足痉挛的症状。

[3] 季胁：又名季肋、软肋，相当于第十一、十二肋软骨部分。

【提要】本节讨论肝之生理与病理。

【精解】肝为风木之脏，相火内寄于肝胆。肝主疏泄，如常则气机畅达，肝血得藏而能疏调全身血液。若肝失于疏泄，气机失畅，则血液运行不利。故血病的辨治，尤当重视肝气的调畅。本节把肝的条达之性和血脉的通畅联系起来，又把肝郁成火和血热妄行联系起来，使肝和血证的关系得到进一步明确，为血证的辨证施治提供了确切途径。肝气主升，若肝之清阳不升，则不能疏泄运化水谷，导致发生渗泄中满之证。肝藏血，血舍魂，若血不养肝，火扰其魂，则会出现梦遗、不寐等症。肝在体合筋，筋依赖肝血的濡养，肝血充足，筋得其养。凡是筋脉挛缩等症状，大多属于肝病。肝经分布于胁肋部、少腹之间，凡出现季胁、少腹疝痛等症状，大多归属于肝。从相表里的经脉论述，足厥阴肝经与足少阳胆经相表里，肝病会累及胆，导致出现口苦泛酸呕吐、耳聋目眩等症状。

【医案举隅】

囊缩案

王某，男，34岁。

[病史] 晚间小便遇冷时，患者阴囊及阴茎常往腹内抽缩，难受不可名状，时作疼痛。近日每晚发作，直待天明，始渐缓解，自用炒葱、姜、炒盐热敷小腹和阴囊部无效。脉象弦稍紧，舌诊未见异常。

[诊断] 初拟肾阳虚不耐寒冷刺激而阴囊冷缩，小腹拘急内抽。

[治法] 温肾驱寒。

[方药] 附子15克，茴香15克，肉桂10克，山药15克，巴戟天15克，

菟丝子 15 克，杜仲 15 克，熟地黄 20 克，泽泻 15 克。

服 4 剂无效。再加炮姜 10 克，又服 2 剂，仍不见好转。

按《张氏医通》，以四逆汤、附子理中汤为主加减治疗，病情丝毫不减。因而引起疑问，脉症分明是寒邪表现，为何不效呢？《素问·热论》曰："伤寒……六日厥阴受之，厥阴脉循阴器而络于肝，故烦满而囊缩。"故改投疏肝温经方药。处方：柴胡 15 克，木香 15 克，青皮 15 克，吴茱萸 15 克，官桂 10 克，胡芦巴子 15 克，荔枝核 15 克。

仅服 1 剂，即停止发作，2 剂尽而愈。随访至今已十几年，未见复发。

于文清. 囊缩症治验 [J]. 上海中医药杂志，1984，17（5）：25.

按语： 因"肝又主筋，瘕疝囊缩，皆属肝病"，本病可从肝入手论治。本案为寒中厥阴，发为囊缩，应投疏肝温经之方药。本方柴胡、木香、青皮可疏肝理气，吴茱萸温中散寒止痛，官桂、胡芦巴子、荔枝核行气散结止痛。全方共奏疏肝、温中、行气之效。

【原文】胆与肝连，司相火，胆汁味苦，即火味也。相火之宣布在三焦，而寄居则在胆腑。

胆火不旺，则虚怯惊悸。胆火太亢，则口苦呕逆，目眩耳聋，其经绕耳故也。界居身侧，风火交煽，则身不可转侧，手足抽掣。以表里言，则少阳之气，内行三焦，外行腠理，为荣卫之枢机。逆其枢机，则呕吐胸满。邪客腠理，入与阴争则热，出与阳争则寒，故疟疾，少阳主之。虚劳骨蒸亦属少阳，以荣卫腠理之间不和，而相火炽甚故也。

相火夹痰，则为癫痫。相火不戢[1]，则肝魂亦不宁，故烦梦遗精。且胆中相火如不亢烈，则为清阳之木气，上升于胃，胃土得其疏达，故水谷化；亢烈则清阳遏郁，脾胃不和。胸胁之间骨尽处，乃少阳之分，病则其分多痛，经行身之侧，痛则不利屈伸。此胆经主病之大略也。

【注释】

[1] 戢（jí急）：收敛。

【提要】本节论述了胆的生理、病理特点，以及主要病理表现。

【精解】相火宣布在三焦，寄居在胆，胆汁味苦，应相火之性。胆火不旺或过亢都会引起病理症状。少阳之气内行三焦，外达腠理，为荣卫之枢机，若逆其枢机，则会出现呕吐胸满等症。胆与相火关系密切，相火夹痰，发为癫痫；相火失敛，发为肝魂不宁、烦梦遗精。胆腑和，清阳疏达，脾胃随之而和。胸胁之间骨尽处是少阳所主，胆病者此处多有疼痛。胆经行于身侧，胆病也可表现为身侧疼痛和屈伸不利。

【原文】胃者，仓廪之官，主纳水谷。胃火不足则不思食，食入不化，良久仍然吐出。水停胸膈，寒客胃中，皆能呕吐不止。胃火炎上，则饥不能食，拒隔不纳，食入即吐。津液枯竭，则成隔食[1]，粪如羊屎，火甚则结硬。胃家实则谵语，手足出汗，肌肉潮热，以四肢肌肉，皆中宫所主故也。

其经行身之前，至面上，表证目痛、鼻干，发痉不能仰。开窍于口，口干咽痛，气逆则哕。又与脾相表里，遗热于脾，则从湿化，发为黄疸。胃实脾虚，则能食而不消化。主燥气，故病阳明，总系燥热。独水泛水结，有心下如盘等证，乃为寒病。胃之大略，其病如此。

【注释】

[1]隔食：指饮食难以下膈入于胃肠。与噎膈同义。

【提要】本节从胃的生理特性、生理功能、经脉循行部位等方面论述其病理变化。

【精解】胃为"仓廪之官"，主受纳和腐熟水谷。胃火不足，表现为生理功能的减退，可见食欲不振、水谷不化等。水饮停聚或寒邪客胃，可致呕吐不止。胃患热邪，可见津液枯竭，出现潮热、谵语等症。胃家实可见典型阳明实证。足阳明胃经行于身前，上达于面，若发为表证，则目痛鼻干、头不能仰。胃开窍于口，可出现口干咽痛等症。此外，脾胃相表里，胃遗热于脾，则从湿化，发为黄疸。胃主受纳而脾主运化，胃实脾虚则见纳而不运之证。

【医案举隅】

寒邪客胃型呃逆案

周某，男，71岁。

[病史]患者反复呃逆10余年，每年均发作5~6次，每次持续时间10天以上，严重时持续1个月，严重影响进食，无法睡眠。虽经中西药多方治疗，但仍然屡治不效，患者苦不堪言。

[方药]茯苓、白术、陈皮、半夏、苍术、当归、川芎、厚朴、白芷、枳壳、桔梗各4.5克，干姜3克，肉桂1.5克，天麻3克，大枣5克，香附、甘草、丁香、柿蒂各4.5克，酌情加沉香、旋覆花、代赭石等。水煎服，每日1剂，1周为1个疗程。

后经用上方治疗2个疗程，呃逆消失，精神旺盛，头晕耳鸣、心悸多梦、失眠等症状消失，多年之苦竟获痊愈。至今已2年有余，未再复发。

陆飞鹏. 丁蒂五积散治疗顽固性呃逆13例［J］. 中医药学刊，2005，23（11）：187.

按语： 本案用方为丁香柿蒂散与五积散合方，丁香柿蒂散是治呃逆圣方，五积散方为治疗气、血、痰、湿、食、寒六郁之方。在本复方中，五积散温中散寒，行气解郁，配合丁香柿蒂散降气止逆，以治疗顽固性呃逆。二方相合名为丁蒂五积散，疗效显著。

【原文】脾称湿土，土湿则滋生万物，脾润则长养脏腑。胃土以燥纳物，脾土以湿化气。脾气不布，则胃燥而不能食，食少而不能化，譬如釜中无水，不能熟物也，故病隔食，大便难，口燥唇焦，不能生血，血虚火旺，发热盗汗。

【提要】本节论述脾胃生理、病理之间的联系。

【精解】生理上，脾胃相表里，燥湿相济、纳运协调。病理上，脾不能布散精微，则胃失润过燥而不能正常进食，亦不能腐熟水谷，进而引发隔食、大便难等症状。

【原文】若湿气太甚，则谷亦不化，痰饮、泄泻、肿胀、腹痛之证作焉。湿气夹热，则发黄发痢，腹痛壮热，手足不仁，小水赤涩。脾积名曰痞气，在心下如盘。脾病则当脐有动气。居于中州，主灌四旁，外合肌肉，邪在肌肉，则手足蒸热汗出，或肌肉不仁。其体阴而其用阳，不得命门之火以生土，则土寒而不化，食少虚羸。土虚而不运，不能升达津液，以奉心化血，渗灌诸经。

经云：脾统血。血之运行上下，全赖乎脾。脾阳虚则不能统血，脾阴虚又不能滋生血脉。血虚津少，则肺不得润养，是为土不生金。盖土之生金，全在津液以滋之。脾土之义有如是者。

【提要】本节进一步阐发脾的病理变化。

【精解】首段详细论述了脾湿为患。脾主运化，脾虚运化失司，津液输布障碍则产生水湿痰饮等病理产物，进一步影响脾的运化功能，发为痰饮、泄泻、肿胀、腹痛之证。若命门之火不足以生脾土，则脾虚运化无力，津液无法输布到全身，也不能化生血液，以注诸经。脾具有统血和滋生血脉的重要功能，脾阳虚不能统血，脾阴虚则不能滋生阴血。唐氏指出，土不生金是脾虚导致血虚津少，无以润肺之故。

卷一

【医案举隅】

痢疾案

患者，男，41岁。

[病史] 近1周以来，患者痢下赤白脓血，每日排便数次，里急后重，肛门有灼热感，腹中时有隐痛，舌红苔黄，脉弦数。

[方药] 张老根据患者诸症，予芍药汤加减。黄芩9克，白芍9克，黄连9克，大黄3克，槟榔6克，木香6克，当归3克，肉桂3克，甘草3克，白头翁9克，马齿苋30克，14剂，日1剂，水煎每日分2次服。

二诊：2周后患者复诊自述腹痛、肛门灼热等不适症状已消失，大便已基本恢复正常，未再见赤白脓血。

潘琳琳，王淞. 国医大师张志远辨治痢疾经验 [J]. 中华中医药杂志，2020，35（9）：4429–4432.

按语：唐氏言"湿气夹热，则发黄发痢"。本案辨证属湿热蕴结，壅滞腑气所致的湿热痢疾，重点在于清湿热。故选方芍药汤加减以清热燥湿，调气和血。本方采用黄芩、黄连清热燥湿，直达病所；芍药、当归行血和营，缓急止痛，亦可养补湿热邪毒耗伤的阴血；木香、槟榔行气导滞，消除里急后重之感；大黄通因通用，通导湿热积滞；肉桂辛温通结，既缓方中黄芩、黄连药性之寒，又助白芍、当归行血和营；甘草既可调和诸药，又可与芍药配伍缓急止痛。诸药合用，可清热祛湿，调和气血，以治疗湿热痢疾。

【原文】肺为乾金，象天之体，又名华盖，五脏六腑受其覆冒。凡五脏六腑之气，皆能上熏于肺以为病，故于寸口肺脉，可以诊知五脏。肺之令主行制节，以其居高，清肃下行，天道下际而光明，故五脏六腑皆润利而气不亢，莫不受其制节也。

【提要】本节论述了肺为华盖的生理特性和肺主治节的生理功能。

【精解】肺在五脏中位置最高，居于诸脏之上，故有"华盖"之称。唐氏认为，寸口肺脉之所以能够诊察五脏，是因为脏腑之气皆能上熏于肺，五脏六腑气机的正常也依赖于肺的治节之令。

【原文】肺中常有津液润养其金，故金清火伏。若津液伤，则口渴、气喘，痈痿咳嗽。水源不清而小便涩，遗热大肠而大便难。金不制木则肝火旺，火盛刑金则蒸热、喘咳、吐血、痨瘵[1]并作。皮毛者，肺之合也。故凡肤表受邪，皆属于肺。风寒袭之，则皮毛洒淅[2]；客于肺中，则为肺胀，为水饮冲肺。以其为娇脏，故畏火，亦畏寒。

肺开窍于鼻，主呼吸，为气之总司。盖气根于肾，乃先天水中之阳，上出鼻，肺司其出纳。肾为水，肺为天，金水相生，天水循环。肾为生水之源，肺即为制气之主也。凡气喘、咳息，故皆主于肺。位在胸中，胸中痛属于肺。主右胁，积曰息贲，病则右胁有动气。肺为之义，大率如是。

【注释】

［1］痨瘵（zhài zhài）：又名尸注、鬼注，指具有传染性的慢性虚弱性疾患，如结核病等。

［2］皮毛洒淅：指将凉水泼到肌肤上的寒凉之感。

【提要】本节论述了肺的生理特性、病理变化及肺肾之间的关系。

【精解】肺为娇脏，易受外邪侵袭，畏火亦畏寒。肺合皮毛，易受风寒邪气侵袭，致肺失宣发，卫气壅滞，腠理固密，毛窍闭塞而见恶寒、发热、无汗等；肺中津液受损，则容易引起口渴、气喘、痿瘘、咳嗽等症状。另外，肺也与小便、大便、肝火有关，肺热壅盛，灼伤津液，肺热下行可致小便不利，遗留大肠则会出现便秘等。他脏病变，常波及于肺。如肝火犯肺，常出现喘咳、吐血、痨瘵并作。肺属金，肾属水，二者为母子关系；肺为水之上源，肾为水之下源，肺主通调水道，肾为水脏，主津液，二脏共同调节人体水液代谢；肺主气，司呼吸，肾主纳气，二脏共同维持正常呼吸。肺肾关系密切，常相互影响。总之，肺的功能和疾病与津液、皮毛、呼吸、肝肾等均有密切联系。

【原文】肾者水脏，水中含阳，化生元气，根结丹田，内主呼吸，达于膀胱，运行于外则为卫气。此气乃水中之阳，别名之曰命火。肾水充足，则火之藏于水中者，韬光匿彩，龙雷不升[1]，是以气足而鼻息细微。若水虚则火不归元，喘促虚痨，诸证并作，咽痛声哑，心肾不交，遗精失血，肿满咳逆，痰喘盗汗。如阳气不足者，则水泛为痰，凌心冲肺，发为水肿，腹痛奔豚，下利厥冷，亡阳大汗，元气暴脱。

【注释】

［1］龙雷不升：即相火不妄动。龙雷，指肝肾之相火。

【提要】本节论述了肾的生理功能和病理变化。

【精解】肾为水脏，应坎卦，阴中含有真阳，化生元气，出于丹田，运行于内为呼吸之根，于外可通过膀胱经运行于体表即为卫气。元气为肾中之阳，又称命门之火。肾水充足，能够涵养肾阳，使相火不妄动，徐徐气化以发挥生理功能。肾水不足，则肾阳浮越、肾火上升，随虚阳之至而发生诸多变症；肾阳虚衰，则水失其制，随水之处所差别而发病，甚者发生亡阳证。

【医案举隅】

遗精案

姜某，男，48岁，2013年1月8日初诊。

［病史］患者遗精、盗汗1个月。1个月前，患者出现遗精、盗汗，伴潮热、多梦、夜间口干、精神不振、体倦乏力、健忘等症，在当地医院口服中药治疗无效，为进一步治疗，今来就诊。刻诊：神清神差、遗精、潮热、盗汗、口渴、体倦乏力、健忘、二便调，舌红，苔白，脉细数。

［诊断］遗精，辨证为心肾不交。

［治法］清心安神，滋阴清热。

［方药］予交泰丸合当归六黄汤加减。肉桂3克，黄连10克，龙骨30克，牡蛎30克，生地黄30克，熟地黄30克，黄芩15克，黄柏15克，黄芪30克，浮小麦50克，五味子15克，3剂，每日1剂，水煎服，3次。

患者盗汗潮热、多梦、遗精、精神状态明显好转，余症缓解。后稍作调整，续服1周，症状基本消失。

罗兴民. 陈学忠临床医案［M］. 成都：四川科学技术出版社，2017：162-163.

按语：潮热、盗汗、夜间口干、舌红、脉细数均为阴虚之象，阴虚火旺，扰动精室，精关不固，故而遗精。汗为心之液，盗汗耗伤心阴，心阳扰动心神，则多梦。肾藏精，遗精可致肾精亏损，肾阴亏虚。心肾阴虚，君火亢于上，相火旺于下，治疗当清心火，滋肾水，交通心肾。生地黄滋阴养血，黄连清心火，黄芩、黄柏苦寒清热，泻火坚阴，肉桂引火归元，黄芪益气固表，龙骨、牡蛎、浮小麦固精敛汗，五味子生津敛汗止精，诸药合用，共奏清心安神、滋阴清热之效。本案属少阴热化证，亦可使用黄连阿胶汤加减。

【原文】肾又为先天，主藏精气，女子主天癸，男子主精。水足则精血多，水虚则精血竭。于体主骨，骨痿故属于肾。肾病者，脐下有动气。肾上交于心，则水火既济，不交则火愈亢。位在腰，主腰痛。开窍于耳，故虚则耳鸣、耳聋。瞳人属肾，虚则神水散缩，或发内障。虚阳上泛，为咽痛颊赤。阴虚不能化水，则小便不利。阳虚不能化水，小便亦不利也。肾之病机，有如此者。

【提要】本节进一步阐述肾的生理与病理状况。

【精解】肾为先天之本，所藏之精，在女子表现为月经，在男子表现为精液。肾在体合骨，骨痿责之于肾。以肚脐为中心，脐下应北方，肾失制水之能，发为脐下动气之症。肾水上济心火，则水火既济。腰为肾之府，肾虚则腰痛。肾开窍于耳，肾气虚则出现耳鸣耳聋。根据五轮学说，瞳孔和肾相连属，肾虚则瞳孔或散漫，或收缩，或发生白内障。肾阴虚则虚火循经上炎，可发为咽痛、面赤颊肿。肾阴不足，尿液生化乏源，肾阳虚，无以气化水液，二者均可引发小便不利。

【医案举隅】

肾虚耳聋案

彭某，女，22岁。

[病史] 患者1976年在大竹县人民医院诊断为结核性胸膜炎、结核性脑膜炎，住院治疗月余，好转回家，予口服异烟肼、肌内注射链霉素继续治疗半年，即出现头晕、听力逐渐下降，于1984年8月19日来我院住院治疗。现症：头晕，听力减退，健忘，形瘦，腰膝酸软，手足心发热，盗汗，大便干，2~3天一行，尿黄，口唇红，舌红瘦小，苔薄少，脉细弱。

[诊断] 耳聋（肾阴亏虚）。

[治法] 滋补肾阴，通窍聪耳。

[方药] 熟地黄240克，山茱萸、怀山药、骨碎补各120克，泽泻、牡丹皮、茯苓、煅磁石、五味子、石菖蒲各90克，神曲150克。研细末，炼蜜为丸。每次服10克，日服3次。

治疗2个月后，头晕消失，两耳均能听到表声，低声对话也能听见。

夏代宇. 耳聋左慈丸治疗肾虚耳聋 [J]. 四川中医，1987（11）：43–44.

按语：《灵枢·脉度》云："肾气通于耳，肾和则耳能闻五音矣。"肾开窍于耳，肾精充则耳得所养，听力灵敏。反之，肾虚则不能濡养耳，故耳聋。本案患者腰膝酸软、手足心热、盗汗、形瘦、舌红瘦小、脉细弱为肾阴不足，听力减退亦是肾虚，头晕、健忘为肾精不足，髓海不充所致，治疗以六味地黄丸为基础，滋补肾阴，加骨碎补补肾壮骨，磁石、五味子益肾聪耳，石菖蒲通窍，神曲顾护脾胃，炼蜜为丸既可润燥通便，又可缓和诸药。

【原文】膀胱者，贮小便之器。经谓：州都之官，津液藏焉，气化则能出矣。此指汗出，非指小便。小便虽出于膀胱，而实则肺为水之上源，上源清[1]，则下源自清[2]。脾为水之堤防，堤防利[3]，则水道利。肾又为水之主，肾气行[4]，则水行也。经所谓气化则能出者，谓膀胱之气，载津液上行外达，出而为汗，则有云行雨施[5]之象。故膀胱称为太阳经，谓水中之阳，达于外以为卫气，乃阳之最大者也。外感则伤其卫阳，发热恶寒。其经行身之背，上头项，故头项痛，背痛，角弓反张，皆是太阳经病。皮毛与肺合，肺又为水源，故发汗须治肺，利水亦须治肺，水天一气之义也。位居下部，与胞相连，故血结亦病水，水结亦病血。膀胱之为病，其略有如此。

【注释】

［1］清：清肃。

［2］清：清利，即小便正常排出。

［3］堤防利：堤坝拦水功能正常。

［4］肾气行：指肾的推动、蒸化功能发挥正常。

［5］云行雨施：指膀胱气化津液上行，并输布到体表、头面各部而为汗，如同天降甘霖一般。

【提要】本节讨论了与膀胱相关的生理和病理以及膀胱与肺脾肾在水液代谢中的作用。

【精解】膀胱内藏有津液，为小便化生之源。唐容川认为，"气化则能出矣"指的是出汗，而非小便。小便的产生是肺脾肾三脏共同作用的结果。足太阳膀胱经从头走足，循行路线与所占体表面积为十二经之最，为一身之巨阳，其气行于体表则为卫。太阳经感受外邪则损伤卫阳，出现发热恶寒、头项痛、背痛、角弓反张等太阳经的病变。肺主皮毛，为水之上源，可通过宣肺来发汗和利小便。膀胱居下焦，与胞室相连，两者有水血之别，但发病互相影响。

【医案举隅】

伤寒表实证案

刘某，男，50岁。

［病史］隆冬季节，因工作需要患者出差外行，途中不慎感受风寒邪气，当晚即发高热，体温达39.8℃，恶寒甚重，虽覆两床棉被仍洒淅恶寒，发抖，周身关节无不痛，无汗，皮肤滚烫而咳嗽不止。视其舌苔薄白，切其脉浮紧有力。

［诊断］此乃太阳伤寒表实之证。《伤寒论》云："太阳病，或已发热，或未发热，必恶寒，体痛呕逆，脉阴阳俱紧者，名为伤寒。"

［治法］辛温发汗，解表散寒。

［方药］麻黄汤。麻黄9克，桂枝6克，杏仁12克，炙甘草3克，1剂。服药后，温覆衣被，须臾，通身汗出而解。

陈明，刘燕华，李芳. 刘渡舟临证验案精选［M］. 北京：学苑出版社，1996：1.

按语 风寒侵袭太阳经，卫阳被遏，则恶寒发热，脉浮紧有力；经气不利则周身疼痛；寒闭肌表，肺气失宣则咳嗽。治以麻黄汤发汗解表，本方按刘渡舟教授经验，麻黄用量当大于桂枝。

【原文】三焦，古作膲，即人身上下内外相联之油膜也。唐宋人不知膲形，以为有名而无象，不知《内经》明言，焦理纵者，焦理横者。焦有文理，岂得谓其无象。西洋医书斥中国不知人有连网[1]，言人饮水入胃，即渗出走连网而下，以渗至膀胱，膀胱上口，即在连网中也。中国《医林改错》一书，亦言水走网油而入膀胱。观剖牲畜，其网油中有水铃铛[2]，正是水过其处，而未入膀胱者也。此说近出，力斥旧说之谬，而不知唐宋后，古膲作焦，不知膜油即是三焦，是以致谬。然《内经》明言：三焦者，决渎之官，水道出焉。与西洋医法、《医林改错》正合。古之圣人何尝不知连网膜膈也哉。

【注释】

［1］连网：即西医的腹膜。

［2］水铃铛：形似脂肪垂。

【提要】本节指出三焦为有象的油膜。

【精解】唐氏通过训字的方法探讨三焦的本义，结合当时传入的解剖学知识及牲畜屠宰经验，论证三焦是人身上下内外相连的油膜。

【原文】按：两肾中一条油膜，为命门，即是三焦之源。上连肝气、胆气及胸膈，而上入心为包络。下连小肠、大肠。前连膀胱，下焦夹室，即血室、气海也。循腔子[1]为肉皮，透肉出外，为包裹周身之白膜，皆是三焦所司。白膜为腠理，三焦气行腠理，故有寒热之证。命门相火布于三焦，火化而上行为气，火衰则元气虚，火逆则元气损；水化而下行为溺，水溢则肿，结则淋。连肝胆之气，故多夹木火。与肾、心包相通，故原委多在两处，与膀胱一阴一阳，皆属肾之府也，其主病可知矣。

【注释】

［1］腔子：指腹腔。

【提要】本节论述了三焦的位置、功能及病变。

【精解】三焦自命门出，上与肝胆相连，散布在胸膈，入心为心包络；下和小肠、大肠相连，前连膀胱、血室、气海。皮毛、腠理皆是三焦所司，所以三焦病变会有恶寒发热的症状。命门相火分布于三焦，相火蒸腾化为元气上行流布全身，相火衰则元气亦虚，相火亢逆则元气受损；水化而下行为尿，水溢于肌肤则肿，水结于膀胱则出现淋证。三焦与肝胆、肾和心包相通，其病变亦可影响上述脏腑的功能。

【原文】小肠，受盛之官，变化出焉。上接胃腑，下接大肠。与心为表里，遗热则小水不清。与脾相连属，土虚则水谷不化。其部分，上与胃接，故小肠燥屎多借胃药治之。下与肝相近，故小肠气痛，多借肝药治之。

【提要】本节论述了小肠的功能及与相邻脏腑的关系。

【精解】小肠上连于胃，受纳胃传下的食物，进一步腐熟下传大肠，故小肠热结积滞可通过运用降胃气、养胃阴药进行治疗。脾主运化，脾气虚会影响小肠的化物功能。小肠与心为表里，心有热下移小肠，则小便短赤浑浊。小肠下部位于肝区附近，故小肠气滞不通导致的疼痛，可用疏肝药治疗。

【原文】大肠司燥金，喜润而恶燥。寒则滑脱，热则秘结，泄痢后重，痔漏下血。与肺相表里，故病多治肺以治之。与胃同是阳明之经，故又多借治胃之法以治之。

【提要】本节论述了大肠的病变及其与肺胃的关系。

【精解】大肠主传导糟粕，以通为顺。大肠或寒或热皆可影响其传导功能，进而出现排便异常，或失禁滑脱、泄泻，或秘结不通。泄痢后重，痔漏下血多由湿热蕴积大肠导致。肺与大肠相表里，所以可通过宣肺降气来治疗大肠的病变。大肠与胃同属阳明之经，又可通过降胃气、养胃阴论治大肠病变。

【原文】以上条列，皆脏腑之性情部位，各有不同，而主病亦异。治杂病者宜知之，治血证者亦宜知之。临证处方，分经用药，斯不致南辕北辙耳。

【提要】本节指出杂病与血证均应根据脏腑各自特性分经治疗。

【精解】"脏腑之性情部位，各有不同，而主病亦异"，体现出唐氏根据脏腑病机论治疾病的思路。唐氏遗著《六经方证中西通解》将此思想进一步发挥，形成了更为成熟的体系，读者可参看之。

脉证死生论

【原文】医者，所以治人之生者也，未知死，焉知生？知死之无可救药，则凡稍有一毫之生机，自宜多方调治，以挽回之。欲辨死生，惟明脉证。

高士宗以吐血多者为络血，吐血少者为经血。谓吐多者病轻，吐少者病重。而其实经散为络，络散为孙络，如干发为枝，枝又有枝，要皆统于一本也。以经络之血分轻重，实则分无可分。《医旨》[1]又谓：外感吐血易治，内伤吐血难疗。《三指禅》谓：齿衄最轻，鼻衄次之，呕吐稍重，咳、咯、唾血为最重。谓其病皆发于五脏，而其血之来最深，不似呕吐之血，其来出于胃间，犹浅近也。此如仲景近血、远血之义，以此分轻重，于理尚不差谬。第鼻衄、呕吐血，虽近而轻，而吐衄不止，亦有气随血脱，登时即死者。咳、咯、唾血虽远而重，亦有一哈便出，微带数口，不药可愈者，仍不可执以定死生矣。

【注释】

[1]《医旨》：指明代医家孙一奎所著《医旨绪余》。

【提要】本节言历代医家对于血证生死之辨不足以定生死。

【精解】本节提出医者治病当先知病之生死的观点，又通过批判高士宗、《医旨绪余》和《三指禅》对于血证浅深之辨与生死之说的论述，为后文的立论做了铺垫。

【原文】夫载气者，血也；而运血者，气也。人之生也，全赖乎气，血脱而气不脱，虽危犹生。一线之气不绝，则血可徐生，复还其故，血未伤而气先脱，虽安必死。以血为魄，而气为魂，魄未绝而魂先绝，未有不死者也。故吾谓定血证之死生者，全在观气之平否。吐血而不发热者易愈，以荣虽病而卫不病，阳和则阴易守也。发热者难治，以血病气亦蒸，则交相为虐矣。吐血而不咳逆者易愈，咳为气呛，血伤而气不呛，是肾中之水能纳其气以归根，故易愈。若咳不止，是血伤火灼，肾水枯竭，无以含此真气，故上气咳逆为难治，再加喘促，则阳无所附矣。大便不溏者，犹有转机，可用滋阴之药，以养其阳。若大便溏，则上越下脱，有死无生。

【提要】本节言气血关系及血证的轻重证。

【精解】本节以血载气、气运血为基本观点，指出血之能复全在气之未脱。即"定血证之死生者，全在观气之平否"，此处的"平"乃是指气机能正常运行而司生理之职，进而指出吐血一证可据营卫之和否、肾气之归根否、大便之溏否辨其危安。本节看似字字言气，实则字字言血。盖气为血之帅、血为气之母。气之"平"必赖血之化，唯从气着眼，则临床易于着手，而实际血损之程度已在辨气之中，此为文外之意。节末"大便不溏者，犹有转机，可用滋阴之药，以养其阳"，言"大便不溏"，即言气血运化尚可。由"滋阴之药，以养其阳"可知益阴血而养阳气之法已在其中。

【原文】再验其脉，脉不数者易治，以其气尚平；脉数者难治，以其气太疾。浮大革数而无根者，虚阳无依；沉细涩数而不缓者，真阴损失，皆为难治。若有一丝缓象，尚可挽回，若无缓象，或兼代散，死不治矣。凡此之类，皆是阴血受伤而阳气无归，故主不治。若阴血伤而阳气不浮越者，脉虽虚微迟弱，亦不难治，但用温补，无不回生。盖阳虚气弱者易治，惟阴虚气不附者为难治。所谓血伤而气不伤者，即以气之不伤，而知其血尚未尽损，故气犹有所归附，而易愈也。气之原委，吾于水火血气论已详言之，参看自见。

【提要】本节论述了运用脉诊判断愈后的方法。

【精解】本节以数脉为难治，不数之脉为易治，又指出虚阳无依、真阴损失两种难治之脉，皆是通过脉象判断血伤的程度。盖阳气浮越皆因阴血重伤，无所依附，更无谈生化，故难治。唐氏判断血证之轻重，以"观气"为眼目，上节以证观之，本节以脉观之。

用药宜忌论

【原文】汗、吐、攻、和，为治杂病四大法，而失血之证，则有宜不宜。伤寒过汗伤津液，吐血既伤阴血，又伤水津，则水血两伤，苶[1]然枯骨矣，故仲景于衄家严戒发汗。衄忌发汗，吐、咯可知矣。

【注释】

[1] 苶（nié）：疲倦，精神不振。

【提要】本节指出失血之证禁用汗法。

【精解】汗、吐、攻、和是治杂病的四大法，对于血证而言，当权变取舍为用。津血同源，吐血伤阴血，过汗伤津液，进而导致津血两伤，面目无华。

故张仲景提出衄家严戒发汗，吐血、咯血亦是如此。

【原文】夫脉潜气伏，斯血不升，发汗则气发泄。吐血之人，气最难敛，发泄不已，血随气溢，而不可遏抑，故虽有表证，只宜和散，不得径用麻、桂、羌、独。果系因外感失血者，乃可从外表散。然亦须敛散两施，毋令过汗亡阴。盖必知血家忌汗，然后可商取汗之法。至于吐法，尤为严禁。失血之人，气既上逆，若见有痰涎，而复吐之，是助其逆势，必气上不止矣。治病之法，上者抑之，必使气不上奔，斯血不上溢。降其肺气，顺其胃气，纳其肾气，气下则血下，血止而气亦平复。血家最忌是动[1]气，不但病时忌吐，即已愈后，另有杂证，亦不得轻用吐药，往往因吐便发血证。知血证忌吐，则知降气止吐，便是治血之法。

【注释】

[1] 动：此处指扰动、损伤。

【提要】本节指出失血之证禁用吐法。

【精解】《素问·脉要精微论》云："夫脉者，血之府也。"脉气潜伏，则血亦潜伏，发汗则使气发散，容易动血。吐血之人若患表证，不能直接使用麻黄、桂枝、羌活、独活发其汗。外感导致的出血虽可使用汗法，但也要加些收敛的药，以免过汗亡阴。血证需慎用汗法，禁用吐法。如果患者有痰涎，再使用吐法，必然导致气逆更重，加重吐血的病症。降肺气、顺胃气、纳肾气，使血随气下，则血止而气亦平复。血证忌吐，故降气止吐，便是治血之法。

【原文】或问，血证多虚，汗吐且有不可，则攻下更当忌矣。予曰：不然。血之所以上者，以其气腾溢也，故忌吐汗，再动其气。至于下法，乃所以折其气者。血证气盛火旺者，十居八九，当其腾溢，而不可遏，正宜下之以折其势。仲景阳明证，有急下以存阴法，少阴证有急下以存阴法。血证火气太盛者，最恐亡阴，下之正是救阴，攻之正补之矣。特下之须乘其时，如实邪久留，正气已不复支，或大便溏泻，则英雄无用武之地，只可缓缓调停[1]，纯用清润降利，以不违下之意，斯得法矣。

至于和法，则为血证之第一良法。表则和其肺气，里者和其肝气，而尤照顾脾肾之气。或补阴以和阳，或损阳以和阴，或逐瘀以和血，或泻水以和气，或补泻兼施，或寒热互用，许多妙义，未能尽举。

【注释】

[1] 调停：调摄养息。

【提要】本节指出失血之证可用攻法，而和法为治血证之良法。

【精解】血证不可用汗吐法，可用下法，折其上腾外溢之气。气盛火旺导致的血证适合下法以攻折其上冲之势，这和仲景阳明证、少阴证的急下存阴法是一个道理。攻下须乘其时，如实邪久留，正气已虚，或大便溏泻，则不能使用攻下法，只能慢慢调理，仅用清润之品，使上冲之血下降。

和法为治疗血证的第一良法，外可以和肺气，内可以和肝气，尤其可以调理脾肾之气。或滋阴，或清热，或祛瘀，或利水，或补泻兼施，或寒热互用，临证皆可选用。

【原文】四法之外，又有补法，血家属虚劳门，未有不议补者也，即病家亦喜言补。诸书重补者，尤十之八九，而不知血证之补法，亦有宜有忌。如邪气不去而补之，是关门逐贼；瘀血未除而补之，是助贼为殃。当补脾者十之三四，当补肾者十之五六。补阳者十之二三，补阴者十之八九。古有补气以摄血法，此为气脱者说，非为气逆者说。又有引火归元法，此为水冷火泛者立说，非为阴虚阳越者立说。盖失血家如火未发，补中则愈。如火已发，则寒凉适足以伐五脏之生气，温补又足以伤两肾之真阴，惟以甘寒，滋其阴而养其阳，血或归其位耳。血家用药之宜忌，大率如是。知其大要，而后细阅全书，乃有把握。

【提要】本节论述了血证补法的宜忌。

【精解】血证属虚劳病范畴，医生和病患均喜用补法，但血证用补法有适宜和禁忌之分。如有邪气或瘀血，则不能用补法。补益之法或补脾，或补肾，或补阳，或补阴。气脱用补气摄血法，水冷火泛即上热下寒用引火归元法。如果血证患者火未发散，可用升阳散火汤。如果火已经发散，只有甘寒才能滋阴养血，使火归其位。

本书补救论

【原文】世之读朱丹溪书者，见其多用凉药，于是废黜热药，贻误不少，而丹溪不任咎也。盖丹溪之书，实未尝废热药。世之读陈修园书者，见其多用热药，于是废黜凉药，为害尤多，而修园不任咎也。盖修园之书，实未尝废凉药。两贤立论，不过救一时之偏，明一己之见。世之不善读者，得其所详，忽其所略，岂知两贤所略，亦曰人所已详，吾固不必详焉耳，初何尝废黜不言哉。即如予作此书，亦多用凉药，少用热药，然非弃热药而不用，特以血证宜凉者多，非谓血证全不用热药也。予于每条当用热药者，未尝不反复言之，慎毋误读是书，而有偏重凉药之弊。总在分别阴阳，审证处方，斯无差忒。又予是书为血证说法，与杂证不同，泥此书以治杂证固谬，若执杂证以攻此书，尤谬。读吾书者，未知流弊若何，吾且为此论，先下一针砭。

【提要】本节指出读书、临床不可偏执一端，需分阴阳，审证处方。

【精解】学习朱丹溪的学术思想，既要重点学习其滋阴学说，又要了解其治疗杂病的经验。学习陈修园伤寒学术经验，需要全面学习其思想的内涵。要全面学习前人的临证经验，不可偏废。治疗血证亦需辨证寒热，不可见血证即选凉药，殊不知热药亦可治疗血证。如唐氏在吐血篇所言："有用热药止血者，以行血为止血，姜、艾等是也。"

卷二

吐 血

【原文】平人之血，畅行脉络，充达肌肤，流通无滞，是为循经，谓循其经常之道也。一旦不循其常，溢出于肠胃之间，随气上逆，于是吐出。盖人身之气游于血中，而出于血外，故上则出为呼吸，下则出为二便，外则出于皮毛而为汗。其气冲和，则气为血之帅，血随之而运行；血为气之守，气得之而静谧。气结则血凝，气虚则血脱，气迫则血走，气不止而血欲止，不可得矣。

【提要】本节指出吐血是因离经之血上出呼吸之处而发病。

【精解】气为阳，血为阴，气为血之帅，血为气之母。气能生血，亦能行血，血随气行于脉中，流经全身而无阻碍；血能载气，亦能养气，其阴柔能制气之强、涵气之刚。因此，气能以冲和之性推动血行于周身，既不使血过缓成瘀，亦不急而迫血。平人如此，则血能循经。若气结则血留而为瘀；气虚则摄血之功减弱而导致血脱；气失其冲和，则会迫血妄行，见各种血证。因此在临床上，由于气的异常导致的血证较常见。吐血属于血证的一种，其成因一者在于离经之血的存在，二者在于气机向上运行出于呼吸之所而发病。

【原文】方其未吐之先，血失其经常之道，或由背脊走入膈间，由膈溢入胃中。病重者其血之来，辟辟弹指，漉漉有声[1]；病之轻者，则无声响。故凡吐血，胸背必痛，是血由背脊而来，气迫之行，不得其和，故见背痛之证也。又或由两胁肋走油膜[2]入小肠，重则潮鸣有声，逆入于胃，以致吐出。故凡失血，复多腰胁疼痛之证。此二者，来路不同，治法亦异。由背上来者，以治肺为主；由胁下来者，以治肝为主。盖肺为华盖，位在背与胸膈，血之来路，既由其界分溢出，自当治肺为是。肝为统血之脏，位在胁下，血从其地而来，则又以治肝为是。

然肝肺虽系血之来路，而其吐出，实则胃主之也。凡人吐痰、吐食，皆胃之咎。血虽非胃所主，然同是吐证，安得不责之于胃。况血之归宿，在于血海，冲为血海，其脉丽[3]于阳明，未有冲气不逆上，而血逆上者也。仲景治血以治冲为要，冲脉丽于阳明，治阳明即治冲也。

【注释】

［1］辟辟弹指，漉漉有声：指如手指弹石的声音，如车轮滚滚的声音，形容血液短时间内大量涌出。

［2］油膜：唐氏认为油膜为三焦的实体结构。《血证论·脏腑病机论》云："三焦，古作膲，即人身上下内外相连之油膜也。"

［3］丽：依附。

【提要】本节阐述吐血不同证型的临床表现与治法。

【精解】唐氏通过辨吐血的病势、病位来决定治法，以胸背或腰胁疼痛两种临床表现将吐血证分为两类：一类是血失其常道，由脊背走入膈间，再由横膈溢于胃中，随胃气之上逆而吐出。此类患者都会出现胸背痛的症状，原因是背脊气血失和。另一类是血不循经，由胁肋处走三焦而入小肠，气逆于上而入于胃中，随胃气上逆而吐出。此类患者皆有胁肋疼痛的症状。《素问·金匮真言论》云："背为阳，阳中之阴，肺也。"肺为华盖，居于上焦，在横膈之上，又为阳中之阴，因此胸背疼痛的吐血患者，责之于肺；肝为血海，主藏血，其居于胁肋，因此胁肋部疼痛的吐血患者，是因肝失所藏，应责之于肝。

胃为水谷之海，与脾纳运相济，合为后天之本。吐食、吐血等，皆由胃而吐出，因此吐血之治，必要治胃，复气机之顺降。《素问·骨空论》曰："冲脉为病，逆气里急。"冲脉为血海，又为十二脉之海，若冲脉不宁、冲气上逆，则血随之上逆而见血上干证。

《难经·二十八难》云："冲脉者，起于气冲，并足阳明之经，夹脐上行，至胸中而散也。"阳明经为多气多血之经，冲脉为血海，冲脉的气血盛衰可以从阳明经循行部位看出，如面色红润含蓄为冲脉气血充盛的表现。但若冲气上逆，带动血随之上逆，则可见面色鲜红等症状。唐氏于吐血注重调治冲脉，体现出对中医经典的继承。

【原文】阳明之气，下行为顺，今乃逆吐，失其下行之令，急调其胃，使气顺吐止，则血不致奔脱矣。此时血之原委，不暇究治，惟以止血为第一要法。血止之后，其离经而未吐出者，是为瘀血。既与好血不相合，反与好血不相能，或壅而成热，或变而为痨，或结瘕，或刺痛，日久变证，未可预料，必亟为消除，以免后来诸患，故以消瘀为第二法。止吐消瘀之后，又恐血再潮动，则需用药安之，故以宁血为第三法。邪之所凑，其正必虚，去血既多，阴无有不虚者矣。阴者阳之守，阴虚则阳无所附，久且阳随而亡，故又以补虚为收功之法。四者乃通治血证之大纲，而纲领之中又有条目，今并详于下方云。

【提要】本节指出止血、消瘀、宁血、补虚为通治血证之大纲。

【精解】吐血一发，急则治标，要在止血；正气与邪不两立，瘀血作患，要在祛瘀；恐邪反复，要在宁血；正气耗损，缓治其本，要在补血。阳明胃气以下行为顺，吐血有胃气反逆之机，应和胃降逆，遵循急则治其标的治则，立止吐血，使气顺血和。止血之后，胃中及病变处必留瘀血，若不及时消瘀，或壅而化热，或塞而成患，因此须投以化瘀之品及时祛除。祛瘀之后，气血未必相合，此时治以宁血之法，安潮动之血，除复发之患。血属阴，吐血必致伤阴，且治血之时亦或有多用攻伐而致正气受损，因此止血、消瘀、宁血后应滋阴补血，防阴损及阳之过。总之，止血是为保正，消瘀、宁血是为安正；补虚是为复正，可见唐氏攻中有守，守中有攻，四法设立，秩序森然。

【原文】一、止血

其法独取阳明。阳明之气下行为顺，所以逆上者，以其气实故也。吐血虽属虚证，然系血虚非气虚。且初吐时，邪气最盛，正虽虚而邪则实。试思人身之血，本自潜藏，今乃大反其常，有翻天覆地之象，非实邪与之战斗，血何从而吐出哉。故不去其邪，愈伤其正，虚者益虚，实者愈实矣。况血入胃中，则胃家实，虽不似伤寒证以胃有燥屎为胃家实，然其血积在胃，亦实象也。

故必亟夺其实，釜底抽薪，然后能降气止逆，仲景泻心汤主之。血多者，加童便、茅根；喘满者，加杏仁、厚朴；血虚者，加生地、当归；气随血脱不归根者，加人参、当归、五味、附片；有寒热者，加柴胡、生姜，或加干姜、艾叶，以反佐之。随证加减，而总不失其泻心之本意，则深得圣师之旨，而功效亦大。

盖气之源在肾，水虚则气热；火之源在心，血虚则火盛。火热相搏则气实，气实则逼血妄行，此时补肾水以平气，迂阔之谈也；补心血以配火，不及之治也。故惟有泻火一法，除暴安良，去其邪以存其正。方名泻心，实则泻胃，胃气下泄，则心火有所消导，而胃中之热气亦不上壅，斯气顺而血不逆矣。且大黄一味，能推陈致新，以损阳和阴，非徒下胃中之气也。即外而经脉、肌肤、躯壳，凡属气逆于血分之中，致血有不和处，大黄之性，亦无不达。盖其药气最盛，故能克而制之，使气之逆者，不敢不顺。既速下降之势，又无遗留之邪，今人多不敢用，惜哉。然亦有病之轻者，割鸡焉用牛刀？葛可久十灰散亦可得效，义取红见黑即止之意，其妙全在大黄降气即以降血。吐血之证，属实证者十居六七，以上二方投之立效。

【提要】本节从独取阳明角度论述止吐血。

【精解】阳明胃气下行为顺，吐血之时胃气上逆而血出，是由邪气鼓动人身之血翻涌而出，无论从邪气还是从胃中之血来说，皆系实邪留于胃中。此时施治当取阳明，祛胃中实邪，不致使邪气促血翻腾而出，以此复胃之宁、复血之潜。

邪气扰动血液翻腾，迫血妄行，应殛夺实邪，以泻实败火之方铲除根源。泻心汤以黄连、黄芩苦寒泻心火，清邪热，除邪以安正；尤妙在大黄之苦寒通降以制邪火、清瘀热，止血不留瘀，能使上逆之火势下顺，使乖戾之气安定。故泻心汤为火热旺盛，迫血妄行，而致吐血、衄血之良方。

临床要根据具体的症状来进行化裁。若出血较多，多入止血药物；若喘满，宜加降肺气、平喘满之药；血虚者，宜加滋阴养血药；若气随血脱，情况危急，加参、附等大补元气，复脉固脱。若有寒热，也应随证加减。吐血之证，病情危笃，虽言水虚气热、潜龙不藏，但此时投以补肾水之法已晚；虽言血虚火炎、迫血妄行，但此时投以补心血之法已迟。唯有大泻火热，才能行救急之功。若症状较轻，则可投之以十灰散，方中大黄行降气平血之功，又方中各药烧灰存性，取红见黑则止之意，成止血之功。

【医案举隅】

胃热壅盛型吐血案

谭某，男，69岁，1980年1月24日初诊。

［病史］患者自诉有胃痛史已3年，于1月18日晚呕吐紫红血约300ml

左右，下柏油样黑便，随即出现头昏眼花，汗出，急诊以急性上消化道出血收入内科住院。用止血、抗感染、输液、输血治疗 4 天，出血未止，每天仍吐出或呕出紫红色血约 200ml 以上。会诊时症见患者面色萎黄，唇淡，爪甲淡黄，所呕吐之血与所下之便腐秽熏鼻，精神极疲，气息低微，声音弱小，上腹部按之有痛，溲黄赤，舌红苔焦黄乏津，脉细数。

［诊断］证属胃热壅盛，阴血亏虚。

［治法］清泻胃火，滋阴凉血。

［方药］大黄 10 克，黄连 5 克，黄芩 10 克，生地黄 30 克。先煎生地黄，取汁渍泡三黄，频频呷服，一昼夜服 2 剂。

二诊（1 月 26 日）：患者吐血停止，舌红苔黄但有津，脉细数。

［治法］更以柔润滋阴养血，甘凉清热养胃。

［方药］麦冬 30 克，参须 10 克，生地黄 15 克，玄参 15 克，竹茹 15 克，甘草 3 克。3 剂。

三诊（1 月 29 日）：血未见再出，患者精神稍振，思食，进食稀薄米汤。舌红润，黄苔已退，脉稍数，患者因经济困难，要求带药出院，回家调养。

［治法］继以甘凉益胃兼降冲逆之法治之。

［方药］参须 10 克，麦门冬 30 克，半夏 6 克，炙甘草 6 克，竹茹 10 克，粳米 1 撮。5 剂。

后以调理心脾渐次康复。随访 4 年余，其吐血未再发作，体健如常。

刘百祥，刘千祥，刘受祥，等. 刘常春治疗吐血经验［J］. 湖南中医杂志，2018，34（9）：31，49.

按语：本案患者素有酗酒之癖，诸多症状均为邪热炽盛，气迫血溢之象，法当泻火凉血合养阴清热。以泻心汤加生地黄为治，取泻心汤苦寒以清热泻火，止其沸腾之势，重用生地黄清热凉血，且其柔润能养阴血，使邪热清，吐血宁而不伤正。吐血之证，情况危急，多因胃中邪热炽盛，气逆血走而发，故以大泻胃火此种釜底抽薪之法最为适宜。二诊用麦门冬汤合增液汤，清热降冲，滋润养血。3 剂后去生地黄、玄参，恐柔润过多，壅遏胃气。善后专用麦门冬汤滋养胃气，促生气日旺，形神渐复。

【原文】然亦有属虚属寒者，在吐血家，十中一二，为之医者不可不知也。虚证去血太多，其证喘促昏溃，神气不续，六脉细微虚浮散数，此如刀伤出血，血尽而气亦尽，危脱之证也，独参汤救护其气，使气不脱，则血不奔矣。寒证者，阳不摄阴，阴血因而走溢，其证必见手足清冷，便溏遗溺，脉细微迟涩，面色惨白，唇口淡和。或内寒外热，必实见有虚寒假热之真情，甘草干姜汤主之，以阳和运阴血，虚热退而阴血自守矣。然血系阴汁，刚燥之剂[1]乃其所忌。然亦有阳不摄阴者，亦当用姜、附也。上寒下热，芩、连、姜、附同用亦有焉。以上数法，用之得宜，无不立愈。

【注释】

[1] 刚燥之剂：以辛温燥烈之品为主的方剂。

【提要】本节阐述了虚寒吐血证的治疗。

【精解】吐血亦存在虚寒之证。虚证者，气随所出之血而亡，可见气虚脉弱、昏聩欲厥，宜投独参汤以大补元气，顾护安危；寒证者，阳虚而不能摄阴，阴血走溢，见众多寒象，如脉微肢冷、面色惨白、遗尿便溏等，宜投甘草干姜汤温阳以统血。此外，尚有内寒外热、上寒下热等变证，当根据具体情况考虑寒热同用的治法。血证忌刚燥之药，不喜辛温燥烈，但也应根据实际，探查病机后谨慎遣方。总而言之，不离"寒者热之，热者寒之"的原则。

【医案举隅】

血脱型血崩案

患者，女，45 岁，2018 年 3 月 14 日初诊。

[病史] 患者外阴大量出血 26 天。患者 26 天前于外院针灸后出现外阴大量出血不止，伴血块，无腹痛。既往有糖尿病史 20 余年，临床蛋白尿 12 年，慢性肾功能不全 3 年。于 2018 年 3 月 8~12 日于外院妇产科住院治疗，查血红蛋白 66g/L，诊断：异常子宫出血，中度贫血。输注红细胞悬液 2U，肌内注射注射用醋酸曲普瑞林、注射用血凝酶治疗，但仍大量出血不止，家人专门扶持来诊。刻见：外阴出血，量多，不敢下床活动，下床或解大小便即出血，面色白，极度乏力，纳可，眠差，大便 2 天一次，质干，小便频。舌淡嫩，苔薄白，脉沉细。

[诊断] 崩证，血脱证。

[治法] 益气固脱。

[方药] 独参汤。生晒参 30 克，3 剂，日 1 剂，水煎至 300ml，1 天内服尽。

患者自诉服药 1 剂，外阴出血减半，2 剂血止，共服 6 剂，随后 1 周未再出血。3 月 26 日外院复查血红蛋白 89g/L，乏力减轻，体力明显好转，继用健脾益气法以巩固之。

余悦，冯磊，刘喜明. 刘喜明教授从"三脱""三固"论独参汤及其应用 [J]. 中国中医急症，2020，29（3）：530–532.

按语：气为血帅，即气能生血、行血、摄血。本案患者常年肝肾虚衰，外阴出血严重，若给予输血之法，只能"补有形之血"，但"不能益无形之气"，出血仍不会停止。就诊时元气大亏，气不摄血，有形之血不能骤生，无形之气宜当急固，故遵"血脱益气"之旨，投大剂人参峻培元气，补气摄血。

【原文】其有被庸医治坏，而血不止者，延日已久，证多杂见，但用以上诸方，未能尽止血之法，审系瘀血不行，而血不止者，血府逐瘀汤主之。火重者，加黄芩、黄连；痰多者，加云苓、瓜霜[1]；咳逆，加杏仁、五味、寸冬；盗汗身热，加青蒿、冬桑叶、黄柏、牡蛎；喘者，加杏仁、苏子；身痛、胸腹满、大便闭，为瘀结，加大黄。如欲求详，参看痰瘀劳热等门，乃尽其治。

【注释】

[1] 瓜霜：即瓜蒌霜。功可清热去火，止嗽平喘。

【提要】本节阐述血证坏证日久的治法。

【精解】临床上血证日久未愈，多兼生杂病。瘀血阻滞，血不能止，则需要破瘀行滞，唐氏用血府逐瘀汤通因通用；见火势重者，当泻火除热，防止火热迫血妄行；若痰火互结，则加入化痰降火之品；气逆咳喘者，恐气逆带动血逆而上，加降气平喘之品；若见盗汗、潮热之症，乃阴液亏损，加滋阴潜阳、清透虚热之品；若患者身痛腹满，大便闭，法当急下瘀结，使气机得降，避免气逆之证的发生。

【原文】又有审病之因，而分别以止其血者，治法尤不厌详。因于酒及煎炒厚味之物者，其证脉数滑，口干燥，胸中烦热，大小便不利，宜用白虎汤加茵陈、炒栀、大黄、藕节治之。因于外感者，先见头痛，恶寒发热，脉浮而紧者，为寒犯血分，外束闭而内逆壅，是以吐血，麻黄人参芍药汤治之。若脉浮而数者，为伤风，风为阳邪，宜小柴胡汤加荆芥、防风、当归、白芍、丹皮、蒲黄、知母、石膏、杏仁治之。若因瘟疫，外证颇似伤寒，而内有伏热攻发，口舌苔白，恶热羞明，小便短赤，大便浊垢，心中躁烦，脉见滑数，宜升降散加桃仁、丹皮、花粉、生地、蒌仁、石膏、杏仁、甘草治之，犀角地黄汤亦治之。若因于暑，则发热心烦，暑者，湿热二气合化之名也，以清热利湿为主，升降清化汤加防己、木通、蒌仁治之，病轻者去大黄。因于怒气逆上，血沸而吐者，宜丹栀逍遥散加青皮、牡蛎、蒲黄、胆草治之。气火太甚者，则用当归芦荟丸，以平其横决。因于劳倦、困苦、饥饱不匀，以及忧思抑郁，心神怔忡，食少气短，吐血虚烦者，宜用归脾汤主之。中土虚寒者加煨姜，虚热者加柴胡、山栀。因于跌打损伤以及用力努挣，而得失血之证者，法宜补气以续其绝，消瘀以治其伤，四物汤加黄芪、人参、续断、桃仁、红花、陈酒、童便治之。因于色欲过度，阴虚火旺，其证夜则发热，盗汗梦交，耳鸣不寐，六脉细数芤革，宜地黄汤加蒲黄、藕节、阿胶、五味治之。止血之法，此其大略，如欲变化而尽善，非参透全书，不能丝丝入彀[1]。

【注释】

[1] 丝丝入彀（gòu 够）：即为丝丝入扣，形容细致、准确。

【提要】本节从饮食、外感、情志、劳倦、跌打外伤及房劳等不同病因论治吐血，并包含了不同病因的辨证。

【精解】血证病机具有多样性，临床须根据不同病因判断病机投以方药，于同病异治中体现出唐氏遣方灵活的特点，举例说明如下。如伤于酒毒、厚味者，胃热壅盛，故脉数滑；血热，故口燥；热而扰神，故胸中烦热；胃热下行大肠、膀胱，则大小便不利。唐氏以白虎汤加大黄治之，则阳明经腑之热同去以治本，以茵陈去湿热，炒栀子去三焦游离之火，藕节行瘀除烦、生津开胃，共奏清胃除火、祛瘀安血之功。唐氏本节共举 10 种病因，均论脉症方治，切合临床。

【原文】总而论之，血之为物，热则行，冷则凝，见黑则止，遇寒亦止。故有用热药止血者，以行血为止血，姜、艾等是也。有用凉水止血者，或用急流水，或用井华水，取冷则凝之义，芩、连诸药亦即冷止之义。有用百草霜、京墨、十灰散等以止血者，取见黑则止之义。黑为水之色，红为火之色，水治火故止也。此第取水火之色，犹能相克而奏功，则能知水火之性，以消息[1]用药，何血证难治之有。又有用咸以止血者，童便、马通[2]、扬尘水[3]之类，此《内经》咸走血之义。童便尤能自还神化，服制火邪以滋肾水，大有功用，故世医云，服童便者百无不生，不服童便者百无不死。本人小便，清晨每服一碗，名回龙汤。各种随笔，赞回龙汤之妙者，甚夥[4]，病家皆所当服也。

【注释】

[1] 消息：斟酌。

[2] 马通：即马粪。

[3] 扬尘水：房屋蜘蛛网、尘土等浸泡的浑水。

［4］夥（huǒ火）：众多。

【提要】本节对热药、凉药、炭类药、咸药止血的观点进行了讨论。

【精解】止血之法，分而论之。可行血止血，以温药助阳摄阴；可用冷水、凉药止血，因血遇冷则凝；可用炭黑药物来止血，取红见黑即止之意。黑色五行属水，红色五行属火，水克火而黑克红。在临床中，止血类药物烧炭后的止血效果更好。童便等味咸，性寒，能滋阴降火、凉血散瘀，并有治疗阴虚火升引起的咳嗽、吐血、鼻衄及产后血晕的功效。唐氏在此举例说明以咸药止血的治法，符合《黄帝内经》中咸走血之理。

【原文】顾止血之法虽多，而总莫先于降气，故沉香、降香、苏子、杏仁、旋覆、枳壳、半夏、尖贝、厚朴、香附之类，皆须随宜取用。而大黄一味，既是气药，即是血药，止血而不留瘀，尤为妙药。识得诸法，其于止血之用，思过半矣。

【提要】本节指出降气为止血的关键。

【精解】吐血乃邪气搅动胃气上逆，血随之而出，因此治吐血首取阳明，复胃气之下顺。常用的降气药物有沉香、降香、紫苏子、杏仁、旋覆花、枳壳、半夏、尖贝、厚朴、香附等，从不同脏腑经络平上逆之气。大黄导热下行，既行气分，又行血分，止血而不留瘀。

【医案举隅】

胃热壅盛型吐血案

江某，男，42岁，1985年4月7日就诊。

［病史］3天前因暴饮酗酒，神识昏迷，呕吐出血约300ml，来院急诊。西医检查诊断为急性乙醇中毒，胃出血。经输液、输血、止血药治疗后，神志清醒，唯吐血不止。来我科诊见：神清，面色淡黄，口燥唇干，思饮，饮入则吐，吐液如苋菜汤，胸脘隐痛，大便干结，舌苔黄腻，脉滑数。

［诊断］酒热伤胃，络损血溢。

［治法］清热凉血，降逆止吐。

［方药］代赭石（先煎）、生地黄各30克，旋覆花（包）、茜草炭、侧柏叶各12克，黄芩、葛花、大黄炭（后下）各10克，川黄连、生甘草各5克。

二诊：服药2剂，呕吐出血未止，更见面部烘热，时有气上冲胸，阵发呃逆，苔腻而干，脉滑寸口较强。

［诊断］此证由伤酒暴吐之后，瘀热内结，气逆火升，胃热灼肺，通降失令。

［治法］开肺降胃，清热化瘀。

［方药］桑白皮30克，黄郁金、炙枇杷叶（包）、青竹茹、生大黄（后下）各12克，黄芩、桃仁、炒黑五灵脂各10克，鲜芦根120克（煎汤代水）。

服上方3剂，解瘀黑溏便2次，冲气平，呃逆止，饮入不吐，脘痛亦减，口仍干渴，腻苔宣化，舌质红，脉细数。此肺气已开，胃气已降，瘀热分消，阴伤未复。以沙参麦冬汤加郁金、丹参、石斛、枇杷叶等药清养肺胃善后而愈。

李兰舫，李政，杨春荣. 血证医案四则［J］. 黑龙江中医药，1987，16（5）：30-31.

按语：该患者酒毒伤胃，瘀热互结，气逆血出，初诊治以清热凉血，降气平逆。方中旋覆花、代赭石、大黄等都有降逆之效，但忽视了瘀热内结所致胃火灼肺，肺气郁滞，肃降无权，气机乖悖，有升无降，故强欲降逆反格拒不应。故应开肺解郁，有升才能有降，亦为"提壶揭盖"法也。继而以清热化瘀，开肺降胃论治，调整气化枢机，使瘀热分消，升降复常，气循于道，血归于经，收到良好效果。

【原文】夫所谓止血者，非徒止其溢入胃中之血，使不吐出而已也。盖大吐之时，经脉之血辐辏[1]而至，其溢入胃中者，听其吐可也，下可也，即停留胃中，亦与糟粕无异，固无大害也。独动于经脉之中而尚未溢出者，若令溢出则不可复返矣，惟急止之，使犹可复还经脉，仍循故道，复返而为冲和之血。所谓止血者，即谓此未曾溢出，仍可复还之血，止之使不溢出，则存得一分血，便保得一分命，非徒止已入胃中之死血已耳。今医动言止血，先要化瘀，不知血初吐时，尚未停蓄，何处有瘀？若先逐瘀，必将经脉中已动之血尽被消逐，则血愈枯而病愈甚，安能免于虚损乎。惟第用止血，庶[2]血复其道，不至奔脱尔，故以止血为第一法。

【注释】

［1］辐辏：人或物从四面八方聚集起来，像车辐条集中到车毂上一样。

［2］庶：希望。

【提要】本节强调止血的关键是止脉中妄动欲出之血。

【精解】吐血之初，邪气扰动致使血气翻涌不宁，从而溢出于胃中，因此止血应平气宁血，此为止血要义，非为止胃中已积之血。胃中之血乃败血，吐下可也，而脉道中将要涌出之血，急需平之，使其复归冲和之性，方能从根源上达到止血的效果。若仅仅使胃中血不吐出，不去其邪则愈伤其正，虚者愈虚，实者更实。治疗吐血患者应该以止血为首要治法，而非消瘀。因此时瘀血未成而邪气尚存、血气不宁，若不止血而反用消瘀，会杀伐正气导致病情更加严重。因此先止血，使血不妄行，复归其道，才不至于吐血难止。

【原文】二、消瘀

血既止后，其经脉中已动之血，有不能复还故道者，上则着于背脊胸膈之间，下则着于胁肋少腹之际，着而不和，必见疼痛之证。或流注四肢则为肿痛，或滞于肌腠则生寒热。凡有所瘀，莫不壅塞气道，沮滞生机，久则变为骨蒸、干血[1]、痨瘵，不可不急去之也。且经隧之中，既有瘀血踞住，则新血不能安行无恙，终必妄走而吐溢矣，故以去瘀为治血要法。用花蕊石散，令瘀血化水而下，且不动五脏真气，为去瘀妙药。如无花蕊石，用三七、郁金、桃仁、牛膝、醋炒大黄，亦有迅扫之功。顾旧血不去，则新血断然不生，而新血不生，则旧血亦不能自去也，譬如诸君子之道不长，则小人之道亦不消。须知瘀血之去，乃新血日生，瘀血无处可留，迫之不得不去，故或化而走小便，或传而入大肠。花蕊石化血从小便去，醋黄散下血从大便去。但能去瘀血，而不能生新血，不知克敌者存乎将，祛邪者赖乎正，不补血而去瘀，瘀又安能尽去哉。治法宜用圣愈汤以补血，加桃仁、丹皮、红花、枳壳、香附、云苓、甘草补泻兼行，瘀既去而正不伤，治瘀之法大旨如是。然亦有宜用温药者，《内经》曰：血者喜阴[2]而恶寒，寒则涩而不流，温则消而去之。且有热伏阴分，凉药不效，而宜用从治之法，以引阳出阴者，方用仲景柏叶汤，为寒凝血滞之正治，亦瘀血伏于阴分之从治法也。然三药纯温，设遇火烈之证，非其所宜，或略加柔药调之，则合四物汤用，又有合泻心汤用者，则直以此反佐之也。

【注释】

[1] 干血：血瘀而干。由于血枯血热积久不愈，肝肾亏损，新血难生所致。

[2] 血者喜阴：疑为笔误。《素问·调经论》云："血气者，喜温而恶寒，寒则泣不能流。"

【提要】本节论述祛瘀的重要性及治疗方药。

【精解】在前文止血节中，唐氏已述"所谓止血者，即谓此未曾溢出，仍可复还之血"，血止之后，脉中之血不复出，但已出之血难复还。瘀血不循脉道而行于全身，上则滞于胸膈脊背，下则停于胁肋少腹，外则流注于四肢，内则留于脏腑。瘀血所留，必阻滞气机，影响新血的生成。日久成患，伤人正气，多见虚热骨蒸、阴虚肺痨等证。故止血后定要祛瘀。用花蕊石散祛瘀，令瘀血化水从小便出，也可以用三七、郁金、桃仁、牛膝、醋炒大黄来逐瘀。另一方面，新血的生成也利于瘀血的祛除，用圣愈汤补血生气，正气足而瘀血易除，再添祛瘀药，则祛瘀与扶正并行，相辅相成。血属阴，遇寒而凝，得温则行。若瘀血伏于阴分而化热，凉药不效，则在论治时应考虑从治之法，以温药缓除瘀热。但是考虑到温药会有燥血伤阴之弊，可以在仲景柏叶汤中加入阴柔之药反佐，或者合用滋阴养血之方。如此，既能祛瘀清热，又不损害阴血。

【医案举隅】

脾不摄血型吐血案

张某，男，62岁，2006年9月2日初诊。

［病史］胃癌术后2年，平素纳食欠佳，胃痛隐隐。3天前进食瓜果后泻下稀水样便，量多次频，经门诊输液治疗2天好转。今晨始感恶心，不时突发吐血5次，色红量多，急收住院。症见：形体消瘦，四肢欠温，面色苍白，唇甲色淡，视物昏花，口渴喜饮，恶心欲吐，胃脘灼热，腹痛阵作，大便溏黑，舌质淡，苔黄腻，脉细弱。化验血红蛋白86g/L，血小板1.48×10^9/L，大便潜血（++++）。

［诊断］脾阳虚弱，气不摄血。

［治法］温运脾阳，益气摄血。

［方药］方用柏叶汤化裁处方。侧柏叶30克，艾叶炭15克，炮姜炭10克，地榆炭10克，人参10克，阿胶（烊化）10克，竹茹6克，炙甘草6克，三七粉（冲服）5克。急煎，频服。

二诊（9月3日）：服药后仅吐血一次，量不甚多，精神好转，仍泻下黑便如泥浆。

［方药］原方更进5剂。

三诊：服后未发吐血，大便转黄，诸症减轻。化验血红蛋白已升至100g/L，大便潜血（－）。

［方药］原方去人参及三七粉，余药减量。

连服20剂，疾病告愈。

阳国彬，刘玉芳. 经方辨治血证验案［J］. 中医药通报，2008，7（5）：56-57.

按语： 临床中多见阳虚寒凝，脾不摄血导致的出血，此时前述多种解毒凉血之寒药凉方皆不适宜，温阳运阴之法方能获效。本案患者平素脾胃虚弱，诊见阳气虚衰，气血亏损，导致脾不摄血而发吐血，因此施以柏叶汤化裁。柏叶汤具有温中止血、引阳出阴之能，佐以化瘀之品，故吐血止而瘀血消。

【原文】以上通论治瘀之法，而瘀血着留在身，上下内外又各有部分不同，分别部居，直探巢穴，治法尤百不失一。审系血瘀上焦，则见胸、背、肩、膊疼痛，麻木，逆满等症，宜用血府逐瘀汤或人参泻肺汤加三七、郁金、荆芥，使上焦之瘀一并廓清。血瘀中焦，则腹中胀满，腰胁着痛。带脉绕脐一周，下连血室，女子以系胎，男子以束体，乃血之管领也。凡血证，未有带脉不病者，今瘀血滞于其分，则宜去之以安带脉，带脉在中焦脾之部分，即从脾治之。观仲景肾着汤，可知治脾即是治带。带有瘀血，宜用甲己化土汤加桃仁、当归、姜黄主之。腰痛甚者加鹿角尖；胁腹痛甚者加蒲黄、灵脂。血瘀下焦，腰以下痛，小腹季胁等处胀满，是血瘀肝之部分，或积胞中，血海为痛，宜归芎失笑散主之。大便闭结者均加大黄。仲景逐瘀大剂则有抵当汤、桃仁承气汤数方，皆苦寒大破下，为治瘀能事。亦有当用温药下之者，生化汤及牛膝散主之。本女科治产后恶露及胞衣不下之方，余谓男女虽异，其血则同，同是下焦瘀血，故借用其方往往有验。且下焦原系阴分，上焦之瘀多属阳热，每以温药为忌，下焦之瘀多属阴凝，故产妇喜温而忌寒，以其血在下焦也。知此，则知以温药治下焦瘀血尤为合宜，然亦须审系寒凝乃用温药，若血室热，则仍是桃仁承气之证。

又有瘀血流注，四肢疼痛肿胀者，宜化去瘀血，消利肿胀，小调经汤加知母、云苓、桑皮、牛膝治之。又有瘀血客于肌腠，阻滞荣卫，发寒发热，似疟非疟，骨蒸盗汗，咳逆交作，用小柴胡汤加当归、桃仁、丹皮、白芍主之。寒甚者再加芥穗、细辛；热甚者再加花粉、粉葛、青蒿、知母；咳有痰火加瓜霜、杏仁、寸冬、五味、云苓、知母；水饮上冲加葶苈子。盖小柴胡原是从中上疏达肝气之药，使肝气不郁，则畅行肌腠而荣卫调和，今加去瘀之品则偏于去瘀，凡瘀血阻滞荣卫者用之立验。

【提要】本节论述了瘀血停留三焦、四肢及肌腠的证治。

【精解】瘀血在上中下三焦所导致的症状不同，需要根据症状来判断瘀血所留部位，再分别施以方药。瘀在上焦，病在胸膈之上，故胸背部麻木刺痛明显，宜用血府逐瘀汤或人参泻肺汤加味尽除瘀血。带脉绕脐一周，下连血室。若瘀血阻于带脉而见腹满、腰胁刺痛，则为瘀在中焦，其治在脾，宜用甲己化土汤加味主之。若瘀在下焦，多腰以下痛甚，少腹、季胁部刺痛，此为肝经循行所过，宜用归芎失笑散活血祛瘀，散结止痛。上焦瘀血多为阳证，而下焦瘀血多生阴寒之证。若病患瘀在下焦而属阴证，则以温药祛瘀。生化汤、牛膝散本是治妇科恶露及胞衣不下之方，也可用来温消下焦瘀血，且男女皆可使用。若瘀热互结下焦，则以桃核承气汤治之。

若瘀血流注四肢，可见四肢疼痛肿胀，以小调经汤加味来行气化瘀。方中细辛、麝香行气走窜，能带领诸药内行外达，故能治瘀留四肢之证。若瘀血客于肌腠，位在半表半里，寒热交替而作，宜用小柴胡汤加祛瘀之品，和解少阳枢机，使肝气得舒，少阳得利，瘀血自除。临证需随证加减，如寒象明显者加荆芥穗、细辛来散寒，热象重者加清热养阴之品，痰热互结加清热消痰之品，水饮上冲可加葶苈子降气利水。

【原文】总而论之，血瘀于脏腑之间者，久则变为干血，化为瘵虫[1]；血瘀于躯壳之间者，或病偏枯[2]，或化痈脓；血瘀于肌腠之间者，则变骨蒸，毛发焦折，肢体瘦削。一切不治之证，总由不善去瘀之故，凡治血者，必先以去瘀为要，另详瘀血门。

【注释】

[1]瘵虫：相当于西医的结核杆菌。

[2]偏枯：又名偏风，亦称半身不遂。

【提要】本节总结强调治血必以祛瘀为要的观点。

【精解】本节是对前文祛瘀的总结。瘀血不除，在全身上下内外皆可致病。瘀在脏腑之间，影响脏腑气机，日久化瘵为病；瘀在躯壳之间，阻碍气机升降，影响津血运行，久则气血阻滞，营卫衰弱，导致病变部位麻木不仁或痿废不用；亦或瘀热互结成痈，或肉腐成脓；瘀在肌腠，导致少阳枢机不利，可见骨蒸潮热或寒热往来，营卫日损而机体日渐消瘦。因此，临证应辨清病因病机，因证施治，随证选方，祛除瘀血，才能治愈血证。

【原文】三、宁血

吐既止，瘀既消，或数日间，或数十日间，其血复潮动而吐者，乃血不安其经常故也，必用宁之之法，使血得安乃愈。其法于止吐消瘀中已寓厥治[1]，然前药多猛峻以取效，乃削平寇盗之术，尚非抚绥[2]之政，故特将宁血旨意，重加发明，以尽其用。

【注释】

[1]厥治：指宁血治法。厥，代词，其。

[2]抚绥：安抚，安定。指消瘀之后，尚需施以安气宁血之法。

【提要】本节指出消瘀之后以宁血为要。

【精解】在吐血的治疗过程中，止血、消瘀之后，脉道之血可能仍潮动不安而引起病证的复发。如余热未清，血因热而妄动；或因津液枯竭，津枯血燥，虚热内生而动。此时应以宁血之法，取柔顺平稳之方安潮动之血，使血复其常。宁血法与止血、消瘀之法不同，在止血、消瘀的阶段，为速清病邪多用峻猛之剂，而在宁血时，多用平缓之剂。

【原文】有外感风寒，以致吐血，止后，荣卫未和，必有身痛、寒热等症，香苏饮加柴胡、黄芩、当归、白芍、丹皮、阿胶治之。

有胃经遗热，气燥血伤而血不得安者，其症口渴哕气，恶闻人声，多躁怒，闻木音则惊，卧寐烦而不安，犀角地黄汤主之。重则合白虎汤，大清大凉以清胃热；轻则只用甘露饮，以生胃津而血自愈。

有因肺经燥气，气不清和，失其津润之制节，而见喘逆咳嗽等证，以致其血牵动，清燥救肺汤主之。火甚加犀角，血虚加生地，痰多加尖贝润燥宁血，为肺痿等证之良方。葛可久《十药神书》专医虚损失血，用保和汤亦佳，润肺利气，平燥解郁。前方清纯，此方活动[1]，随宜取用，血自安静而不动矣。

有因肝经风火，鼓动煽炽，而血不能静者，则见口苦咽干，目眩耳鸣，胁痛逆气，躁怒决裂，骨蒸妄梦，以逍遥散平剂和之。审系肝经风气鼓动而血不宁者，再加桑寄生、僵蚕、玉竹、枣仁、牡蛎、青蒿，此从仲景白头翁汤得来。仲景治产后血痢，取白头翁平木息风。盖肝为藏血之脏，风气散而不藏则必平之使安，而从血乃得安也。又或肝火偏胜，横决而不可遏，致令血不能藏者，则宜加阿胶、山栀、胆草、胡黄连、蒌仁、牛膝、青皮、牡蛎。当归芦荟丸尤破泻肝火之重剂，但不如逍遥散加减之稳。

【注释】

[1] 活动：指方药配伍灵动，不仅润肺，且具清热、解郁、化痰、导滞之功。

【提要】本节从风寒、胃热、肺燥、肝经风火论述血不得宁的证治。

【精解】本节指出止血之后仍需消除引发出血的成因，体现出治病必求于本的原则。

若是因为外感风寒而引发的吐血，在治吐血之时本着急则治其标的治则，优先止血。止血后，身痛、恶寒发热等症状未必全消，因营卫未和，应以香苏饮加味疏风散寒，调和营卫，并益阴养血，以安潮动之血。

若是因胃热壅盛而引发的吐血，止血之后，阳明余热未消，见口渴、口臭、易怒发狂、心烦难寐等症，当以清胃火为宁血之法，以防吐血复发。热证较重者用犀角地黄汤合白虎汤，较轻者只需用甘露饮滋阴降火，益胃生津。

若是肺燥津伤，宁血当以清燥救肺汤滋阴润肺、清燥生津，复肺之治节，防止肺气宣降失司而引起血躁不安。保和汤方中饴糖、阿胶、地黄、当归、百合、百部、甘草、紫菀、天花粉、款冬花大生津液以润肺；五味子、天冬、知母清肺热；犹恐外寒闭之，则火郁而不清，故佐生姜、紫苏叶、薄荷以疏解其郁；痰饮滞之，则火阻而不降，故用贝母、薏苡仁以导利其滞。郁解滞行，火清肺润，咳嗽愈而肺燥除。清燥救肺汤与保和汤相比，前者重在养阴润肺，后者重在解火郁而行痰滞，一静一动，需辨清病性，择适者施用。

若肝郁化火上炎或肝阳上亢引动肝风，致使风火煽炽，扰乱血海，横逆犯胃，引发吐血。则当以逍遥散平和之剂，疏肝解郁，但只适用于止血、祛瘀后的宁血阶段，以安血、和血为目标，对于风火煽炽的重症，则不能速效。若肝阴不足，肝阳上亢，引动肝风，可见肢体震颤、口眼歪斜等症，此时应以逍遥散加入潜阳息风之品以平肝；若是偏于肝火旺盛，则需泻火清肝，防止肝火扰血而迫血妄行。逍遥散和当归芦荟丸相比，前者为平剂，疏肝解郁，偏于和解，后者为重剂，大泻肝火，偏于镇降。对于宁血来说，应优先选择较为平和的方剂。

【原文】又有冲气上逆，其症颈赤头晕，火逆上气，咽喉不利，乳下动脉辟辟弹指，颈上动脉现出皮肤。冲脉原不上头项，咽干者，以冲为血海属肝，因肝脉而达于咽也。颈脉动、面赤色者，以冲脉丽于阳明，冲气逆，则阳明之气随逆故也。《内经》谓冲为气街，又谓冲为血海，气逆血升，此血证之一大关键也。故仲景治血以治冲为要，麦门冬汤主之。陈修园谓去粳米加白蜜，尤能滋补其阴。予谓治冲脉独取阳明，仲景既引其端，后人亦即当扩而充之。审其冲阳太旺者，知母、枳壳、白芍、煅石膏均可加入，以清折之。栀子、黄芩、木通、薏仁、牛膝利阳明之水者尤可加入，以分消之。此冲脉之气上合阳明之治法也。

【提要】本节从治阳明角度论治宁血。

【精解】冲脉依附于阳明，阳明经为多气多血之经。冲脉气血柔和，则阳明经所过之面部红润有光泽；冲气上逆，则阳明经所过之部面色赤红、颈项动脉突显，又因为冲为血海而血海属肝，所以冲气上逆又可以循肝经至咽喉、头颈，见头晕目眩、咽喉不利等症。冲气上逆必带动血升，因此宁血可从治冲气上逆着手。又上述冲脉附属于阳明，故对于冲气上逆所致的气血不宁，可从阳明论治，以清胃泻火之药平之，也可引冲胃阳热下行从小便出，分消热邪，由此达到降逆、平冲、宁血的目的。

【医案举隅】

胃热气逆型吐血案

张某，女，78岁，1975年8月8日初诊。

［病史］患者3天前早晨吐血，日发一二次，每次约5ml，血色鲜红，既往无结核、支气管炎等病史，前医以双菊饮加白茅根、仙鹤草，服之罔效。邀余诊之，见其形体瘦削，心烦而急，口中臭气喷人，头昏而胀，胸脘痞闷，舌质红、舌苔薄黄，脉弦细而数。

［诊断］此乃肝胃火热夹冲气上逆也。

［治法］抑肝泄胃，平冲止血。

［方药］代赭石（布包）40克，白芍30克，清半夏、瓜蒌仁、牛蒡子、侧柏叶各10克，仙鹤草12克，粉甘草6克，竹菇子丸，三七1克（磨兑）。

服药仅2剂，吐血即止。再进2剂，黄苔尽退，脉亦转缓。后调以数剂养阴益胃而收其功。

吴海斌. 临床应用张锡纯方验案二则［J］. 湖北中医杂志，1991，13（1）：28.

按语：本案方药为张锡纯寒降汤化裁，功专平冲降逆。张氏认为"吐血之证，多由于胃气夹冲气上逆"。代赭石重镇降逆，半夏降胃安冲，牛蒡子利肺下气，白芍平肝止血，余药凉血止血化瘀，药简力专，故能起到抑肝泄胃、平冲止血之效。

【原文】然冲为气街，气根于肾，血海即丹田，肾气之所藏也。若冲脉夹肾中虚阳上逆喘急者，宜用四磨汤调纳逆气，是仲景桂苓甘草五味汤意。但仲景用桂枝化膀胱之寒水，谓气从少腹上冲咽喉，面热如醉，或热流于两股，或小便难而昏冒，忽上忽下，如电光之闪灼无定，乃阴盛格阳而阳气飞越，故以辛温化之。今系失血，阴气既伤，再用桂枝，岂不犯阳盛则毙之戒，故用沉香代桂以纳浮阳，而即用人参以滋阴，沉香直走下焦，乌药治膀胱肾间之气。冲为血海，居膀胱肾间之地，治阳明者治其末，治膀胱肾间者是治其本也。若肾中阴气大虚，而冲阳不能安宅，则用四磨汤加熟地、枣皮、山药、五味、枸杞子滋阴配阳以安之。若其人素有水饮，格阳于上，因而动血者，仲景桂苓甘草五味汤又为对证。第其方与血证本不相关，可加当归、白芍、丹皮、阿胶，或用苏子降气汤利痰降气以靖[1]冲逆，或用小柴胡汤加龙骨、牡蛎以导冲逆。桂苓苏子汤是治痰饮以治冲之法，小柴胡又是清火以治冲之法。本方治热入血室，血室者，肝之所司也，冲脉起于血室，故又属肝，治肝即是治冲。血室在男子为丹田，在女子为子宫，其根系于右肾，肾中真阳寄于胞中，为生气之根，乃阴中之阳，肝木得之，发育条达，是为相火，其火如不归根即为雷龙之火。龙骨、牡蛎乃阳物而能蛰藏，取其同气以潜伏阳气，此尤治冲脉更进一层之法，合小柴胡，大有清敛相火之功。若肾经阴虚，阳无所附，雷龙之火上腾者，用二加龙骨汤加阿胶、麦冬、五味以引归其宅亦妙，肾气丸、麦味地黄汤皆可酌用。二方一以温药化气，一以阴药滋降。肾居冲脉之下，又为冲脉之根，安肾气即是安冲气，冲气安而血海宁，自不至于潮上矣。

总而论之，血之所以不安者，皆由气之不安故也，宁气即是宁血。以上所论各气治法，亦云详备，在临证者细审处之。

【注释】

［1］靖：使安定。此处指降气平冲。

【提要】本节从安肾气以降冲气的角度论述宁血之法。

【精解】冲脉起于气街，气之根在肾，又血海即丹田，为肾气所藏之所，因此冲气上逆与肾间动气有关。肾阳虚衰，阴寒内盛，逼迫虚阳浮越，随冲脉上逆，症见呼吸气急，不能接续，以四磨汤治之。方中沉香、槟榔降逆气，摄纳浮阳；乌药行气而温肾，以补肾阳；人参降中有补，降气而不伤气。仲景桂苓五味甘草汤亦治阴盛格阳，但用药偏于刚燥，对水饮太盛而导致的虚阳浮越对证，方中桂枝、甘草辛甘化阳平冲气，五味子敛虚浮之阳，再加当归、白芍等，便可治冲气上逆、水饮格阳之血证。另外，肾气丸加减也可温阳化气平冲而对证。

若肾阴不足，肾阳不安而冲气上逆，治宜滋肾阴、平冲气，以四磨汤加滋阴药物使阴阳平衡，从而肾阳得安，冲气得平，动血得宁。肾阴不足，虚火上炎，象水浅而龙升。水虚不能涵木，又致肝阴不足而肝阳上亢。肝藏血，冲为血海，因此肝肾阴虚亦能引起冲气上逆，从而导致血不得安宁。治以二加龙骨汤加阿胶、麦冬、五味子，清上温下，益阴潜阳，引肾阳归宅而平冲气。也可用麦味地黄丸适当加减，滋肾阴以降冲气，达宁血之效。

肾气丸与麦味地黄汤，一补阳一滋阴，分别对肾阳不足、虚阳浮越之证与肾阴亏虚、阳不归宅之证。前者温阳化气平冲，后者滋阴以降冲气。可知，安肾气即是安冲气，安肾气即是宁血。

气为血之帅，气行则血行。在生理上，气能带动血流行于周身，濡养脏腑经络、形体官窍；在病理上，气又能导致血行无常。因此在宁血时，要牢记宁气即是宁血，使气复为冲和，则血也随之安宁。

【原文】四、补血

邪之所凑，其正必虚。不独补法是顾虚，即止血消瘀，用攻治法，亦恐其久而致虚，故亟攻之使邪速去，以免其致虚耳。但彼时虽恐其虚，而犹未大虚，故以去邪为急，若延日已久，未有不虚怯者。即血既循经，一如平人，而前次所吐之血，已属有去无回，其经脉脏腑，又系血所走泄之路，非用封补滋养之法乌能完全。

【提要】本节提出失血后要滋补亏虚以养正气。

【精解】无论是邪气侵袭致使正气虚弱，还是在止血、消瘀、宁血的过程中用药峻猛而伤及正气，都需要在最后施以补虚之法，以恢复人体气血津液的正常功能。吐血虽多因实邪所致或属于本虚标实之证，但血一去不返，若不及时补益虚损，可能会引起一系列的变证，或血虚生风，或津枯化燥，这些变证又有可能导致吐血的复发。因此血证之治，当以补血扶正为收尾之法。要之，前论之止血、祛瘀、宁血为补血开辟道路，补血为前三法巩固疗效。

【原文】补法不一，先以补肺胃为要。肺为华盖，外主皮毛，内主制节，肺虚则津液枯竭，喘嗽、痿燥诸证作焉。因其制节不得下行，故气上而血亦上，未有吐血而不伤肺气者也。故初吐必治肺，已止尤先要补肺，用辛字润肺膏，滋补肺中阴液。肺既津润，则其叶下垂，气泽[1]因之得以下降，利膀胱，传大肠，诸窍通调，五脏受益。如肺叶枯焦，不能覆下，则翘举而气亦上逆，不得卧息，外应皮毛不荣，下则二便不调，足痿肠燥，百病俱生，惟此膏润津，为痿燥良剂。近人黄坤载所立地魄汤，补土生金，补金生水，于补肺之法颇得。平时代茶，可用生脉散、黄芪糯米汤加阿胶、麦冬，尤能充补肺脏，凡此皆滋补肺阴，为失血必有之证治也。而陈修园谓血虽阴类，运以阳和，心肺之阳一宣，如日月一出，爝火[2]无光，诸般邪热俱除，血自不扰，而循经矣。故又有温补肺阳之法，用保元汤甘温除大热，使肺阳布濩[3]，阴翳自消。设有痰饮咳嗽者，加五味、杏仁，或用六君汤加炮姜、五味。《内经》云：形寒饮冷则伤肺[4]。上二方为形寒者立补肺之法。凡阳虚生外寒及浊阴干上焦者，用以扶肺之阳，洵属良剂。然失血之人多是阴虚，若执甘温除大热之说，妄投此等药料，鲜不致误。故年来从修园法者，能医杂证而不能医虚劳，以其偏于补阳故也。第以理论之，原有气不摄血之义，故十百之中，亦有一二宜补阳者，因并列其方，使人参观，以尽其变。

【注释】

[1] 气泽：气与津液。

[2] 爝（jué 决）火：火炬，火把。

[3] 布濩（hù 护）：分布，散布。指肺阳布散。

[4] 形寒饮冷则伤肺：此处疑为唐氏笔误。《灵枢·邪气脏腑病形》载："形寒寒饮则伤肺。"《难经·四十九难》载："形寒饮冷则伤肺。"

【提要】本节从补肺阴、肺阳角度论治吐血后的补法。

【精解】肺为气之本，主宣降，全身的气、血、津液都在肺的制节作用下有条不紊地运行。若肺金亏虚，肺叶痿燥，则肺气肃降失常，逆而直上，导致吐血。吐血时，气血逆上，则肺气、肺津的正常布散也会受到影响。因此，补虚应先补肺。因吐血多有肺津燥枯，故补肺首先考虑润肺生津，使肺金得润，肺叶下垂，气与津液得以布散而五脏均能受益。辛字润肺膏养阴润肺即是此理。也可以用地魄汤合生脉散等培土生金，金生则水生，以补肺津、养肺阴。

在补肺法门中，陈修园提出用保元汤补心肺之阳，以阳运阴，阳宣而阴翳散。此方此法仅适合阳虚的患者，症见喘咳无力、胸闷气短、肢体欠温、呼吸气冷等。但吐血多致阴虚，阳虚患者临床少见，故不能一味地执修园之说而不审病情，否则容易导致燥热伤阴，更损阴血。

【原文】心为君火，主生血，血虚火旺，虚烦不眠，怔忡健忘，淋遗秘结，神气不安，用天王补心丹启肾之水，上交心火，火不上炎，则心得所养。心经水火不相济者，以此补水宁心。若不关水虚，但由本脏之血虚火旺者，则但用养血清心之药而已。朱砂安神丸泻心火，补心血，并安心神，凡怔忡、昏烦、不寐之证，皆可治之。若心阳不收，汗出惊悸，以及心火不下交于肾，而为梦遗、溺赤等证者，随用上二方，再加龙骨、牡蛎、枣仁、莲心、浮麦等以敛戢之，此为心经血虚火旺之大法。其有心经火虚，不能生血，瘦削悸怯，六脉细弱，宜用人参养荣汤，补脾胃以补心。《内经》云：中焦受气取汁，变化而赤是为血。是汤补心化血以奉周身，名养荣者，专主以阳生阴，和畅荣血。凡气血两虚，变见诸证，皆可服也。然女人血崩及产后亡血过多，均以温补为主，因其血下泻，属于脱证故也。至于吐血，乃血脉奋兴，上干阳分，是为逆证，宜温补者最少。然亦有阳不统阴，暴脱大吐，阴亡而阳亦随亡者，温补又为要法。甚矣！医者辨证不可不详，而用药不可执一也。故近日从丹溪者专用苦寒，从修园者专用温药，皆是一弊。

【提要】本节从补心血、心阳的角度论治吐血后的补法。

【精解】前文已述火与血的关系。火生血，血养火，而心为君火，主血脉，故吐血之后的虚证可从心论治。心血不足，不能涵养君火，虚火蔓延，可见虚烦、健忘、怔忡等症，也可见淋证等心火下移小肠之证，因此治以清心火、补心血之法，可以天王补心丹启肾水交心火，滋阴养血，除烦安神，或以朱砂安神丸清热养血安神，皆可治心经血虚而火旺之证。倘若心阳涣散不收，睡梦惊悸，神不内守，魂魄难安，可予潜阳安神之品，收敛心阳。

若是心经火虚，生血不足，可以从中焦脾胃补之。中焦化汁，上输心肺，奉心化赤而为血，可用人参养荣汤补脾养血，是为温补之法，以阳生阴，适用于脱证，如女子崩漏、产后失血等，在吐血之中较少使用。吐血多气急而逆，实邪逼迫，因此不能妄用温补之法，恐其助邪。而血脱之证，因气随血脱而阳气不足，应补阳生阴。在临床中，应当辨证论治，不能偏执于某些医家的用药经验而不知变通。

【原文】脾主统血，运行上下，充周四体，且是后天，五脏皆受气于脾，故凡补剂，无不以脾为主。思虑伤脾，不能摄血，健忘怔忡，惊悸盗汗，嗜卧少食，大便不调等证，归脾汤统治之。脾虚发热加丹皮、炒栀，兼肺气燥者加麦冬、五味，胀满而水谷不健运者加陈皮、煨姜，或加阿胶以滋血，或加柴胡、贝母以解郁，或加鱼胶[1]以固血，独于熟地不可加入，以碍其统摄运行之用。盖此乃以阳生阴，以气统血之总方，不似四物、六味以阴益阴也。且脾与肝肾，滋阴之法亦各不同，若脾阴虚，脉数身热，咽痛声哑，《慎柔五书》用养真汤，煎去头煎，只服二三煎，取无味之功以补脾，为得滋养脾阴之秘法。杨西山专主甲己化土汤亦颇简当，而人参、花粉尤滋生津液之要药。世但知砂、半、姜、蔻为扶脾进食之要药，不知脾阳不足不能熏化水谷者，砂、半、姜、蔻自系要药，若脾阴不足，津液不能融化水谷者，则人参、花粉又为要药。试观回食[2]病，水谷不下，由于胃津干枯，则知津液尤是融化水谷之本。

【注释】

[1] 鱼胶：中药材名。以鲟形目石首鱼、鲟鱼的鱼鳔煮沸加工所得的胶质入药。

[2] 回食：食物从胃中上涌。

【提要】本节从脾论治吐血后的补益之法。

【精解】脾胃为后天之本，为气血生化之源，因此吐血之后的补益，也应从脾论治。归脾汤健脾养血，使脾气旺而气血化生有源，五脏得养，健忘、惊悸、虚烦难眠等症可消，是补脾气之法。在此基础上，若有兼症，则加减化裁施治。如脾失健运，腹满饮食不化，当健脾益气补血，但忌入熟地黄，因其滋腻碍胃，反不利于脾复健运。

在《血证论·阴阳水火气血论》篇，唐氏对东垣治脾之法有所质疑。唐氏认为脾土宜滋，土润方能化万物，在补脾之时断然不能偏用燥药，只知益脾气，不明滋脾阴，否则会导致脾土燥、胃津涸而饮食难化。脾阴之滋补有别于肝肾，因淡味入脾，补脾阴宜取无味之功而补之，如养真汤去首煎而取二三煎，滋脾阴宜用人参、天花粉之类滋生津液，如此水谷方能得化。

【原文】近日西洋医法书传中国，与《内经》之旨多有抵牾，实则《内经》多言其神化，西洋多滞于形迹。以《内经》之旨通观之，神化可以盖形迹。然西人逐迹细求，未尝无一二通于神化者也。《内经》之旨，谓脾主消磨水谷，肝胆之气寄在胃中，以疏泄水谷。西医则云，谷入于胃，有甜肉汁来注以化之，又苦胆汁注于小肠以化之，与胃津合并化其谷食。《内经》所言化谷以气，西医所言化谷以汁，有此气自有此汁。今人读《内经》，不知经文举精以盖粗，竟至得用而遗体[1]，反不若西医逐迹以求，尚知谷食之化在于汁液也。但西医有此论，而用药不经，不足为训。吾于滋胃汁每用甘露饮、清燥养荣汤、叶氏养胃汤；滋脾汁用人参固本汤、炙甘草汤去桂枝加白芍；滋胆汁用小柴胡汤去半夏加花粉，生津化谷。以折衷中西之医法，而为补养脾阴要义。

知此，庶可补李东垣《脾胃论》之所不足。若果脾阳不旺，不能磨化水谷者，则用六君子加香、砂以燥之。如欲专意填补，则仲景小建中汤尤胜，补阳致阴，为虚劳圣方。今即不能恪遵，但得其意，则于归脾、六君、补中益气诸方，可以变化神奇，用收广效。归脾汤从建中汤重浊处用意，补中汤从建中汤轻清处用意。第此方，桂枝阳燥，与血证有宜不宜，用者审之。如命门真火不能生土，吐利厥冷，阴火上冲，头面赤色，恶心逆满，用正元丹温补少火，而又无壮火食气之虞，是能得小建中之遗意者也。莴可久白凤膏，化平胃散之燥变为柔和，又用酒送，取五谷之精合诸药以养脾胃，治饮食不进，发热劳倦，和血顺气，功效最大。

【注释】

[1] 遗体：不注重根本。是指令人不细详求经旨，反而失却根本所在。"体"与"用"相对。

【提要】本节从补脾阴、脾阳角度论治吐血后的补法。

【精解】西医讲求眼见为实，多从解剖学的角度研究人体的生理病理，观察细致入微，唐氏称之为"逐迹细求"。相较于西医侧重对微观、物质的观察，中医偏于对宏观、功能的思考，两者皆本于人，但有所不同。如在食物的消化方面，西医学认为，食物入胃，胃液、胰液等先将食物消化为食糜，接着在小肠中依靠各种消化酶完成消化再被吸收；而在中医，可以"中焦受气取汁"概之。两者对比，前者言形，后者言气。西医的可取之处在于其认识到胃液、胆汁、胰液对食物消化的重要作用。中西合参而言，在补脾之时不能仅入健脾益气的偏燥药物，也需要顾护脾胃之阴，因为脾胃的阴液是消化饮食物的基础，燥药过量则会损伤脾阴。滋胃汁、滋脾汁、滋胆汁各有其法，总不离滋补脾阴。

但若确属脾土虚寒，无力消化，又当专意温阳补土，可用香砂六君子汤健脾益气，温中补虚。仲景小建中汤，运阳统阴，建立中气，使阴阳得以调和，而不是单纯地以热治寒，以寒治热。归脾汤偏于滋补阴血，补中益气汤偏于甘温除热，各有所对应之证，但皆秉小建中汤之意。在温补脾阳之时，可适当化裁，减少燥药对于阴血的损害。

【原文】肝为藏血之脏，血所以运行周身者，赖冲、任、带三脉以管领之，而血海胞中，又血所转输归宿之所，肝则司主血海，冲、任、带三脉又肝所属，故补血者总以补肝为要。李时珍谓肝无补法，盖恐木盛侮土，故为此论。不知木之所以克土者，肝血虚则火扰胃中，肝气虚则水泛脾经，其侮土也如是，非真肝经之气血有余也。且世上虚劳，多是肝虚，此理自东垣《脾胃论》后，少有知者。肝血虚，则虚烦不眠、骨蒸梦遗，宜四物汤加枣仁、知母、云苓、柴胡、阿胶、牡蛎、甘草敛戢肝魂，滋养肝血，清热除烦，为肝经阴虚滋补之法。又有肝经气虚，脏寒魂怯，精神耗散，桂甘龙牡汤以敛助肝阳，阳虚遗精，惊悸等证宜之，独与失血未尽合宜，以其纯用气分药故也。仁熟散用血分药较多，温润养肝血，功与炙甘草汤相近。若肝之血不畅和，亦可用滑氏补肝散，以酸味补肝体，以辛味补肝用，妙独活一味，借风药以张其气，若去独活加桑寄生则又有宁息风气之妙，方意实从逍遥散套出。但此方气味厚，俱纯于补肝，逍遥散气味较薄，故纯于和肝。凡肝有郁火，胸胁刺痛，头眩心悸，颊赤口苦，寒热盗汗，少食嗜卧，无不治之。又有肝经血脉大损，虚悸脉代者，法宜大生其血，宜仲景炙甘草汤大补中焦，受气取汁，并借桂枝入心，化赤为血，使归于肝，以充百脉，为补血第一方。世医补血，而不得血之化源，虽用归、地，千石[1]无益。果参透此旨，则归脾汤之用远志、枣仁是入心理血之源也，逍遥散之用丹、栀，是入心清血之源也。从此一隅三反，自有许多妙用。

【注释】

[1] 石（dàn 但）：古代容积单位，一石等于十斗。

【提要】本节从补肝的角度论治吐血后的补法。

【精解】肝主藏血，今吐血使肝失所藏，因此在补虚的时候也要注意补肝。肝为罢极之本，能耐受疲劳，但诸多虚劳之证，也最易伤肝。另外，不仅肝之实证会影响到脾胃，肝血不足，滋润濡养之功减弱，导致肝阴不足，虚火旺盛，也可横逆犯胃；肝气不足，疏泄之功减弱，可见气郁化火、水湿困脾等证。

肝血不足，虚火炎上，且肝血难以舍魂，因此虚烦难眠，眠则骨蒸梦遗，宜四物汤加减，补血养阴并敛魂安神。肝胆气虚，谋虑决断失常，遇事不决，惊悸易恐，可以桂甘龙牡汤收敛肝魂。若用于吐血，桂甘龙牡汤中未有入血分之药，可在此基础上加入补肝阴、肝血之品，对吐血之证的恢复更宜。若是肝血大虚，可用炙甘草汤大生气血，迅速恢复正气。补血需求源，如炙甘草汤之桂枝，能振奋心阳，助心生血，如此才能迅速见效。

【原文】肾为水脏，上济君火则水火既济，上交肺金则水天一气，水升火降，不相射而相济，安有不戢自焚[1]之患。设水阴之气虚而火热之气亢，喘咳蒸灼、痰血痨瘵均作矣。凡人后天之病，久则及于先天，寇深矣。若之何？凡治虚者不可以不早也，地黄汤主之，补肾之阴而兼退热利水，退热则阴益生，利水则阴益畅。盖膀胱化气，有形之水气下泄，则无形之水阴如露上腾而四布矣。以济君火，则加枸杞、元参；以输肺金，则加生脉散；火甚者再加黄柏、知母。如小便清和，无痰气者，只须专意滋肾，左归饮多服为佳。回龙汤滋阴降火，同气相求，视无情草木尤胜。如阴虚火旺，足痿筋焦，骨蒸头晕，用丹溪大补阴丸滋阴潜阳，以苦寒培生气，较地黄汤更优。以上补肾阴法。

又有宜补肾阳者，肾为水脏而内含阳气，是为命火，此火上泛则为雷龙之火，下敛则为元阳之气。引雷龙之火以归根，则无上热下寒，头晕腰痛，肿喘癃闭之证，用肾气丸从阴化阳，补火济水以治之，再加牛膝、车前，或黄柏、知母，更能利水折火。如不须化水但须补阳者，则用黄氏天魂汤，是从仲景附子汤套出，虽不及附子汤力量之厚，较附子汤药尤纯和。血家忌刚燥，间有宜补元阳者，亦以此等为佳，夫肾中之阳达于肝则木温而血和，达于脾则土敦而谷化。筋骨强健，手足不清冷，卫气固，不恶寒，皆肾阳足故也。然肾水赖阳以化，而肾阳又赖水封之，此理不可偏废。补肾者所宜细求，以上所论补法，轻重进退，各有法度，非如张景岳辈多集补药而已也。

【注释】

[1] 不戢自焚：本意指不受约束而最终损害到自己。此处指心肾水火相济，便不会有此种水火不相容之害。

【提要】本节从补肾阴、肾阳的角度论治吐血后的补法。

【精解】肾主水，心肾相交，才能保持身体的水火阴阳平衡。肾为先天之本，又为水火之宅，是一身阴阳的根本，各脏精、气、阴、阳不足，最终必然会累及至肾，即所谓"久病及肾"。吐血也不例外。肾水不足，虚火上炎，可以六味地黄汤滋肾阴，退虚热。若火不上炎，则易为左归饮，专补不泻。回龙汤（即本人小便），滋阴降火，功效优于无情草木之品。若阴虚火旺，则改为大补阴丸，以苦寒泄热，壮水制火。

若是肾阳虚，则宜用温阳补肾之法。黄元御的天魂汤相比于仲景附子汤，药性更温和，能减轻温燥药对于阴血的损伤。黄元御在《四圣心源·劳伤解》言天魂汤方义："火为阳，而阳升于肝脾，脾陷而肝木不生，温气颓败，则阳无生化之源。脾陷之根，因于土湿，土湿之由，原于水寒，甘草、茯苓，培土而泻湿，干姜、附子，暖脾而温肾，人参、桂枝，达木而扶阳。"由此，天魂汤可以对证而治。若阳气不足兼水饮不化、癃闭、水肿者，是阳不化气，可用肾气丸治之。肾中阳气充足，肝木畅达，脾土温润，血之生、血之藏才能正常。

【原文】总而论之，血证属虚劳门，故宜滋补。第恐瘀邪未清，骤用补法，则实以留邪为患，而正气反不受益。历见干血痨瘵等证，皆系医人横用滋补，以致旧血不去，新血不生，不知旧血客于经络脏腑之间，如木之有蛀，不急去之，非木死其蛀不止也，故仲景治干血用大黄䗪虫丸。夫既成虚痨之证，而内有干血犹须峻药去之，则其虚未成者更不可留邪为患。故实证断不可用补虚之方，而虚证则不废实证诸方，恐其留邪为患也。或虚中实证则攻补兼用，或十补一攻，在医者之善治焉。

以上所论，吐血始终治法略备，惟于兼证变证不及详言，另立门类，缕分条析，查证治者，可以钩考[1]而得之。

【注释】

[1] 钩考：探索，研究。

【提要】本节对补血做出总结，提示须攻补得当。

【精解】血证虽然属于虚证，但瘀血未清除完全，不能妄然施以补法，否则有助邪之弊。瘀血未去而大肆补益，终致旧血未去，新血难生。因此在施补之前，一定要抓住病机，在辨明病因、病机、病性、病势后，再酌情选用攻、补、攻中兼补或补中兼攻的具体治法。

呕　血

【原文】吐血者，其血撞口而出，血出无声。呕血者，血出有声，重则其声如蛙，轻则呃逆，气不畅遂而已。同是血出口中，治与吐血无异。但吐无声而呕有声，证既小异，而治法若不加详，安能丝丝入殼？以轻重论，则吐轻而呕重，吐则其气尚顺，呕则其气更逆也。以脏腑论，吐血其病在于胃，呕血其病在于肝。何以言之？盖肝木之气，主于疏泄脾土，而少阳春生之气又寄在胃中，以升清降浊为荣卫之转枢。故《伤寒论》少阳为病，有干呕、呕吐不止之病，是少阳转枢不利，清气遏而不升，浊气逆而不降也。《金匮》呕涎沫、头痛、胸满者，吴茱萸汤主之，取吴萸降肝之浊气，肝气降而呕自止，是肝木失其疏泄之常，横肆侮土[1]，故成呕逆，主用吴茱萸降肝之浊气，肝气不逆，则呕止矣。由此观之，可知凡呕皆属肝胆，而血又肝之所司，今见呕血之证，断以调肝为主。诸家皆言呕血出于肝，而未详其理，吾故旁引《金匮》《伤寒》以证明之。但《金匮》《伤寒》之呕乃杂病之呕，属于气分者也，而失血之呕则专主血分，治法自有不同耳。

【注释】

[1] 侮土：应为乘土，指肝木旺盛，对脾土过度克制。

【提要】本节论述了呕血与吐血之异，指出呕血病在肝胆。

【精解】呕血与吐血虽同出于口却有一定的区别。吐血无声属胃而病轻，呕血有声属肝而病重，两者病机不同。少阳为病，见胸满呕恶，是因少阳枢机不利，浊气当降不降，清气当升不升，胃土不安而致。仲景在《金匮要略》中以吴茱萸汤降上逆之浊阴，温肝胃之虚寒，故能止呕。呕血之证，可参此理，治以降浊止呕，复少阳枢机。

【原文】先干呕，然后呕血，呕血后仍发干呕者，皆少阳之逆气也，用大柴胡汤加蒲黄、丹皮、桃仁、当归治之。呕血既止，再服小柴胡汤以调和荣卫，转枢表里，上焦得通，津液得下，胃气因和，呕哕自止，血自安静而不上潮矣。然肝胆相连，胆病未有不及肝者，丹栀逍遥散可并治之。

【提要】本节从少阳枢机论治干呕和呕血。

【精解】但呕不吐，属少阳。少阳枢机之气寄于胃中，胃气下行为顺，但若少阳气逆，枢机失常，则胃气随胆气上逆而呕。因此，治用大柴胡汤平少阳、阳明逆气，继用小柴胡汤转枢气机，进而调和营卫，复枢机之利，胃气因此能和。肝胆相表里，少阳枢机不利，易郁而化火，进而影响肝之疏泄，因此可选择丹栀逍遥散加减进行治疗。

【原文】但呕不吐，属少阳，呕吐兼有，属肝经。肝气善怒，其火最横，观《伤寒论》肝气侮肺名曰纵[1]，刺期门。肝气侮脾名曰横[2]，刺期门，皆取刺法以泻之。则知肝气怒逆，而为呕逆，尤宜攘除肝火，不可纵敌为患。今本仲景刺法之意，变用汤药，宜当归芦荟丸加丹皮、蒲黄。凡发怒呕血，以及肝气横逆，其证恶闻人声，欲死不欲生，欲按剑杀人及惊狂骂詈，不认亲疏，皆肝经无情之火，非此大剂不能歼除。若此时因循，延至日久，病气未衰，正气先衰，虚中夹实，不攻不愈，欲攻不堪。是犹宋用贾似道，养奸为患，至国促而始去之，晚矣！若审其病稍轻者，但须凉肝血，调胃气，则呕血自止，犀角地黄汤加柴胡、枳壳，服后血止，再服逍遥散加阿胶、牡蛎、香附以收功。

【注释】

[1] 纵：《伤寒论》原文为"横"，指相侮。《伤寒论》载："伤寒发热，啬啬恶寒，大渴欲饮水，其腹必满，自汗出，小便利，其病欲解，此肝乘肺也，名曰横，刺期门。"

〔2〕横:《伤寒论》原文为"纵",指相乘。《伤寒论》载:"伤寒腹满谵语,寸口脉浮而紧,此肝乘脾也,名曰纵,刺期门。"

【提要】本节以凉肝泻火论治呕血。

【精解】肝气上逆,浊阴上泛而发呕,肝火横逆犯胃而发吐,因此呕血、吐血兼有者,为肝经火热气逆所致。除呕血症状之外,并见发怒面红、情绪暴躁,须龙胆泻肝汤、当归芦荟丸等大泻肝火,使血海安宁,则呕血可止。因肝火亢盛所发呕血,若未能及时清泻肝火而致气随血脱,正气不足者,须凉肝调胃并用,才能攻邪守正俱得。

【原文】有平时呕酸呕苦,以及失血之后,常呕酸苦者,呕酸是湿热,试观夏月热汤过夜,则变为酸味,便知呕酸是湿热。呕苦是相火,胆寄相火,胆汁苦,故相火之味能变胃津使苦。宜借用左金丸再加血分药以治血分为宜。盖此二药,辛苦降泄,治血药中以为引导尤效。

【提要】本节论述了呕酸、呕苦的证治。

【精解】呕酸、呕苦,不离肝胆。《素问·至真要大论》谓:"诸呕吐酸,暴注下迫,皆属于热。"又谓:"少阳之胜,热客于胃,烦心心痛,目赤欲呕,呕酸善饥。"肝经湿热,热克于胃,可发呕酸。因胆汁味苦,故呕苦之来源在胆腑。胆火炽盛,熏蒸焦苦之味入胃,且胆气、胃气皆以降为顺,若肝胆火炽,气逆而上,胃失和降则呕苦,严重者会出现呕吐胆汁。《素问·痿论》曰:"肝气热,则胆泄口苦。"因此,宜左金丸清肝火,除湿热,降逆气,开郁结。

【原文】呕血止后,如肝胆火旺,血虚烦燥,颊赤口渴,胸胁刺痛,发热盗汗,魂梦不安,此乃相火内炽,欲作骨蒸痨瘵,宜柴胡清骨散以治之。如兼咳嗽,喉间作痒,乃肝肺之气不相调协,宜用四逆散、香苏饮,再加杏仁、枳壳、枯芩[1]、知母、当归、白芍治之。如觉喉中常若有气哽塞,善哕气打呃者,乃肝与心之气不畅故也,香苏饮加柴胡、薄荷、射干、牛蒡子、尖贝、当归、旋覆花治之。逍遥散尤为治肝经之要药,加减得宜,皆能应手而取效也。

【注释】

〔1〕枯芩:即片芩,为黄芩生长年限较长的宿根。

【提要】本节论述呕血止后杂证的证治。

【精解】呕血止后,杂证未尽消除,此时应该灵活辨证施治。肝胆火旺,阴虚痨瘵者,治宜滋阴并清肝胆之火,用柴胡清骨散;肝肺之气不调而上逆咳喘者，治宜调和肝肺，敛肺降气，滋阴养血柔肝，用四逆散加减；若是心肝之气不调，则用香苏饮加减。肝主疏泄，肝胆诸症多因肝气郁滞，少阳枢机不利而发，逍遥散疏肝解郁，养血健脾，调理肝经诸症，尤为得宜。

【原文】呕虽属于肝胆，然亦未有不关胃府者也，胃气逆上治法已详吐血门。今并为医者补言之，凡血证带呕者，但治其血，血止而呕自止。凡呕证带血者，有如回食病，呕后见血水，此胃逆血枯，难治之证，大半夏汤、麦门冬汤治之，玉女煎加蒲黄、麻仁亦效。四物汤加甘草、寸冬、枳壳、茯苓、藕汁、萝卜汁、生姜、荆竹油，皆清利胃气、养血止呕之药。

此篇论血，单以呕血论，然失血证未有单见一证而不兼见诸证者。今欲详其条目，不得不分门立说。至于用方，则须参考诸证而变化之，若拘守一门，以求方治，岂不胶柱鼓瑟。

【提要】本节从胃论治呕血，并对呕血做出总结。

【精解】呕血与肝胆关系密切，和胃亦密不可分，常由肝气上逆导致胃失和降而发呕血，因此治胃气上逆的方法不仅适用于吐血，也适用于呕血。本节依据呕证与血证的主次关系，对血证带呕者和呕证带血者做了比较。血证带呕者，病情较轻，止血降气即能止呕；呕证带血者，情况危急，胃中无食、无津而呕，病及血分，表明胃津已然枯竭，法当降胃气，充胃津，养阴血。

临床呕血所见变证、兼证颇多，要随证施治，不能拘泥于某一方、某一理，才能用药见效。

咯　血

【原文】咯血者，痰带血丝也。昔人谓咯血出于心，谓心主血脉，咯出血丝象血脉之形故也。又谓咯血出于肾，盖肾主五液，虚火上升，则水液泛上，凝而为痰。然第吐痰已也，而何以又带血丝哉？盖肾气下行则水出膀胱，今肾经之气不化于膀胱，而反载膀胱之水上行为痰。膀胱者胞之室，膀胱之水随火上沸，引动胞血随之而上，是水病兼病血也。观女人先发水肿然后断经者，名曰水分，是水病而连累胞血之一证。又观《伤寒论》热结膀胱，其血自下。夫热结膀胱，是水病也，而既能惹动胞中之血从小便而下，又水病兼动胞血之一证也。据此，可知水泛为痰，而亦能牵引胞血矣。古法但谓咯血出于肾，而未能发明，致庸劣者竟谓其血出于肾脏，非也。所谓咯血出于肾者，乃肾气不化于膀胱，水沸为痰，而惹动胞血之谓也。此论从古未经道及，而予从《伤寒》悟出，千虑一得，不容自秘，医者知此则可知治咯之法，并可知治痰之原矣。仲景猪苓汤，化膀胱之水，而兼滋其血，最为合法，再加丹皮、蒲黄以清血分。凡痰之原，血之本，此方兼到。或用地黄汤加旋覆花、五味、天冬、寸冬、蒲黄。火甚者，用大补阴丸加海粉、牛膝、云苓、丹皮、蛤蚧。凡此数方，皆主利痰立法，是就肾主咯血之说，以出治也。肾水化于膀胱，故泻膀胱即是泻肾。膀胱与血室同居一地，膀胱之水不泛则自不动血室之血矣。数方皆治膀胱，兼治血室，故效。

【提要】本节对"咯血出于肾"进行发明并论其证治。

【精解】咯血为痰中带血丝。痰之根源在于肾水亏虚，虚火煎灼，炼而为痰。血丝之根源在于肾阳不能化膀胱之水，致使水热互结，扰动血室，胞血随水气上涌，故见血丝。唐氏在此举例论证：一者，女性断经之前常常会有水肿的症状；二者，热结膀胱可扰血室而见尿血等症。两者都说明水病累及胞血而见血证。知此，可从滋补阴血、除痰治水的角度来治疗咯血，使痰气降，水气消，从而血室得安而咯血自消。唐氏认为，猪苓汤能化膀胱之水，兼有滋血之能，合入牡丹皮、蒲黄可清血分瘀热，于咳血尤为合适。后述诸方，于降肺益肾或滋阴补肾中佐以利水化瘀之品，旨在培本利痰，以复肾之气化，读者参看自明。

【原文】夫痰为肾之所主，血实心之所主也。况水火互根，肾病及心，心病亦及肾，其有心经火旺，血脉不得安静，因而带出血丝，咳逆、咽痛者，导赤饮加黄连、丹皮、血余、蒲黄、天冬、寸冬、尖贝、茯苓治之，地骨皮散加茯苓、射干、旋覆花、牛膝，太平丸亦治之。以上数方，皆就咯血出于心之说以立法。心主血脉，部居胸中，与肺为近，肺气咳逆犹易牵动心部之血，故痰咳者，往往带出血丝，治血丝以心为主。

肺为水之上源，水不清而凝为痰，痰不降而牵动血，治肺之痰，又是治咯血捷法。盖痰血之来，虽由心肾，而无不关于肺者也。太平丸为治肺通剂，紫菀散、保和汤皆善能涤除肺痰，补泻兼到。另参咳血、唾血门，可尽其治。

【提要】本节从心、肺论治咯血。

【精解】心主血，咯血亦与心密切相关。心火旺盛，循经下移小肠，小肠近血室，故血室受扰而血不安，再加上心火煎灼，血脉不宁，故见咯血之证。

因此，根据相应症状可以用导赤饮合黄连、牡丹皮、血余炭、蒲黄、尖贝母等药，清降火邪，凉血止血，兼以化痰降气。又心肺同居上焦，肺气升降失常往往会牵动心经之血。肺为水之上源，肾为水之下源，肺主宣发肃降，在整个水液代谢环节中起着至关重要的作用。因此，肺肾、心肺之间密不可分，从肺着手治痰、治咳逆，能够兼顾补泻，太平丸、紫菀散、保和汤等皆效依此理。

唾 血

【原文】脾主消磨水谷，化生津液，津液腾溢，水阴四布，口中清和，湛然如露。是以终日不饮而口不渴，亦终日闭口而唾不生。惟脾之津液，不能清和散布，于是凝聚而为唾，是唾者，脾不摄津之故也。知脾不摄津而唾津，则知脾不摄血而唾血矣。唾津其常耳，而唾血则又甚焉。盖津乃气分之阴液，其源即在胃中，凝而为唾，其来既近，其伤不多。至于唾血，则出于阴分。《内经》云：脾为阴中至阴，盖五脏俱属阴经，而脾独名太阴，以其能统主五脏，而为阴之守也。其气上输心肺，下达肝肾，外灌溉四旁，充溢肌肉，所谓居中央，畅四方者如是。血即随之，运行不息，所谓脾统血者，亦即如是。世医不识统血之义，几指脾为贮血之器，岂不愚哉？脾能统血，则血自循经而不妄动。今其血走泄胃中，为唾而出，是脾之阴分受病，而失其统血之常也。

【提要】本节阐述脾的生理功能，并指出唾血的病机是脾失统血。

【精解】脾主运化，中央土以灌四旁，在全身的津液代谢中起至关重要的作用。脾气将水饮化为津液，布散四周，上输于肺，随肺之宣降使津液到达全身各处，发挥其滋润濡养的功能。在布散之时又需依靠脾气的固摄作用才不致津液布散无度而流失，如小儿口角流涎即是因脾气不足，失其固摄。唐氏认为，脾统血是指血随脾在灌溉四旁的过程中运行。胃乃水谷之海，津出于胃，而唾为津液凝聚所成，唾中带血则是因脾气不摄，统血失常，血溢入胃中，随唾而出之故。津为气分之阴液，血出于阴分，唾为肾之液，津凝为唾，唾中带津是正常生理现象；但唾中带血则由脾不摄血导致，属病理现象。

【原文】审系脾经火重，唇口干燥，大便秘结，脉滑实者，宜用泻心汤加当归、生地、白芍、花粉、寸冬、枳壳、蒲黄、甘草。若是脾经阴虚，脉细数，津液枯，血不宁者，麦冬养荣汤加蒲黄、阿胶，甲己化土汤加生地、花粉、人参、寸冬、藕节、侧柏叶、莱菔汁、枳壳，皆滋利脾阴之要药。如或七情郁滞，脾经忧虑，伤其血而致唾血者，以脾主思虑，故每因思虑而伤脾阴，睡卧不宁，怔忡劳倦，饮食不健，宜用归脾汤以补心脾，再加阿胶、柴胡、炒栀、棕灰、血余以解郁火，清血分，此治脾兼治心，心脾为思虑所伤者应手而效。又凡脾经忧抑，则肝木之气过于脾土之中，不能上达，故清阳不升，郁为内热，不须清热，但解其郁，郁升而火不过矣，逍遥散主之。

脾土阴而用阳，脾经阴虚火郁者，上法略备。又有脾之阳气不旺，无以统运阴血，心战脉弱，四肢清冷，饮食不健，自汗身热者，用归脾汤补脾之阳以生血，人参养荣汤、正元丹皆治之。

亦有清晨唾血，每早初醒，血液满口，唾出即净，明晨又唾，乃卧后血不归经，溢出口中。实证则由肝不藏血，必有头痛、口渴、便闭之症，用当归芦荟丸治之；虚证则由脾不统血，必有怔忡、虚烦不眠等症，用归脾汤加丹皮、山栀、棕灰、五味治之，此证与肾虚齿衄相似，宜参看之。

【提要】本节从脾论治唾血，兼论肝不藏血之清晨唾血。

【精解】从脾论治唾血可从以下几方面考虑：脾开窍于口，其华在唇，脾经火热，外可见口唇干燥，内可见大便秘结之症，脉必滑实，宜用泻心汤加养阴润燥之药；脾阴虚者，津液不足而脉细，以麦冬养荣汤加减滋益脾阴，使妄动之血复宁；脾在志为思，忧思抑郁太过则伤脾，脾阳郁遏于阴土之中，阴虚而有内热，宜归脾汤加减对证治疗；心藏神，肝主疏泄，思虑太过，此二脏必受影响，肝之清阳不升，宜逍遥散加减治之，而心失所养则归脾汤可治；若是脾阳不足造成的唾血，归脾汤、人参养荣汤、正元丹都可以补脾阳而达到治唾血的效果。对于清晨满口唾血的患者，当视其脉证，实则发于肝火旺盛，血不归经而出血，虚则发于脾虚统血无权而出血，分别用当归芦荟丸清泻肝火、归脾汤健脾养血对证治疗。

【医案举隅】

脾不统血型唾血案

赵某，男，48 岁，2005 年 10 月 7 日初诊。

[病史]诉每日初醒血液满口，色泽暗淡，唾出即净，翌日晨起如故，已发作 4 年余。曾赴数家医院经多次检查口腔、牙龈、咽喉均正常，血常规、胸部 X 片及胃镜等检查亦未见异常，屡服中西药物及民间单方验方治疗均未见效，病情时轻时重。就诊时除见形体消瘦之外别无异常发现。仔细询问，患者平素喜热饮，若服用凉药或进食生冷食物后则出现腹泻，并伴有腹痛。

[诊断]脾阳虚弱，血失统摄之唾血。

［治法］温中健脾，益气摄血。

［方药］方用理中汤加味。人参10克，炒白术10克，炮姜炭10克，生地炭10克，炙甘草6克，每日1剂，水煎服。

服药10剂，唾血止，泄泻愈，进食生冷亦无妨。随访2年未复发。

阳国彬，刘玉芳. 经方辨治血证验案 [J]. 中医药通报，2008，7（5）：56-57.

按语：唐容川论治唾血分为虚实，虚证因于脾不统血，实证由于肝不藏血。本患诸多症状综合辨证为脾阳虚弱，血失统摄。脾主统血，脾气健旺则阴血自守。今脾阳虚弱，统摄无权，血不归经，故发唾血。理中汤为仲景治疗脾胃虚寒之方，正中病情。方中干姜温中散寒，炮后更兼止血；人参大补元气而助阳运化；炒白术健脾燥湿，守而不走；炙甘草益气和中；佐以生地炭清热凉血、养阴生津，既能防止理中汤温化太过，又能加强止血之功。诸药合用，切中病机，唾血乃愈。

【原文】高士宗曰：偶然唾血，一哈便出者，不药可愈，谓其血近胃，如先血后便为近血一般，故不药可愈。吾谓亦宜少用清味之药，可服甲己化土汤加银花、竹茹、菜服汁。丹溪又谓唾血皆属于肾，是混唾、咯为一证，而以肾血之来，其路最深，其证最重，用保命生地散治之。吾谓先唾痰水，唾久然后唾血者，此血来路远，其证深，可用丹溪法治之。然亦有丹溪法所不能治者，即吾所定诸方，亦有不能尽治，别参吐、咳诸门，自有治法，勿谓予论之不备也。

【提要】本节基于高士宗和朱丹溪的经验论述唾血不同情形的证治。

【精解】若只是偶尔的唾血，且量比较少，说明病情较轻，用甲己化土汤加减以清热化痰，滋利脾阴。但若是先唾痰水，日久唾血者，说明伤及先天之本，唾中之血来路甚远，病情严重，可以保命生地散施治。

咳 血

【原文】肺主气，咳者气病也，故咳血属之于肺。肺之气，外合于皮毛而开窍于鼻，外证鼻塞，皮毛固闭则其气反而内壅，呛出喉间，发为咳嗽，此外因之咳也。肺之气下输膀胱，转输大肠，通调津液而主制节。制节下行则气顺而息安，若制节不行，则气逆而咳，此内因之咳也。夫外因之咳，不过其窍闭塞，肺气不得达于肤表，于是内奔喉间而为咳，其于肺之本体，固未常受伤也。至于内因之咳，则由于制节不行之故。盖肺为金体，其质轻清，肺中常有阴液冲养[1]其体，故肺叶下垂，如天道下际[2]，其气泽之下降，亦如雨露之下滋，因之膀胱通，大便调，五脏六腑之气皆得润利而不壅遏，肺气通调之益也。

设肺中阴液不足，被火克刑，则为肺痿。肺叶焦举不能下垂，由是阴液不能垂之下注，肺中之气，乃上逆而为咳，此内因之咳，难治之证也。以上二者，乃肺之本病自致咳嗽者也。又有为他脏所干，而亦咳嗽者，则以肺为华盖，诸脏皆居其下，故他脏痰饮火气皆能上熏冲射，使肺逆咳。故《内经·咳嗽论》详别脏腑而总言之曰：聚于胃，关于肺，病虽由于他脏，而皆关于肺，此肺之所以主咳嗽也。

【注释】

［1］冲养：即充养。

［2］天道下际：雨露下泽之意。

【提要】本节指出咳血病位在肺，并论述咳嗽的病机。

【精解】肺气上逆发为咳，兼有出血症即咳血，故此证与肺关系最为密切。肺主气，司呼吸，调节全身气机。若是毛孔闭塞、鼻道不通，则气行无出路，只能由喉间咳出。肺主治节，肺叶下垂，津液随肺气肃降而至各脏腑。设若肺津不足，肺叶枯痿，则肺气难降而发逆咳。肝火旺盛，木火刑金，或是脾肾阳虚，水饮凌心射肺，皆能导致咳嗽。《素问·咳论》云："五脏六腑皆令人咳，非独肺也。"唐氏总结咳嗽的病机为"聚于胃，关于肺"，即便由于他脏导致的咳嗽，也必须通过肺表现出来，反映出脏腑实体观的特点。

【原文】人必先知咳嗽之原，而后可治咳血之病。盖咳嗽固不皆失血，而失血则未有不咳嗽者。或外感失血，病由皮毛，内合于肺，自应咳嗽。或由胃中积热，火盛乘金，气上而咳。或由肝之怒火上逆而咳，此失血之实证，必致咳嗽者也。或由阴虚火旺，肺失清肃之令，痿燥作咳。或夹脾经忧郁，心经虚火，以致咳嗽。或肾经阴虚，阳气不附，上越而咳，此失血之虚证，不免咳嗽者也。又有痰咳，界在半虚半实之间。又有气咳，属在虚多实少之证。或先咳而后失血，或先失血而后咳，或暂咳即愈，或久咳不止，种种不一，必细推究之，而于失血虚劳，庶得调治之法。

【提要】本节列举咳血诸种病机。

【精解】唐氏将咳血视作在咳嗽基本病机上增加出血因素的复合病机，因此认为咳血之治必以咳嗽之治为前提，因此与论治咳嗽的经验结合讨论。外感之邪侵犯口鼻皮毛，肺内应而受邪，因此见咳血；胃热炽盛，灼伤血络，或肝火炽盛，木火刑金，肝胃之火攻肺，火盛则气戾，上逆而咳血。此皆实证导致的咳血。阴虚津亏，肺热壅盛，肺之治节难行，津液不下，气反而上，再合肺热伤及血络，可见咳血；忧思成郁，心脾俱虚，脾不化津而虚火攻肺，导致咳血；肾阴不足，肾阳浮越，肺气无根而逆咳出血。此皆虚证导致的咳血。痰咳、气咳等虚实交杂的咳血证，在后文细论治法。

【医案举隅】

肝火犯肺型咳血案

田某，女，12 岁，1991 年 1 月 6 日初诊。

[病史] 患者咳血 2 个月。2 个月前，因故被其父在背部打一巴掌，当时未发现异常，8 天后突然胸闷咳嗽，咳出黑色黏冻样血块约 200ml，继则咳吐鲜血不止，但饮食及二便正常。曾去多院诊治，排除食道胃部疾病，诊为肺内炎症，遍用中西药治疗，咳血时轻时重，色时暗时鲜，终不能愈，故来本院诊治。患者咳嗽咯黏痰，痰中带有黑色血块及鲜血丝，每天约 100ml 左右，咳嗽时胸胁隐痛，心烦易怒，倦怠乏力，面色苍黄，精神欠佳，形体瘦弱。舌质淡暗，舌苔薄白，脉弦大无力。

[诊断] 属肝火犯肺，肺络损伤，瘀血内阻，耗血伤气。

[治法] 清肝降逆，益气润肺，祛瘀宁络止血。

[方药] 西洋参 6 克，沙参、仙鹤草、白茅根各 30 克，阿胶（烊化）、花蕊石、炙百部各 15 克，五味子、乌梅、诃子、炙枇杷叶各 12 克，黄芩 10 克，代赭石 20 克，大黄炭 4 克，炙甘草 6 克，炮姜 8 克。水煎服，每日 1 剂。

连服 6 剂，效果甚佳，咳血止，但感心烦梦多，口干。舌质淡红、苔薄白，脉细数。后期以养阴为主继续调理。

陈允望．咳血验案一则［J］．江苏中医，1992，24（7）：48.

按语： 唐氏言："肝之怒火上逆而咳，此失血之实证，必致咳嗽者也。" 本案患者因被打而引动肝火，肝火犯肺，加之击打背部，损伤肺络，故而咳血。治当清肝凉血，活络止血。但被误诊为肺炎，延误病情，诊时既有瘀血之征，又有气血不足之象，虚实夹杂。应治以补泻兼施，寒热并投，清肝降逆，祛瘀扶正。用炙杷叶、代赭石、黄芩清肝降逆，花蕊石、川军炭、白茅根化瘀止血，仙鹤草、诃子、百部止咳止血；炮姜温肺止血；西洋参、沙参、阿胶、五味子、乌梅、炙甘草益气养阴。

【原文】 一实咳：外感风寒，先见头痛、恶寒发热等症。仲景云，咳而喘息有音，甚则吐血者，用麻黄汤。李东垣师其意，用麻黄人参芍药汤。可见咳嗽吐红之证，多有因外感者，古法用麻黄，乃劫病之剂，且是气分之药，于血分尚少调治。须知咳固气病，然使不犯血分，又何缘而失血也哉？故必以兼顾血分为宜。《医宗金鉴》用苏子降气汤，予则用小柴胡汤加紫苏、荆芥、当归、白芍、丹皮、杏仁，于气分、血分两兼治之，最得和表清里之法。火重秘结者，加酒军；恶寒无汗者，加麻黄；胸胁腰背刺痛胀满者，为有瘀血，再加桃仁、红花。盖小柴胡为通利三焦，治肺调肝，和荣卫之良方，加减得宜，左宜右有，凡血家兼有表证者，以此方为主，极为妥当。普明子[1]止嗽散亦可用，但药力薄，不堪治重病。如咳嗽轻、带血少者，又须用此轻剂以调之，斯为中病而不致太过。止血者，再加蒲黄、藕节；清火者，再加枯芩、寸冬；降痰加尖贝、茯苓；降气加杏仁、枳壳；补血加当归、生地。凡上两方，及加减之法，皆为新病咳血而设。

其有外感既久，陈寒入肺，久咳喘满，因而失血者，乃咳嗽气逆，牵动诸经之火以克肺金，肺气亦能牵动胸背脉络之血随咳而出。是病虽生于寒，而实因寒动火，治法但温其寒，益动其火，宜清火疏寒，面面俱到，斯不差爽。用《千金》麦门冬汤，并小柴胡加苏子、冬花。盖寒中包火者，宜小柴胡汤加减以清郁火。火中伏寒者，宜《千金》麦门冬汤以搜陈寒，或用细辛代麻黄再加黑姜[2]、五味，尤去肺寒要药。但血证多忌刚燥，更合枯芩、寸冬、玉竹、瓜霜以柔之，用去火中伏寒，庶几调剂得法。然而寒在肺中，久亦变从火化，既化为火，便当专治其火，兼温其寒，是犹抱薪救火矣。以上所论，外感风寒，变为咳血，此证最多，医者误治，往往酿成痨瘵，慎之慎之。

【注释】

[1] 普明子：指程国彭，字钟龄，号恒阳子，清代医学家。晚年至天都普陀寺修行，法号普明子。著有《医学心悟》等。

[2] 黑姜：即炮姜。

【提要】 本节从新感风寒和日久陈寒阐发咳血证治。

【精解】 邪气盛则实，本节着重讨论新感风寒和日久陈寒所致咳血。

仲景用麻黄汤治疗外感风寒引起的咳逆喘息之证，李杲仿此以麻黄人参芍药汤来治疗咳血之证。唐氏认为，此二方于血分药力尚浅，若是咳血较重恐怕难以迅速止血，应增血分药以养阴止血，常用小柴胡汤加味治疗咳血。小柴胡汤利少阳枢机，要在通调三焦之气，肺气津得降，阴血得安，其从气分治咳，从血分治血，则咳血速愈。程国彭的止嗽散也是治外感咳嗽的效方，药力轻柔和缓，可以用于治疗咳血的轻证。根据相应的兼症，再进行适当的加减，如血瘀者加桃仁、红花等祛瘀止痛。

对于陈寒日久，肺受邪颇深者，又须另寻他法。陈寒伏久，影响肺气宣降，引起肺气逆乱。气乱则血不宁，肺络受损而咳血。此证寒热皆有，宜兼顾之。对于寒包火者，用小柴胡汤加减清宣郁火，则寒随火除；对于火包寒者，用千金麦门冬汤祛除陈寒，则火随寒去。若是伏寒日久化火，当主攻火邪，忌用热药温其寒而助长火邪。唐氏还提示，在治疗血证之时，用药切勿刚燥，即使是治疗热证的咳血，也应该注意顾护已伤之阴血，防止攻伐致虚。

【原文】此外又有内受温暑湿热者，亦能攻发而为咳血，其证身热口渴，小便不利，胸腹烦满，与外感风寒相似，治宜专清其里，忌发其表。盖此病皆袭人口鼻，侵人脉络，伏留肠胃膜原[1]之间，不似伤寒从肤表入者，故但用清里之药，不可发表，以张病势。里清则表自和，咳血自止，人参泻肺汤治之。若其人素嗜厚味，胃火炎上作咳者，用犀角地黄汤加麦冬、五味、杏仁、枳壳、藕节。又或肝经怒火逆上，侮肺作咳，则用柴胡梅连散加青皮、牡蛎、蒲黄、丹皮、生地。

【注释】

[1] 膜原：广义指筋膜所在，或空隙之处。狭义指温病某一特定的半表半里病位。

【提要】本节从温暑湿热角度论述咳血的证治。

【精解】咳血若因暑气温病而起，则疾病热势较盛。邪留膜原，忌用发表之法，以防邪气由里及表透及全身。此时清里之热邪即可止咳血，可用人参泻肺汤加减。若中焦湿热壅盛，胃火犯肺，肺胃热盛而咳血，可用犀角地黄汤加减以泻肺胃热，降肺气。肝经火热，木盛侮金，肝气横逆而致咳血，宜清泻肝火，用柴胡梅连散合血分药以止咳血。

【原文】又有热邪激动水气，水上冲肺，咳逆不得卧，或其人面目浮肿者，仲景谓之风水，用越婢汤。血家风火相动，激水气上升者，毋庸以麻桂发表，平肝风宜柴胡、白芍、桑寄生、僵蚕、青蒿、荆芥、薄荷之属，清肺火宜枯芩、知母、石膏、天、麦冬，清肝火宜胆草、黄柏，清心火宜黄连、炒栀，治激动冲上肺中之水宜葶苈、苡仁、防己、桔梗、杏仁、云苓，合此数品药，以求方治。其于风火激动水气冲肺，肺胀咳嗽之证，乃为合宜。盖仲景越婢汤，是治外感肺胀之法，吾所论者，乃血证内伤肺胀之法。吾曾治数人，有用泻白散合葶苈泻肺汤而效者，有用二陈汤和知母、石膏、荆芥、薄荷、防己、木通而效者，有用小柴胡加荆芥、紫苏、杏仁、防己、木通、寸冬、兜铃而效者。

又丹溪云：此证多系痰夹瘀血，碍气为病，若无瘀血，何致气道如此阻塞，以致咳逆倚息而不得卧哉？用四物汤加桃仁、诃子、青皮、竹沥、姜汁治之。丹溪此论，洵中病情。盖失血之家，所以有痰，皆血分之火所结而成，然使无瘀血，则痰气有消容之地，尚不致喘息咳逆而不得卧也。血家病此，如徒以肺胀法治之，岂不南辕北辙。丹溪此论，可谓发蒙振聩，第其用四物汤加减，于痰瘀两字，未尽合宜。予谓可用通窍活血汤加云苓、桔梗、杏仁、桑皮、全皮[1]、尖贝，小柴胡汤加当、芍、桃仁、丹皮、云苓尤妥。此皆血家咳嗽属实证者，再兼参咳嗽条更详。

【注释】

[1] 全皮：地骨皮。

【提要】本节从水气、痰瘀论述肺胀咳血的证治。

【精解】实证咳血除外感风寒犯肺外，还有水气袭肺这一重要病机。仲景越婢汤主治风水，因邪气鼓动水气侵袭头面所致浮肿、咳喘可用此方。但咳血之水气袭肺者，是内因风火所致，或由肺火，或由肝经风火，常导致肺胀伴见咳血，治法不一，忌用发表之法。火邪炽盛，津炼成痰，血炼成瘀，阻塞气道，因此肺胀咳血之证还应祛瘀化痰，畅通气道。唐氏十分注意方药加减，本节提出平肝风、清肺火、清肝火、清心火、治肺中之水的常用加减，于临床颇有实用价值。

【原文】一虚咳：肺为娇脏，无论外感内伤，但一伤其津液，则阴虚火动，肺中被刑，金失清肃下降之令，其气上逆，嗽痰咳血，变为肺痿重病，吐白沫如米粥，咽痛声哑，皮毛洒淅，恶寒憎热，皆金损之证，不易治也。此病无论寒久变火，火郁似寒，总以《十药神书》保和汤治之。盖肺金火甚，则煎熬水液而为痰，水液伤，则肺叶不能腴润下垂，其在下之肝肾，气又熏之，肺叶焦举，不能制节，故气逆为咳，气愈逆，痰愈滞，所以久咳不止也。此方润肺涤痰，止血和气，无论寒久变火，火郁似寒，痰血痿燥等证，皆统治之。凡由外伤变作虚咳劳证者，以此方为第一。

又有肺中阴虚，本脏气燥，生痰带血，发为痿咳，以及失血之后，肺燥成痿，痰凝气郁，久咳不止，此乃内伤所致，不必治其余病，但补其肺，诸病自愈。用清燥救肺汤，甘凉滋润以补胃阴而生肺金，肺金清润，则火自降，痰自祛，气自调，咳自止。血枯加生地，火甚加犀角，痰多加贝母，带血加蒲黄。

以上二方，于肺经虚火治法綦[1]详。失血之人，多是阴虚火旺，照上治法者，十居八九，亦有一二属肺经虚寒者。《内经》云：形寒饮冷则伤肺，肺恶寒，多涎唾上气。仲景用甘草干姜汤治之。然《金匮》自言遗溺、小便数，所以然者，以上虚不能制下故也，则明见有虚冷遗溺之实据，乃用甘草干姜以温之，且其脉必沉弦迟微，痰必清稀泛溢，不似清燥、保和二汤所治，故主温药。吾谓可用六君子为主，再加当归、白芍、炮姜、五味，则于止咳止血皆宜。脾经虚寒，痰动咳嗽者，此方亦宜。

若脾经虚火，生痰带血，则宜逍遥散加寸冬、藕节、蒲黄。若肝经虚火生痰带血，亦宜逍遥散加丹皮、山栀、五味。又有肾经虚火，生痰带血者，另详唾血、咯血门。肝肾虚证，均详吐血门，降冲气条，并详见六卷咳嗽门。

【注释】

[1] 綦（qí 其）：极，非常。

【提要】本节从肺、脾、肝、肾论述虚证咳血的证治。

【精解】唐氏指出，虚咳的主要原因在于肺中津液受伤，导致虚火内生，灼伤肺络，致使肺失清降之能，气逆而咳，络伤而出血。症见吐白沫如米粥，咽痛声哑，皮毛洒淅，恶寒憎热，唐氏以《十药神书》保和汤为治。对于肺阴虚气燥或失血后发为肺痿者，当补其本脏，用清肺救燥汤补母益子，助胃阴而生肺津。血虚加生地黄，火甚加犀角（今用水牛角代替），痰多加贝母，带血加蒲黄。对于肺虚寒证，唐氏遵仲景法，提出以"虚冷遗溺"、脉沉弦迟微、痰清稀泛溢为辨证要点，以甘草干姜汤为治，取温肺散寒之法。对于咳血者，则以六君子汤加当归、白芍、炮姜、五味子，在补土生金的基础上，增入补血、温肺、酸敛之品，益土助金，补而不燥。至于脾、肝、肾之虚火证，唐氏出以治方，均是在调和本脏的基础上恢复五脏制约关系。如逍遥散能调和肝脾，益血疏肝，健脾益气。脾经虚火，以逍遥散合入麦门冬补肺胃津液以和之，肝经虚火以逍遥散加入牡丹皮、山栀子凉血清热，加五味子敛肺肾之气以收之。

【原文】一痰咳：肺中痰饮实热，气逆而咳血者，扬汤止沸，不如釜底抽薪，泻肺丸主之。夫咳血之证，未有不与痰为缘者，人身之气以运血，人身之血即以载气。血少则气多不能载之，壅于内而为热，热则水津被灼，煎熬成痰，是以火旺则痰盛，痰盛则滞气之往来，气阻则壅积，而益生其热，故痰甚而火益旺。此时补虚则助邪，此时逐邪则重虚，是惟攻补兼用，庶几两得其治。先用《十药神书》消化丸，临卧用饴糖拌吞以攻其实，即嚼化太平丸以补之，攻补兼施，为除暴安良之妙法。时医但事滋补，岂不误了多人。若病家就业不敢用消化丸者，可用二陈汤以初解之，二陈降气利水，为祛痰通剂，若欲兼利肺气加杏仁、苏子、桑皮。咳逆倚息不得卧者，为水饮冲肺，肺叶不得下降，加葶苈、大枣；若火甚者，加瓜蒌霜、黄芩、老连[1]；火轻者加寸冬、知母；兼理风寒加柴胡、荆芥、防风；兼理血分加当归、白芍、丹皮、桃仁。上方皆是去实痰之治法。

又有虚痰，乃肺经阴虚，燥气生痰，黏着喉间，滞涩声音，喘咳发热，脉细数者，不宜渗利再伤水津，但宜滋润以生津，津生则痰豁，宜保和汤、清燥救肺汤、紫菀散。

【注释】

[1] 老连：黄连。

【提要】本节从肺之实证痰热与阴虚燥痰角度论述咳血的证治。

【精解】咳血与咳痰常伴随出现，故此节专门讨论咳痰之治。唐氏认为，此证多因"血少气多"，导致内壅为热，煎熬津液而成痰，常见虚实夹杂的病机，其治多处于"补虚则助邪，逐邪则重虚"的局面，且痰热多见。对此，唐氏提出攻补兼施之法，以消化丸、二陈汤加减为攻，以（清咽）太平丸为补。若咳逆倚息不得卧者，合入葶苈大枣泻肺汤，乃师仲景法泻肺中之水；火甚者，合入凉脾泄热之瓜蒌霜与清肺胃之黄芩、黄连以折之；火轻者，合入益胃阴、降逆气之麦门冬，清金泄热之知母以降之……对于肺阴虚而生虚痰，症见痰黏着喉间、滞涩声音、喘咳发热、脉细数者，但以清肺救燥汤等滋润为治。

【原文】如喉中有痰核、气核，梗塞不得吞吐者，为梅核证，乃心火凝痰，宜豁痰丸加牛蒡子。香苏饮加桔梗、枳壳、尖贝、云苓、旋覆、甘草亦治之。又有胃中痰气动膈，证见胸胁逆满，咳喘哕呃者，失血家往往有之，宜用礞石滚痰丸治之。若胃中气虚夹痰饮者，宜旋覆代赭石汤。兼治血分则加当归、白芍、苏木，兼治火热则加寸冬、枯芩。哕呃详六卷，兹论痰咳，未及备载。痰咳之证，又有肝气上逆，干犯肺经，夹痰滞气以致咳嗽，其证口苦头痛，颊赤多怒，两胁作痛，宜温胆汤加青皮、白芥、柴胡、山栀。若肝火横决怒逆者加姜黄、大黄；若肝经虚火郁而生痰，宜用丹栀逍遥散加龙骨、牡蛎、阿胶、贝母。夫痰饮之病，其标在肺，其本在肾，肾水上泛，是为痰饮。痰饮冲肺，乃生咳嗽，故治痰饮以肾为主。肾经阳虚不能镇水，水气泛上振寒喘咳者，用真武汤加细辛、干姜、五味。若肾水因寒而动，上凌心火，心悸喘咳，虚阳上浮，咽痛面热，宜用苓桂术甘汤加细辛、五味温寒利水。然此乃单为痰饮立法。血家阴虚阳亢，多忌刚燥，往往以此等药剂为忌，即系肾阳不能化水，以致便短、喘咳，痰饮上干，亦只宜肾气丸，从阴化阳，温而不烈。此方自宋、元来，莫不珍为至宝。谓失血虚痨，上热下寒，阳浮于外，阴孤于内，唯此方引阳入阴，用药神妙。顾肾阳虚浮者，此方诚为至宝。若肾阴虚浮者，此方又非所宜。夫失血之人，浮热昏烦，痰喘咳嗽，多是真阴内虚，阳无所守。究阳之所以不守，实由阴虚使然，非阳虚也。径投此方，阴未生而阳愈亢，名为以阳生阴，实则以阳促阴也。如果上热下寒、外阳内阴之证，则尺脉必微弱，大小便必溏泄，手足必清冷，即渴欲饮，亦是饮一溲二，乃用此方最为神效。设纯是阴虚，则此方又不宜用，即欲以阳生阴，亦只可少用桂、附以反佐之。如滋肾用知、柏各五钱，而桂只五分，借以从阳引阴耳，岂可多用桂、附，而助阳以敌阴哉。若是肾中阴虚，火上水升，凝滞为痰，则宜猪苓汤主之。地黄汤加麦冬、五味、旋覆、阿胶、杏仁、蛤蚧、牛膝，亦仲景猪苓汤意，而滋补之功尤多，参看咯血门更详。

【提要】本节从心、肝、胃、肾论述痰咳证治。

【精解】喉中痰气交阻，咯之不出、咽之不下、时发时止，称为梅核气。不同于肝郁痰气互结的见解，唐氏认为，梅核气系心火凝痰，因《灵枢·经脉》云："心手少阴之脉……其支者：从心系，上夹咽，系目系。"治宜豁痰丸或香苏饮加减化裁。

若胃中痰饮停留，腹满漉漉有声，呕吐清水痰涎，则为中焦气机郁阻，肺气肃降难行，气逆而发痰咳，应以礞石滚痰丸荡涤痰饮，复气机运转。阳明胃气下降为顺，若胃气虚弱，可夹痰上涌，应降逆和胃。

肝者，将军之官，主升主动，无论是肝气上逆，夹痰干肺，或是肝火旺盛侮肺，炼津为痰，皆能导致咳痰，甚至痰中带血，均治以温胆汤加味化裁。肝郁化热，以丹栀逍遥散加味来解郁热，清肝火。

肾主水，主司和调节人体水液代谢。《素问·逆调论》云："肾者水藏，主津液。"肾阴之滋润宁静、肾阳之温煦推动皆对水液代谢有重要的调控作用。因此痰饮之生成，与肾有重要的关联。肾阳不足，蒸腾气化的作用减弱，则水饮泛滥，影响气机，引发咳逆喘息诸症，治宜温阳利水。但真武汤偏于刚燥，对失血家不利，此时应用肾气丸引阳入阴，从阴化阳。纯阴虚证，当参滋肾丸从阳引阴，知桂附伐阴之戒。肾阴亏虚水火俱升作痰者，可参猪苓汤法，滋阴利水为治。

【原文】一气咳：无痰无血，但是气呛作咳，乃失血家真阴虚损，以致肺气不敛，肾气不纳，其病至重，最为难治。审其由肺气不敛者，其人不能仰卧，卧则气逆而咳，咳则心下煽动，或肺叶偏枯，则侧卧一边，翻身则咳不休，俱宜用清燥救肺汤加百合、五味、琥珀、钟乳石以镇补肺金。金得保养，则能覆下收敛，而气自不咳。审其由肾气不纳者，其人短气喘息，阴火上冲，两颧发赤，咽喉不利。仲景谓：失血脉数，发热而咳者，不治。即谓此阳不附阴，气不归元之重证，六味丸加沉香、五味、麦冬、磁石以滋补镇纳之，使气既吸引归肾，而肾水滋生，又有以封镇其气，则气自不咳逆矣。或用肾气丸加麦冬、五味、牛膝，借桂、附以引气归元。陈修园谓肺肾不交，水天俱虚，用二加龙骨汤加阿胶、麦冬、五味子。予按：肾气丸、二加龙骨汤皆是肾阳虚、肺阴虚，上热下寒之治法也。若肺肾之阳俱虚，元气不支，喘息困惫者，则宜用保元汤加五味，上二方又不恰切。若肺肾之阴俱虚者，上三方俱不中肯。失血家气喘、咳逆者，多是阴虚。气生于肾而主于肺，肺阴足则气道润而不滞，肾阴足则气根蓄而内涵。惟肺阴不足，是以气燥而咳，肾阴不足，是以气浮而咳，此乃肺肾阴虚不交之证，治宜参麦地黄汤及三才汤，以滋二脏之阴。纳肺气则加百合、五味、钟乳石；纳肾气则加滋石、沉香、五味。此外又有冲气上逆之治法说，详吐血及六卷咳嗽门。

【提要】本节从肺虚和肾虚角度论述气咳的证治。

【精解】所谓气咳，即无痰无血，徒见咳嗽之证。肺为气之主，肾为气之根。若无痰咳血者，应循气之病所，或因肺气不敛，或因肾不纳气。本节总结了肺气不敛、肾不纳气、肺肾阳虚、肺肾阴虚四种证型。肺气散而不敛，宣降失常，清气的吸入和浊气的排出皆受影响，导致咳逆喘促难以平卧，可以清燥救肺汤加敛肺降气药为治，使津液生、肺气降。若肾气不纳，呼多吸少，动则喘甚而汗出，多由先天肾气不足或久病及肾所致，可滋补肾阴与镇摄肾气并行，用六味地黄丸加减。若是肺肾同病，又有区别。若肺阴虚、肾阳虚者，上热下寒，用肾气丸或二加龙骨汤加滋阴敛肺之品皆可。若肺肾阳虚者，畏寒倦乏，元气不足，是因肾之本源匮乏而又资助无门，用保元汤加减温阳补气。若肺肾阴虚者，虚热燥咳，用参麦地黄汤合三才汤养阴润肺，滋肾补气。此外，本节所载加减法尤为实用，如纳肺气用百合、五味子、钟乳石，清中有敛，敛中寓降，深合肺之治节，读者当细心留意。

【医案举隅】

气逆咳血案

曾某，女，32岁，1970年初诊。

[病史] 年前行右肾切除，此后即体弱。国庆节前连日加班，发病当晚便咳呕痰血，即以"支气管扩张并咯血"收住内科病房。至第3日，邀我会诊。诊查：咳血痰量已数痰盂，淹然而卧，言语低微，倦怠无神，神志清，面色苍黄，每咳则痰中带血或全系鲜血。切其脉尚缓而有神，舌质红苔黄。

[诊断] 气机逆乱，血不循经，随气上逆。

[治法] 润肺降气，养血止血。

[方药] 杏仁12克，紫菀15克，生地黄30克，白芍15克，阿胶珠15克，麦冬15克，枳实9克，牡丹皮9克，白茅根30克，茜根炭9克，川贝粉9克（分吞），三七粉12克（分吞）。

药进2剂，咯血止。又进2剂，精神转佳，略进饮食，苔黄转白。后续再疏方调理脾胃。

董建华. 中国现代名中医医案精粹（第一集）[M]. 北京：人民卫生出版社，2010：484.

按语：唐氏云："其气冲和，则气为血帅，血随之而运行；血为气之守，气得之而静谧。气结则血凝，气虚则血脱，气迫则血走。"故欲止血必先降其逆上之气。然咳血必属肺失肃降，气逆不降，则血不得宁。故当以润肺降气为先导，而达止血之目的。出血既止，又当调理脾胃，使气血源源而生，新血生而旧血能除。

【原文】一骨蒸咳：失血证久咳不止，发热盗汗，世谓之骨蒸劳咳，乃肝之血分夹有瘀滞癥结，则肝气郁而不和。肝寄相火，肝气即相火也。相火内行三焦，外行腠理，血分无瘀滞则腠理无阻，是以相火往来，温养肌肉，而不遏抑。故肌肉不寒冷，相火温之也，而亦不发热，相火不遏郁之故也。观妇人经水不调，每遇行经必发寒热，为血分瘀滞所致。则知失血骨蒸，为血分瘀滞，郁遏相火而使然也，小柴胡汤清理之。若延日既久，发热咳嗽不止，恐成痨瘵，用团鱼丸疏理肺气，滋利肝血，攻补兼用，方法最善。

【提要】本节从虚劳骨蒸论治咳血。

【精解】血证日久，瘀热互结，耗损真阴，导致骨蒸痨热。审其病机，乃肝阴虚损，瘀邪伏于肝之血分，相火通行受阻，郁于三焦而发骨蒸。应疏肝发郁，并清瘀血，方以小柴胡汤加减，并宜滋补阴液以补虚损。久咳难止，发热难退，可用团鱼丸清透虚热，理气止咳。此方从肝肺出发，润肺止咳，能滋肝肾之阴。肺津得润，肝血得滋，则肺气降，肝气升，气血津液皆复正常，骨蒸自除。

【原文】一痨虫咳：心中郁郁微烦，面色乍赤乍白，喉中痒不可耐，咳嗽不止，不知香臭，宜用月华丸调肺杀虫治之。究虫之生，乃由瘀血停聚，热蒸湿腐，又被肝风煽动，是以化生痨虫。既变成虫，则从虫治之，而亦须兼去瘀血以除其根，清湿热以涤其源，息风木以靖其机，聚毒药以杀其类。此方数法兼备，于治痨虫已得大概。另详痨虫门，参看自知。

又有肺痈咳嗽吐脓血者，另详吐脓门。

又有食积之火，冲肺作咳。其火多在五更流入肺中而咳。此病不关血分，然虚人往往有之，随用小柴胡、逍遥散加山楂、神曲、麦芽、莱菔子、炒栀、麦冬。黄昏咳嗽，为阳将入阴，浮火不能内敛，入肺而咳，宜用五味子、川文蛤、兜铃等治之。

其余杂血咳嗽，不关血证者，自有方书可查，兹不具论。

【提要】本节从痨虫、食积化火冲肺论治咳血。

【精解】痨虫之生，病因有湿、热、瘀、内风。因此在治法上，除杀虫外，尚需根据病因或清湿热，或除瘀血，或平肝风。此外，肺经起于中焦，还循胃口，食积之火可循脉犯肺。食积之火随经气流注，寅时至手太阴肺，故寅时咳嗽最为剧烈。治宜消食清火，常在小柴胡汤或逍遥散中增入消食降火之品。若是黄昏咳嗽，则为肺气难敛，应用敛肺止咳之品。

【医案举隅】

肺阴亏损型肺痨案

吴某，女，36 岁，1973 年 9 月 15 日初诊。

［病史］自诉感冒后，干咳 1 月有余，咳声短促，咯少量黏痰、痰中带血、色鲜红，胸部隐隐闷痛，午后手足心发热，夜间有少量冷汗，皮肤干灼，口干咽燥，疲倦乏力，纳食不香，月经量少，遇劳心慌气短。诊见：体瘦，面色无华，颧红，气臭，声音嘶哑，苔薄质红，脉细数。

［诊断］西医诊断：血行播散型肺结核。中医诊断：肺痨之肺阴亏损证。

［治法］祛邪补虚。

［方药］沙参15克，麦冬15克，玉竹15克，百部15克，白及15克，川贝母12克，杏仁9克，白茅根30克，阿胶珠15克，银柴胡12克，地骨皮15克，诃子12克，蜜甘草9克，三七粉6克（冲服）。5剂，1日1剂水煎服，连服1个月。

二诊：药后复诊，诸症缓解，唯胸闷、乏力、月经量少并色淡，苔薄白舌质红、脉细有力。

［诊断］虽正气渐复但阴虚之象仍存。

［方药］守上方去白茅根、诃子、三七粉，加黄芪30克、黄连10克、大枣15克、党参15克，7剂，水煎服。

连服3个月，药后未复发。

赵明敬. 赵昌基治疗肺结核验案举隅［J］. 中国民康医学，2007，19（7）：545.

按语：本案患者正气虚弱，感染"痨虫"。唐容川云："既变成虫，则从虫治之。"肺痨究其本质，为阴虚肺热，应补肺杀虫，祛邪扶正。本方沙参、麦冬、玉竹滋阴补肺之功强；百部有抗痨杀虫之效；白及补肺生肌，合川贝母、杏仁润肺化痰止咳；炒阿胶、白茅根、三七粉补血和络而止血；银柴胡、地骨皮退虚热，除骨蒸；再配诃子以利肺开音。守方意在加强补益之功，以扶正祛邪，抗痨杀虫。

鼻 衄

【原文】鼻为肺窍，鼻根上接太阳经脉，鼻孔下夹阳明经脉，内通于肺，以司呼吸，乃清虚之道与天地相通之门户，宜通不宜塞，宜息不宜喘，宜出气不宜出血者也。今乃衄血何哉？《金匮》谓热伤阳络则衄血，热伤阴络则便[1]。阴络者，谓躯壳之内，脏腑油膜之脉络，内近肠胃，故主便血。阳络者，谓躯壳之外，肌肉皮肤脉络之血，从阳分循经而上，则干清道而为衄也。然则阳络者，太阳阳明之络脉也。盖太阳阳明，统主人身躯壳之外，阳络之血。伤于太阳者，由背上循经脉，至鼻为衄。仲景所谓春夏发太阳者是也。伤于阳明者，由胸而上，循经至鼻，仲景所谓秋冬发阳明者是也，今分两条论之。

太阳主开，春夏阳气本应开发，若一郁闭，则邪气壅而为衄，其证鼻塞头痛，寒热昏愦。或由素有郁热，应春夏开发之令而动，或由风瘟暑疫，攻发而动。又有伤寒失汗，邪无出路，因由血分泄而为衄，此名红汗，乃邪欲自愈，医者不可不知。然即红汗论之，可知太阳之气不得泄于皮毛，则发为红汗，即可知太阳之热不得发越于外者，必逼而为鼻衄也。皮毛者肺之合，太阳之气，外主皮毛，内合于肺，鼻又为肺之窍，欲治太阳之衄者必以治肺为主。观《伤寒论》治太阳用麻杏理肺，则知治肺即治太阳矣。法宜清泻肺火，疏利肺气，肺气清则太阳之气自清，而衄不作矣。风寒外来，皮毛洒淅无汗者，麻黄人参芍药汤。如肺火壅盛，头昏痛气喘，脉滑大数实者，人参泻肺汤加荆芥、粉葛、蒲黄、茅根、生地、童便。久衄血虚，用丹溪止衄散加茅花、黄芩、荆芥、杏仁。以上数方，鼻塞者，俱加麝香、黄连。盖风寒杂证，鼻塞多是外寒闭之，此证鼻塞者尤多，乃是内火壅之，如用羌活则鼻愈塞矣，故用黄连、麝香以开火之闭。衄血既止，宜多服止衄散原方及六味地黄汤以收功。又有肾经虚火浮游上行，干督脉经而衄血者，必见腰痛、项脊痛、头昏、足厥冷等症。所以然者，肾经虚火上行故也，宜用止衄散去黄芪加碎补、牛膝、续断、粉葛、鹿角尖、童便、元参治之。盖督脉丽于太阳，故以治太阳者兼治督脉。亦犹冲脉丽于阳明，而以治阳明者兼治冲脉也。太阳为少血之经，督脉乃命元之主。其血均不可损，衄止后即宜用地黄汤加天冬、阿胶、血余、五味以补之。

阳明主合，秋冬阴气，本应收敛，若有燥火伤其脉络，热气浮越，失其主合之令，逼血上行，循经脉而出于鼻。其证口渴气喘，鼻塞孔干，目眩发热，或由酒火，或由六气之感，总是阳明燥气合邪而致衄血。盖阳明本气原燥，病入此经，无不化而为燥，治法总以平燥气为主，泻心汤加生地、花粉、枳壳、白芍、甘草。或用犀角地黄汤加黄芩、升麻大解热毒。鼻衄止后，宜用玉女煎加蒲黄以滋降之，再用甘露饮多服以调养之，肆饮梨胶、藕汁、莱菔汁、白蜜等，皆与病宜。

【注释】

[1] 热伤阳络则衄血，热伤阴络则便血：查《金匮要略》无此表述。《灵枢·百病始生》载："阳络伤则血外溢，血外溢则衄血；阴络伤则血内溢，血内溢则后血。"

【提要】本节从太阳与阳明论治鼻衄。

【精解】《灵枢·经脉》云："大肠手阳明之脉……其支者……还出夹口，交人中，左之右，右之左，上夹鼻孔。""胃足阳明之脉，起于鼻，交频中，旁纳太阳之脉，下循鼻外……""小肠手太阳之脉……其支者，别颊上，抵鼻，至目内眦。"除了上述三条与鼻有直接关联的经脉外，"起于目内眦，上额"的足太阳膀胱经的穴位也能够治疗鼻塞、鼻衄等鼻部病。因此，对于鼻衄的治疗，可从太阳、阳明着手治疗。太阳主开，郁闭为患，则邪气壅滞难有出路，邪热伤及经脉，发为鼻衄。或伤寒腠理闭塞，太阳卫气郁遏于内而不得发，同样见鼻窍出血。但此乃因汗无出路故走血分而致鼻衄，当与邪热所致的鼻衄区分。鼻为肺之门户，肺主皮毛而太阳主一身之表，为身之藩篱，治太阳之气郁闭所致鼻衄，当以治肺为要法。对于鼻衄又见鼻塞者，乃邪热壅阻，气不得发，治宜清火开闭，用黄连、麝香可效。肾与膀胱相表里，而督脉"贯脊属肾"，肾经浮火既可传至足太阳膀胱经，又可传至督脉。因此阳虚浮火上干所致鼻衄者，可见项背疼痛、腰膝酸冷、头昏足厥等症状，治宜补肾阳、助少火、止衄血。在止血后，又应滋阴补血以补亏虚。阳明主合，燥火伤及阳明脉络，当合不合，热迫血妄行，亦见鼻衄，治宜泻火润燥。血止之后，也应多滋补津液，如服梨汁、藕汁、莱菔汁等。

【医案举隅】

肺热鼻衄案

林某，男，3岁2个月，2015年7月6日初诊。

［病史］患者反复流鼻血2个月。近2个月无明显诱因出现流鼻血，血色鲜红，量多，每于夜间出现，反复发作，纳一般，大便干结，烦躁，夜睡不宁，舌红苔白，指纹紫在风关，曾往耳鼻喉科检查未发现异常。

［诊断］四诊合参，诊断为鼻衄，证属肺经郁热。

［治法］清肺泄热，凉血止血。

［方药］方用泻白散加味。处方：桑白皮10克，地骨皮6克，环钗石斛6克，夏枯草10克，牡丹皮6克，白茅根10克，藕节10克，灯心草4扎，川牛膝10克，山楂10克，白芍10克，甘草3克。4剂，每日1剂。

二诊（4天后）：收效甚佳。

［方药］继守前方，去白芍，加入仙鹤草10克。

服后鼻衄已解。

徐雯. 泻白散治疗儿科疾病验案举隅［J］. 江苏中医药，2017，49（6）：47-49.

按语：肺开窍于鼻，肺郁生热，迫热于鼻，而成鼻衄。唐氏云："肺气清则太阳之气自清，而衄不作矣。"故清肺泻火即为正治。夜眠烦躁为肺热传肝，大便干结为肺热移于大肠。本案以泻白散清泻肺中郁热，环钗石斛助清内热，夏枯草、白芍清肝柔肝，灯心草、川牛膝引火下行，牡丹皮、白茅根、藕节凉血止血，山楂、白芍有酸收止血之效。全方共奏清热、凉血、止血之功。二诊时患儿鼻衄已减，以仙鹤草易白芍，补虚止血收功。

【原文】以上两条，治法各异，然鼻总系肺经之窍，血总系肝经所属。故凡衄家，目必昏黄。仲景云：目黄者衄未止，目了慧者，其衄已止。以肝开窍于目，血扰肝经，故目黄也，治宜和肝。而其血犯肺窍出，又宜和肺。今且不问春夏，不分秋冬，总以调治肝肺为主，生地黄汤治之。服后衄止，再服地骨皮散以滋之。盖不独衄血宜治肝肺，即一切吐咯，亦无不当治肝肺也。肝主血，肺主气，治血者必调气，舍肝肺而何所从事哉。

【提要】本节从肝肺论治鼻衄。

【精解】肝藏血，肺主气，开窍于鼻。《诸病源候论·鼻病诸候》曰："血性得寒则凝涩，热则流散；而气，肺之所主也，肺开窍于鼻，热乘于肺，则气亦热也。血气俱热，血随气发出于鼻，为鼻衄。"如肝火犯肺，导致鼻衄，当治肺调肝，以生地黄汤凉血止血，衄止后，用地骨皮散滋阴养血清热。地骨皮散中四物养肝调血，地骨皮、牡丹皮凉而不润，但清肝热，不伤脾胃。肝开窍于目，目黄与否可以作为鼻衄疗效的参考，若目黄去，则鼻衄可止。

【原文】又凡衄血，久而不止，去血太多，热随血减，气亦随血亡矣。此如刀伤血出不止，则气亦随亡，而血尽则死也，急用独参汤救之。手足冷，气喘促，再加附子以引气归根。如其人鼻口黑黯，面目茄色，乃血乘肺脏之危候，缓则不救，二味参苏饮治之。此等危证，在所不治，用参苏饮，亦理应如是救济耳，其效与否，非敢期必。

按：病在肠胃者，药到速；病在经脉者，药到缓。衄血病在经脉，兼用外治法亦能取急效，用十灰散塞鼻并吞咽十灰散，为极稳妥；或用人爪甲煅为末，吹鼻止衄；或用壁钱窠[1]塞鼻，取其脉络以维护之。龙骨吹鼻，能干结血孔免衄；白矾吹鼻，性走窜截血。醋和土敷阴囊，囊为肝所属，肝主血，敷囊以收敛肝气，则肝血自止。上病取下，治尤有理。鳝血滴鼻中；鳖血点鼻；温水浸足，使热气下引；捆病人中指；用湿纸贴脑顶，熨斗熨纸令干，乃烫熨取火之法。数者或效或不效，备录其方，以资采择。

衄家不可发汗，汗则额陷，仲景已有明禁，以此例推，可知一切血证均不宜发汗，医者慎之。

虽与吐咳诸证不同，然其为血一也，宜参看各门，庶治之百不失一。

【注释】

［1］壁钱窠：为壁钱科动物壁钱的卵囊，主治喉痹、乳蛾、鼻衄等。

【提要】本节论治鼻衄日久，气随血脱的危证。

【精解】鼻衄久而不止，气随血脱，可见气虚脉弱、手足厥冷、面色苍白等危候，治以独参汤大补元气，回阳救逆。唐氏在本节收录了许多外治法，便于发挥中医简便廉验的特点。此外，在救治之时，谨记血证不可发汗，津血同源，发汗则血愈虚，病愈重。

除本篇鼻衄所述的分经论治、从肝肺论治和外治法外，临床上还有气虚不能摄血导致的鼻衄，治宜补气摄血。

脑　衄

【原文】脑衄者，口鼻俱出血也，乃鼻衄血多，溢从口出，非别有一道来血也，亦非真从脑髓中来，此不过甚言鼻衄之重，而因名之曰脑衄耳。盖吐血多者，血每呛入鼻中，故衄血多者，血亦溢入口中，治法用白纸折十余叠，打湿贴脑顶，用熨斗熨令热气蒸腾，其衄自止，此乃因脑衄之名，望文生义而出。熨脑止衄之法，非探本之治，故有效有不效。其实脑衄，只鼻衄之甚者耳，宜照鼻衄分经用药，乃不致循名失实。

脑衄治法与鼻衄同，但脑衄出血既多，易成虚证，宜参苏饮，用人参以补之，用苏木以行之。如衄甚不止，身热脉浮，喘促足厥者，乃气随血泄，阴脱阳亡，急危之候也。宜独参汤加附子稠煎，服后得睡，汗不出，热稍退，气稍息，则命根乃定。此等虚脱之证，血家最少而最危，勿因其少而误用凉泻。

【提要】本节论述脑衄的定义及治法。

【精解】唐氏认为，脑衄是鼻衄的进一步加重，其症耳鼻俱出血。治法可参考鼻衄，不可望文生义，仅从头部外治。脑衄出血甚于鼻衄，多成虚证，在治法上要注重补气养血，否则可能造成气随血脱的重证。

【医案举隅】

胃火炽盛脑衄案

李某，男，50岁，1982年3月29日就诊。

［病史］患者素有鼻衄病史，以前凡鼻衄时，服牛黄上清或黄连上清丸及西药止血药，时许即止。次于2日前晚饭饮酒后，子夜突然鼻衄，出血甚多，经多方治疗罔效。今晨起更甚，乘车来所就诊时，口鼻用枕巾捂住，不时即得

洗一次血，用两条枕巾交替换洗。询知患者素喜饮酒厚味，头痛眩晕，鼻干口秽，喜欲冷饮，小溲黄赤，大便干燥，神识清晰，面黄欠泽，口中有血，舌质难辨，脉沉数而疾。

[治法] 清热解毒，凉血养阴止血。

[方药] 拟犀角地黄汤加味。水牛角（代犀角、先煎）50克，生地黄25克，生杭芍20克，牡丹皮15克，生栀子20克，玄参20克，麦冬20克，生石膏50克（先煎），生大黄10克（后下），木通15克，生甘草10克。2剂，水煎服，日服三煎。

复诊时衄血已止，二便道利，诸症悉除。

曹凤鸣．曹子升治疗重症"脑衄"治验举隅［J］．北京中医，1988，7（5）：9-10．

按语： 诚如唐氏所言："其实脑衄，只鼻衄之甚者耳。"该患者素有鼻衄病史，且多因酗酒陋习导致胃阴亏虚，胃火独炽所致。时逢春三月阳气升浮，加之饮酒过量，鼻衄愈演愈烈，发为脑衄。用犀角地黄汤清热凉血，再重加石膏50克，大清气分之实热，木通导热邪从小便出。诸药共奏泄热养阴、凉血止血之效。

目　衄

【原文】白珠黑珠均无出血之窍，目下眼皮只有泪窍，乃阳明经脉所贯注，《春秋传》称蔡哀侯之泪尽，继之以血，则是血自泪窍出也。阳明脉起于承泣穴，泪窍出血，乃阳明燥热所攻发，犀角地黄汤加归尾、赤芍、银花、白芷、粉葛、牛膝、石膏、草梢治之。如风热重，大便闭者，通脾泻胃汤治之。阳明之脉，绕络于目，故凡治目多治阳明。吾尝观《审视瑶函》外障目翳诸方，共一百零，而用大黄者七十余方，可知泻阳明胃经之热，是治目疾一大法门。治目衄者，可以类推，凡白虎汤、甘露饮、玉女煎均治阳明方，医者审虚实先后而用之，罔不奏效。

夫目虽阳明经所属，而实肝所开之窍也，血又肝之所主，故治目衄，肝经又为要务，地骨皮散加柴胡、炒栀、益母草，及丹栀逍遥散治之。谨按：病发于肝者，多是怒逆之气火，耳鸣口苦，胸胁刺痛，宜从肝治之，可用上二方及当归芦荟丸、龙胆泻肝汤治之。病发阳明者，发热口渴，目干鼻干，大便燥结，宜从阳明法治之。

小眼角[1]乃少阳经脉所络，原无出血之窍，少阳相火随经脉而出，冲动肝经血分则生血筋，窜入瞳珠，及胬肉长出，亦见流血，但不多耳，宜小柴胡加青皮、当归、红花、胆草、丹皮，外用杏仁、白矾、铜绿点之。

大眼角乃太阳经脉所络，名睛明穴。太阳气血充足，眼角内结赤肉如珠。有大眼角内不起肉珠者，乃太阳之气不足故也。太阳经有风热，则大眼角生血筋胬肉，或微渗血点。外治总以血筋胬肉之法治之。内服防风通圣散去麻黄、大黄、芒硝。再服防风归芎汤调之。点药如上。

以上两条，均非目衄正病，以其起血筋，亦系血分为病，故兼及之。此书为血说法，其有目疾膜翳等项，均有眼科专书，尽多可采，兹不具论。

【注释】

［1］小眼角：指目外眦。

【提要】 本节从三阳经论治目衄。

【精解】 足阳明胃经起于鼻旁，上行鼻根至睛明，再绕行至承泣，从承泣下行。阳明燥热上攻导致的泪窍出血，可用犀角地黄汤加减。加当归尾、赤芍取凉血活血之意；加金银花取凉血解毒之意，当重剂久煎；白芷、葛根、牛膝、石膏俱为阳明之药，取清解、清降之意；甘草梢为泻心火之品。诸药合用，共奏凉血润燥去热之功。白虎汤、玉女煎、甘露饮也可为用。又治目衄需以肝经为要，方选地骨皮散、丹栀逍遥散，火旺则用当归芦荟丸、龙胆泻肝汤。

手、足少阳经交于目外眦，肝胆经相表里而肝开窍于目。少阳相火亢盛，或肝经火热传至胆经，可见眼生血丝、胬肉，治宜解郁清火泄热，以小柴胡汤加减。若是火势热甚，可用当归芦荟丸、龙胆泻肝汤加减。

手、足太阳经交于目内眦，手太阳小肠经又行至目外眦，手少阴心经，支脉"从心系，上夹咽，系目系"，两经相表里。若内眦眼角见血丝横生，则为太阳风热，或心经有热传至小肠经，可内服防风通圣散，外用杏仁、白矾、铜绿点眼。

【医案举隅】

胃热壅盛型目衄案

彭某，男，46岁。

［病史］初患伤寒，迭经数医误治后，继而出现双目内眦血液沁沁而出，长流不止，伴见胸闷、口渴、大便燥结，舌红苔黄，脉滑数。

［诊断］此乃热邪壅闭脏腑，气逆热盛，迫热上行，灼伤脉络，而致目窍出血不止。

［治法］通腑泄热。

［方药］大黄、生地黄各15克，栀子、黄芩各12克，芒硝10克（化服），甘草5克，茅草根50克。2剂即瘥，续服六味地黄丸善后。

半年后访，康复如故。

杨淑英. 釜底抽薪治目衄［J］. 辽宁中医杂志，1989，16（8）：47.

按语： 该患者为伤寒误治，延误病情，寒邪郁而化热，灼伤脉络且迫血妄行，而致目衄。治以通腑泄热，使积热由下而解。恰如釜底抽薪，火自熄也。大黄、芒硝即是泻胃肠火热之药。药证相合，故能速效。

耳 衄

【原文】耳中出血，谓之耳衄。肾开窍于耳，而肾脉却不能上头，肾与心交，假心之府小肠之脉，上贯于耳，为司听之神所居。其形如珠，皮膜包裹真水，是为神之所出，声之所入，内通于脑，为空虚之府，他物不得而扰之。即或肾虚，阴火[1]上冲则为耳鸣，神水不足则为耳聋，亦断无血从此出者。其有血从耳出者，则以足少阳胆脉绕耳前后，手少阳三焦之脉入耳。相火旺，夹肝气上逆，及小肠相火内动，因得夹血妄行。或因瘟疫躁怒，火气横行，肆走空窍，衄出于耳。总系实邪，不关虚劳。治法总宜治三焦、胆、肝与小肠经，自无不愈，小柴胡汤加五苓散统治之。分治肝、胆，宜龙胆泻肝汤；治三焦，柴胡梅连散；治小肠，宜导赤饮加黄芩、黄连、薄荷、川芎。三经皆司相火，治法大抵相同。愈后皆宜常服六味地黄汤补水济火。

外治法：用十灰散吹耳中。麝香、龙骨末和吹耳中。壁钱窠烧灰吹入。燕窝泥涂耳前后。

【注释】

［1］阴火：肾阴不足而致的虚火。

【提要】本篇从肝、胆、小肠、三焦经论治实邪所致耳衄。

【精解】肾开窍于耳，但肾多发虚证，造成耳鸣、耳聋。耳衄多因实证而发，应责之于肝、胆、三焦、小肠经，故当治三焦、肝、胆与小肠，诸经清则相火暖而不炽。分治各有方药，不再赘述。

齿 衄

【原文】齿虽属肾，而满口之中皆属于胃，以口乃胃之门户故也。牙床尤为胃经脉络所绕，故凡衄血，皆是胃火上炎，血随火动，治法总以清理胃火为主。

胃中实火，口渴龈肿，发热便闭，脉洪数者，通脾泻胃汤，加蒲黄、藕节治之。如大便不闭者，不须下利，但用清凉解之，犀角地黄汤加葛根、贯众、枳壳、莱菔汁。胃中虚火，口燥龈糜，其脉细数，血不足者，宜甘露饮加蒲黄以止衄，玉女煎引胃火以下行，兼滋其阴。

以上两条，所论齿龈虚实，二证均属于火。有火中夹风者，宜加防风、白芷；火中夹湿者，宜加防己、木通；亦有肾虚火旺，齿豁血渗，以及睡则流血，醒则血止者，皆阴虚，血不藏之故，统以六味地黄汤，加牛膝、二冬、碎补、蒲黄；上盛下虚，火不归元，尺脉微弱，寸脉浮大者，加桂附。

外治之法，宜用冷水漱口，取血遇冷则凝之义。醋漱，取酸以收之之义。百草霜糁[1]、十灰散糁，取血见黑则止，亦以清降其火，火降则血降也。枯矾、五倍子、蚯蚓，同为末糁，更能固牙。

【注释】

[1] 糁（sǎn 伞）：即涂抹之意。

【提要】本节论述了血证之齿衄的证治。

【精解】齿衄，顾名思义即齿间出血。唐氏以齿属肾、满口属胃、胃经巡行经过牙床为基本依据，立定治法以清理胃火为主。胃火之治，又分虚实。实火者，分泻、清二法，以通脾泻胃汤、犀角地黄汤为代表方剂；虚火者，以滋阴血、降火气为法，甘露饮、玉女煎参合用之。更有火中夹风、湿者，以祛风、祛湿之品辅佐为治；肾虚火旺者，则以六味地黄汤加引药下行之牛膝，滋肺胃之麦冬、天冬，温而下行之骨碎补，止血之蒲黄以佐之；火不归元者，乃下焦虚寒无以潜阳之故，加桂、附温下元，纳浮火，法出《金匮》肾气丸。外治之法，简便实用，可见唐氏临证处置灵活的特点。

【医案举隅】

暑温犯胃齿衄案

周某，女，30岁，1981年7月9日初诊。

[病史] 患者于6月29日发病，表现为恶寒发热，头身疼痛。自用生姜、

竹叶、陈皮、红糖适量煎汤，连进 2 剂，得微汗，头身痛解，但热势增高（达40.5℃），口渴欲饮冷；又服银翘散加石膏、知母治之，证不减，且汗出而多，齿衄，色鲜红，时而成流。今诊，尚见心中烦，面色赤，腹胀，大便 5 日未解，苔黄少津，舌质红，脉洪大数。

［诊断］此乃暑温伤及阳明之络脉。

［治法］清热增液，通里攻下。

［方药］药用生石决明 30 克，粳米（布包煎）30 克，生地黄、元参各 18 克，麦冬、厚朴、枳实各 15 克，大黄 9 克，知母 12 克，牛膝 6 克。

1 剂得泻而热退衄止，2 剂而诸证顿除。继用竹叶石膏汤加减善后而愈。

陈国华. 齿衄辨治数则［J］. 新疆中医药，1992，（1）：59-64.

按语： 本例恶寒发热、头身疼痛，为夏日外感，属表证无疑，当视其脉证治之。患者自服煎剂后，表证得解，然热势升高、口渴欲引冷，此为误治后化热入里无疑，已非银翘散之候，当视其热在经在腑而对治。其人大便 5 日未解、苔黄少津、舌质红、脉洪大数，阳明腑热无疑；汗出而多，齿衄、色鲜红、时而成流，阳明经热无疑；又见心中烦，为热扰神烦无疑。结合前方多用温散，故以白虎汤、小承气汤及增液汤合用而愈。诊断为暑温，或是受到吴鞠通的影响。《温病条辨·暑温》载："形似伤寒，但右脉洪大而数，左脉反小于右，口渴甚，面赤，汗大出者，名曰暑温，在手太阴，白虎汤主之。"其方虽与唐氏未尽相同，然病位之辨与治法之机暗合，牛膝之用亦有异曲同工之妙。

舌　衄

【原文】舌乃心之苗。观小儿吐舌、弄舌、木舌[1]、重舌[2]，皆以去心经风火为主，则知舌衄皆是心火亢盛，血为热逼而渗出也。治法总宜清泄心火，导赤饮加黄连、大力、连翘、蒲黄、牛膝、元参治之。舌肿胀，衄血多者，为火太盛，泻心汤主之。心烦神昏者，安神丸加童便、血余灰治之。夫舌虽心之苗，然口乃胃之门户，舌在口中，胃火熏之，亦能出血。大便秘者，玉烛散加银花治之。口渴兼发热者，竹叶石膏汤加蒲黄、藕节治之。舌本乃肝脉所络，舌下渗血，肝之邪热，四物汤加桃仁、红花、炒栀、丹皮、牛膝、赤苓。重则宜用当归芦荟丸、龙胆泻肝汤。盖舌衄虽同，而此外所见之证必显有分别，故分心胃肝三经治之，非强为区别也。外治之法，与齿衄同。

【注释】

[1] 木舌：病证名。又名舌黄鹅口、死舌。临床表现为舌体肿大，板硬如木。

[2] 重舌：病证名。又名子舌、子舌胀。即舌系带两旁的舌下腺肥大，俨如双重舌头，但较正常短小。小儿初生六七日后可以见到，一般不属病态。如果局部红肿，妨碍吮乳，或痛而啼哭，甚至溃烂，多属心脾积热上熏所致。

【提要】 本节论述了血证之舌衄的证治。

【精解】 唐氏从心、胃、肝三脏论治舌衄。"舌为心之苗"语出马莳，多被历代医家引述。唐氏以此立论，定舌衄乃心火亢盛之证，所出有宗。其治以导心火下行为主，用玄参一味，既能助肺行肃降之功而助火降，又有"壮水之主，以制阳光"之妙用，深合治节，且能防火乘金，一药三用，不禁击掌为叹。胃火为病，下列两证，无非腑经之分，法宗伤寒阳明篇。唐氏以玉烛散加减主治大便秘者，以竹叶石膏汤主治口渴发热者。《灵枢·经脉》曰："厥阴者，肝脉也，肝者，筋之合也，筋者，聚于阴气，而脉络于舌本也。"此肝热犯舌之立论根据。且肝之生理，体阴而用阳，唐氏用四物汤、当归芦荟丸、龙胆泻肝汤，层层递进，重肝之阴体而非纯以苦折，确可师法。值得注意的是，唐氏对于便秘热毒的患者，常增入金银花，其用当大剂久煎以清热解毒。

【医案举隅】

胃热冲心型舌衄案

刘某，男，45 岁，1987 年 4 月 24 日诊。

[病史] 3 个月前，患者开始舌面持续渗出鲜血，经某医院诊为肺心性舌溢血，经口服维生素 C 未效。症见舌红无苔，舌面见有渗血，伴口干，咳嗽，大便干燥。诊脉弦数。

[诊断] 此乃胃肠实热，熏蒸心肺而致。

[治法] 清心凉血。

[方药] 生地黄 20 克，木通 6 克，竹叶 10 克，牡丹皮 10 克，山栀子 10 克，黄连 5 克，生大黄 5 克（后下），当归 10 克，仙鹤草 10 克，升麻 3 克。

服药 5 剂后，舌面渗血显减，仅在唾液中混有少量血液。再予原方 3 剂。舌衄告愈。

谢建华. 谢兆丰治疗衄证验案六则［J］. 江苏中医，1996（11）：25-26.

按语： 此案为胃热熏蒸，致火热上犯，灼伤阴络之舌衄。故用清胃散加大黄通便撤火，并合火郁发之之意，以导赤散导心火邪热下行，则君安而主血之功自复。

大衄

【原文】大衄者，九窍出血之名也。此非疫疠，即中大毒。人身只此九窍，而九窍皆乱，危亡之证，法在不治。惟有猝然惊恐，而九窍出血者，可用朱砂安神丸加发灰治之。

【提要】本节论述大衄的不治与可治之证。

【精解】《医宗金鉴》曰："九窍出血名大衄，鼻出鼻衄脑如泉，耳目出血耳目衄，肤出肌衄齿牙宣，内衄嗽涎脾唾肾，咯心咳肺呕属肝，精窍尿血膀胱淋，便血大肠吐胃间。"此其名目。所谓九窍者，上七清窍与下二浊窍是也。虽外见九窍，然内系脏腑，同时出血，必是危证。《医碥》云此证"药不及煎，死在须臾"，故曰不治。惟猝然惊恐者，以心君不能主事，血脉泛滥而出血，以朱砂安神丸益心安神，以发灰止其血即愈。发灰又名血余炭，有专入心而止血安神之功。

零腥

【原文】零腥者，吐出星点，黄白色，细如米粟，大如豆粒，气极腥臭，杂在涎唾之中，而非涎唾。乃吐血之后，血分瘀热所化，或未吐血之前，血分之热化为星点。先吐星点，后乃吐血，总系血分瘀热变化而成。治宜清热化血，降气消痰。以其似痰，必假痰气而生故也。

在未吐血之前而见零腥者，总以降气消痰为主。盖此时血尚未动，但当治其气分，气分清，而零腥自除，豁痰丸治之，小柴胡汤亦治之；在既吐血之后，而零腥见者，总以清热化血为主。以其在吐血之后，乃瘀血壅热而出，故宜兼治瘀血，太平丸治之，生地黄散亦治之。此证古书不载，吾临证往往遇之，因撰其名，而论列之，以补血证之缺。

【提要】本节论述了零腥的证治。

【精解】本节首论血分瘀热为零腥病因，后论以清热化血、降气消痰为治法。本病要在以吐血为病程分界，盖气为血之先，血未动，以治气为备，血已动，以宁血为要。故未吐血前见零腥者，以降气消痰为主，用豁痰丸或小柴胡汤；吐血之后，则为瘀热为盛，当清热化血，以清咽太平丸或生地黄散加入活血化瘀之品为用。此病乃唐氏首言，后世发挥者少。观其证治，亦从气血分论，法多用清。

吐　脓

【原文】脓者，血之变也。血不阻气，气不战血，则血气调和，疮疖不生。血滞气则凝结为痛。气蒸血则腐化成脓。躯壳外者易治。至于吐脓，则出于脏腑之内，其证最危。在中焦以下，则便脓；在中焦以上，则吐脓。

夫人身之气，乃水所化，气即水也。故血得气之变蒸，亦化而为水。不名曰水，而名曰脓者，以其本系血质，虽化为水，而较水更浓也。当其未化，则仍是血，消瘀则脓自不生。及其既化，则同于水，逐水则脓自排去。

一肺痈。乳上第三根肋骨间，名肺募穴[1]。隐隐疼痛，食豆而香，是痈将成。仲景云：风舍于肺，其人则咳，口干、喘满、咽燥不渴，时时吐浊沫，时时振寒。热之所过，血为之凝滞，蓄结痈脓，吐如米粥，始萌可救，脓成则死，谓重者肺坏而死。若肺不坏，亦有可救。故仲景又曰：口中辟辟燥咳、胸中隐隐作痛、脉数而实、喘不得卧、鼻塞不闻香臭者，葶苈大枣泻肺汤主之。吐脓如米粥者，甘桔汤主之。仲景此论，非谓除此二方别无治法，不过分别未成脓者当泻实，已成脓者当开结，指示两条门径，使人知所从事。且曰：以此汤主之，明明有加减之法见于言外。

余因即泻实开结二义，推而广之。其成脓者，用通窍活血汤加麻黄、杏仁、石膏、甘草，从表以泻之；无表证者，用人参泻肺汤加葶苈、大枣，从里以泻之；如病势猛勇，急须外攘内除，则用防风通圣散。三方力量，雄厚于仲景泻实之法，庶尽其量，如识力不及，只用甘桔汤加荆芥、薄荷、杏仁、黄芩，亦许免疚，然而无功。其已成脓者，急须将脓除去。高者越之，使从口出，用千金苇茎汤，或用瓜蒂散加冬瓜仁、桃仁、苡仁、栀子，或用泻白散加黄连、瓜蒌，皆取在膈上则吐，使脓速去，以免久延为患。白散尤能吐能下，加升麻、郁金，以助其吐下之机，再加黄芩、瓜蒌以解其火更善。如只须下泻，不宜涌吐，则合甘桔、泻肺二汤，再加赤豆芽、苡仁、防己、瓜蒌、杏仁、知母、枳壳，使从下降。或用桔梗宁肺汤，补泻兼行。如此则于仲景开结之法，庶尽其妙。

惟收口之法，仲景未言，然亦可以义例求也。诸疮生肌，皆用温补。肺为金脏，温则助火刑金，只宜清敛以助金令，使金气足，而肺自生，人参清肺汤治之，后服清燥救肺汤以收功。

一脾胃痈。与肺痈治法略同。但肺痈多由外感风邪而成，故有发表之法。脾胃痈则由湿热酒毒、七情之火内蕴而成，故无发表之法。胃痛初起，中脘穴（在脐上四寸）必隐隐作痛。脾痛初起，章门穴（在脐上二寸，旁开六寸）必隐隐作痛，二病皆食豆而香。其证寒热如疟，皮肤甲错，腹满、咽干，治宜攻热下血，热去而血不停，更自何地酿为痈脓哉。

故凡内痈脓未成者，以夺去瘀热为主，丹皮汤治之。脓已成者，以排脓为主。脓即水也，逐水即是排脓，赤豆苡仁汤治之。脓血既去之后，则脏腑空虚。见火象者，人参固本汤加黄芪、茯苓，以清补之；若现虚寒之象，则用六君子汤加黄芪、当归、煨姜，以温补之。方外有方，视其所兼之证，随宜用之，笔楮[2]难尽。

此外，如胸、背、腰、胁、肝、膈、大小肠，凡有瘀热壅血，均能成痈，总以丹皮汤主之。近上焦者，去芒硝，加葶苈、黄芪、桔梗、荆芥、甘草；中、下焦者，加姜黄。余详便脓门。

此书原专论血证，所以兼及内痈者，以痈脓之病，皆由血积而成。知血之变痈脓，即可知血之能为干血，能变痨虫。知内痈之生寒热，即可知血证之郁热矣。但痈脓之证，系血家实积，与失血虚证有异。然不以此反观合勘，亦无以尽血证之情伪。

【注释】

[1]肺募穴：即中府穴。

[2]楮（chǔ楚）：纸的代称。

【提要】本节论述了血证吐脓的证治。

【精解】本节先总论脓为血之变，脓成之因为"气蒸血"之故。基于气血水三者之变，又有气血两端治法。而脏腑之脓成，又因上焦、下焦之位有吐脓、便脓之变。随后详举肺痈、脾胃痈二证以冀读者能举一反三。其言肺痈之治，继承《金匮要略》泻实开结二意，补充表里同治之法，合为三法，并补充收口之法，列方举药。对已成脓者，如需从表而泻，用通窍活血汤合麻杏石甘汤；如需从里而泻，则用人参泻肺汤合葶苈大枣泻肺汤；如来势迅猛，需表里双解，则用防风通圣散；如需高者越之，则用千金苇茎汤或泻白散加减；如需从下泻之，可用甘草桔梗汤参入杏仁、枳壳等降气之品，再佐以赤豆芽、薏苡仁等除湿排脓之品收功。其言脾胃痈，因其在里而以脓成与未成分治，并指出中脘穴、章门穴的疼痛是辨别胃、脾痈的鉴别诊断标志。总之，唐氏言脓之治，即以脓成与否为分界，若未成则以夺去瘀热为主，若脓成则以排脓为主，又有善后之法，举寒热两端为例，读者当细心参看。

【医案举隅】

肺痈案

患者，女，54岁。

[病史] 患者患肺痈已多年。1966年5月，母子不和，遂服敌敌畏欲自尽，被邻人发现送医院洗胃抢救后，来武昌就诊。咳嗽，微引胸中疼痛，唾脓液痰，气味腥臭，口中干燥，腹部胀大如鼓，小便黄，脉微数。

[诊断] 病乃肺部痈脓，失于主气。

[治法] 清肺解毒，排泄痈脓。

[方药] 拟苇茎汤合桔梗汤加味。苇茎30克，薏苡仁10克，冬瓜仁15克，桔梗10克，甘草10克，鱼腥草15克，大贝母10克，桃仁（去皮尖炒打）10克。以水煎服，每日2次。

药服3剂则腹消咳减，又服6剂而病愈。

李今庸. 经典理论指导下的临床治验（十三）——辨治肺痈、肠痈验案 [J]. 中医药通报，2016，15（4）：6-7.

按语： 该患者虽腹大如鼓，但未按鼓胀辨治，虽有情志动荡之病史，亦未合疏肝之品，谨守病机，以千金苇茎汤合桔梗汤加减，效即显且速。《素问·六节藏象论》曰："肺者，气之本。"《素问·五藏生成》曰："诸气者，皆属于肺。"李老之治，宗经旨又与唐氏气血水辨证暗合。所谓见病知源，邪去则正安，为医者当深思。

原按语极佳，且兼方外之意，尽显苦心，特录之。风热邪毒伤肺，血脉瘀滞，蓄结痈脓，则咳引胸中痛而唾腥臭脓液痰，且脉微数。邪毒伤于血脉，不在气分，故口中干燥而不饮水。肺为水之上源，水源不清，则小便为之变黄。肺主一身之气，蓄结痈脓，则失其主气之用，其所服之敌敌畏虽洗除，然被敌敌畏毒伤之气机难复，气机壅塞，故腹部胀大如鼓。此时如宽中利气以消腹胀，其药温燥之性必有害于蓄结痈脓之肺脏，遂本《素问·至真要大论》"诸气膹郁，皆属于肺"之旨，仍拟苇茎汤合桔梗汤加味以治肺痈消腹胀，用苇茎为君，佐以鱼腥草、甘草清热解毒；薏仁、冬瓜仁、桃仁、桔梗化瘀排脓；大贝母化痰开郁结。共奏清热解毒、排脓开结之效。

汗 血

【原文】汗者，气分之水，其源出于膀胱。《内经》云："膀胱者，州都之官，津液藏焉，气化则能出矣。"膀胱之气，从三焦行腠理，充肌肉，达于皮毛，以卫外为固，阳气卫外，百邪不入，故其经称为太阳也。其有盛暑天气，亢阳蒸动膀胱水气，腾布于外，则发为汗。此犹天之有雨，阳布阴和，自然无病。有时外感风寒，皮毛疏泄，发热汗出者，乃太阳之气，为邪所病，不能卫外，故汗得泄出。其有心、胃、肝、脾热湿之病亦令汗出者，此犹土润溽暑，亦能蒸作云雨也。又有亡阳自汗者，则由膀胱、肾中之元阳脱泄，故其水阴之气，随而奔溢，散涣不收。气为水之所化，水即气也，汗即水也，气脱外泄，故汗出也。知此，则知汗出气分，不出血分矣。

然汗虽出于气分，而未尝不与血分相关。故血分有热，亦能蒸动气分之水，而为盗汗。盖血气阴阳，原互根互宅，阴分之血盛，则阳分之水阴自然充达，阳分之水阴足以布护灌濡，则阴分之血愈为和泽，而无阳乘阴之病矣。若阳分之水阴不足，则益伤血之阴，故伤寒汗出过多，则虚烦不寐，以其兼伤血分之阴。心主血分，血分之阴伤，则心气为之不宁矣。又有伤寒，即当从汗而解，今不得汗，乃从鼻衄而愈，其衄名为红汗。盖阳分之邪，宜夹阳分之水发而外出，今既不能外出，乃乘阴分之血，从鼻衄出，名为红汗，是为阳邪干阴之一验。故古谓阳乘阴则吐衄。知阳乘阴而内逆者，发为吐衄，则知阳乘阴而外泄者，发为皮肤血汗矣。

血者，心之液也，皮毛者，肺之合。治法宜清心火，火清则阳不乘阴。兼治肺金，肺调则皮毛不泄，凉血地黄汤加桑皮、地骨皮、蝉蜕、百合、蒲黄治之。血虚火甚者，当归六黄汤治之。气虚血少者，当归补血汤加桑皮、地骨皮、丹皮、蝉蜕、棕榈炭、黄芩、秦皮治之，外用石灰散扑之，仿仲景汗出不止，用温粉扑法之意也，或用桃花散扑之亦可。

皮毛者，肺之合也。汗出皮毛，故汗血宜治肺金，以敛皮毛，人参清肺汤加蒲黄最宜。血者，肝之所司也，肝火亢烈，逼血妄行，宜当归芦荟丸从内以攻治之。喻嘉言治女子经血闭而周身汗出者，谓是阴分之热泄出阳分，用此方破经血，即以苦坚止汗，汗血同源，若肝火亢甚而汗血者，借用此方尤为合法。胃火亢甚亦能汗血。以胃主肌肉，热蒸肌肉，故令汗血，宜竹叶石膏汤加蒲黄、蝉蜕、丹皮治之，犀角地黄汤亦治之。

总论曰：汗者，阳分之水；血者，阴分之液。阴与阳原无间隔，血与水本不相离，故汗出过多则伤血，下后亡津液则伤血，热结膀胱则下血，是水病而不离乎血者也。吐血、咳血，必兼痰饮，血虚则口渴而津液不生。失血家往往水肿，瘀血化水亦发为肿，是血病而不离乎水者也。故衄血家不可再发汗，以血病则阴液既虚，不可发汗再伤气分之水，以致阳分之液亦虚也。又先水肿再吐血者，不治，以水病不可重伤其血也。观小柴胡调津液，而即治热入血室；观桃仁承气破血结，而即治小便不利。皆是治水即以治血，治血即以治水。盖在下焦，则血海膀胱，同居一地。在上焦，则肺主水道，心主血脉。在躯壳外，则汗出皮毛，血循经脉。一阴一阳，皆相联属，吾于水火血气论已详言之，人必深知此理，而后知治血理气、调阴和阳之法，可以左右逢源。

【提要】本节论述了汗血的证治。

【精解】所谓汗血，顾名思义，即汗中带血或出汗似血。此证并非唐氏首创，《杂病源流犀烛·诸血源流》曰："血汗者，或有病，或无病；汗出而色红染衣，亦谓之红汗。"唐氏因红汗与衄血多异名而同指，为防错解而别设一名。唐氏在此首言汗之生理，次言汗之病理，又言汗出于气分，相干于血分，总不外水火气血之变。其言"知阳乘阴而内逆者，发为吐衄，则知阳乘阴而外泄者，发为皮肤血汗矣"乃证治之眼目，读者当重视此句。其言治，从心、肺、肝、胃论，而又不拘于此，用方悉从病机出发，佐药或以清金，或稍止血，每用凉血皆以轻透之药或佐以轻透之品，使功成而弗郁，故邪去而正安。

【医案举隅】

阴虚火旺型汗血案

胡某，女，51 岁，2002 年 7 月 20 日就诊。

［病史］患者自述 1 年前因一次重体力劳动而大汗淋漓，返家后更衣时发现双腋下及腰部内衣处有红色汗渍，仅觉乏力未见其他不适。时隔数日，"红汗"未减反增。辗转多家医院治疗无效，迁延至今。就诊时，患者自带各院辅助检验单未见异常，并带来一件未洗的白色内上衣，满衣均见红色汗渍。随着夏季气温增高，无论劳逸均出汗，且内衣必有红色汗渍，腰痛难忍、脘腹、乳房胀痛，食欲尚可、口苦、口臭、口干欲冷饮、溲黄便结。舌红、苔干、脉细数。

［诊断］汗证"红汗"。

［治法］滋阴泻火，凉血活血，行气止血。

［方药］方用知柏地黄汤合犀角地黄汤加味。地黄、白茅根各 30 克，水牛角（先煎）100 克，知母、黄柏、山萸肉、当归、枳壳各 12 克，山药、赤芍各 15 克，石膏（先煎）50 克，龙胆草 9 克、广三七粉（冲服）6 克，青皮10 克。3 剂。每日 1 剂，水煎服。

二诊：服上方 3 剂后"红汗"止，诸症悉减。

［方药］效不更方，续服 3 剂。

三诊：诸症告愈。

［方药］续服 2 剂善后。

随访 2 年未见复发。

游明田．知柏地黄汤合犀角地黄汤治疗红汗证［J］．浙江中医杂志，2005（4）：23．

按语：此案原作者名为红汗，观其症与"汗血"颇合。本案患者从发病到正治历时 1 年有余，外证明显，却"各院辅助检验单未见异常"，可见为医者不能过分倚重检查报告单！然虽为久病，却未因"久病为虚"之说而妄施补药。见口臭、口干欲冷饮、溲黄便结，则有实火之辨。见舌红、舌干、脉细数，则有阴虚之辨。此病基本格局已然明晰，故以知柏地黄汤合犀角地黄汤作为底方。石膏、龙胆之用，意在阳明、肝胆。三七、白茅根之用，有活血透热之功。枳壳、青皮之用，可行气而解肝郁。如是则口苦、乳痛诸症自消。唯水牛角之用，需大剂久煎为好。此案虽未以血证理论言治，然已暗合理法。

血 箭

【原文】从毛孔中流出一条血来，有似箭之射出，故名血箭。由心肺火盛，逼血从毛孔中出，治宜清心火以除血出之源，凉血地黄汤加蒲黄。又宜泻肺火以敛皮毛之气，使毛孔不渗泻，则血自止，泻白散加生地、蝉蜕、百合、五倍子、黄芩、蒲黄、杏仁、白及。心肺兼治，宜用生地黄散。血出过多，昏愦不省人事者，与吐、衄、血脱、气散无异，宜独参汤加附片、蒲黄，当归补血汤、十全大补汤皆可择用。

外治法：水调桃花散敷血孔则血止。或用京墨[1]磨醋搽，或用石灰散干糁、花蕊石散糁，均效。

【注释】

[1]京墨：即上好的墨，以京都为文物汇聚之地而命名。多以松烟和入皮胶或糯米汁为主料制备，亦有加入香料乃至珠、金、冰、麝者。古时言其有止血之功，今时较少运用。

【提要】本节论述了血证之血箭的证治。

【精解】《医宗金鉴》曰："血箭毛孔射出血，心火炽迫血乱行，桃花散用凉水敷，再涂金墨即能停。"此即血箭之体状证治。肺主皮毛，心主血脉，唐氏论治继承了传统经验，以心肺火证为宗，多用清泄、清补之法治其本，再佐以止血之品治其标，如此则君相安位，其证自愈。唯出血过多之证，当不吝参附之用，以救脱为要。

血 痣

【原文】血痣初起，其形如痣，渐大如豆，触破时长流血水。此由肝经怒火、郁血凝聚而成，内服丹栀逍遥散，及凉血地黄汤。

触破流血者，用花蕊石散糁之。血止后用田螺散枯其本痣，另用生肌药收口。未触破、未流血者，古无治法，吾拟用虻虫为末，姜醋调搽，郁金、三棱磨醋搽，真琥珀擦热。每日数次，内服之药如上。

【提要】本节论述了血痣的证治。

【精解】此证分型明了，言治简洁。唯未破者之治法，以破血、疏肝之品外用，姜醋调搽。愚意醋味酸能收，姜味辛能散，二者合用收散并行，既不助其破损，又能动其气血，且酸五行合肝木，辛五行合金能制之，又兼具引经之妙，可试以验之。

血瘙

【原文】癣疥血点，血疙瘩，一切皮肉赤痒，名色不一，今统称之曰血瘙。皆由血为风火所扰，火甚则起点、起疙瘩，风甚则生虫、生痒。火甚赤痛者，凉血地黄汤加荆芥、蝉蜕、红花、杏仁治之。风甚作痒者，和血消风散治之。知血瘙之病，则凡一切火游丹[1]、漆疮[2]、风丹[3]，诸治法总不外是，兼热者色白或流黄水，照上二方加苍术、赤苓，兼寒者或青黯硬肿，加桂尖。

外用银花、陈艾、川椒、食盐煎水洗。另搽大枫丹，油调最妙。

【注释】

［1］火游丹：又名赤游丹，是一种发作迅速，游移不定的皮肤痒疹类疾病。

［2］漆疮：亦名漆咬，是一种见漆而痒，甚至面肿胀的皮肤疾病，多发生在头面等暴露部位。

［3］风丹：为小儿丹毒之一。多因热毒与水湿相抟而结丹，以股及阴部较多见，症见黄赤色水泡，甚者破溃流水，湿烂疼痛。

【提要】本节论述了血瘙的证治。

【精解】瘙，古指疥疮，以剧痒为特点。其名血瘙者，乃言病发于血分而痒之症。因痒多有游移不定的特点，其性从风，故中医诊断痒证多从风论。其中，又有血燥生风和血热生风之说，其治多用养血、凉血二法。加减法中，"兼热者色白或流黄水"是热兼湿象，苍术能燥湿且兼发散之功，《本草纲目》言赤茯苓能"泻心、小肠、膀胱湿热，利窍行水"，故用之；"兼寒者"需谨防内陷，故用桂枝尖，取其辛甘发散之意。

疮血

【原文】疮者，血所凝结而成者也。或是寒凝，或是热结，或是风肿，或是湿郁，总是凝聚其血而成。初起总宜散血，血散则寒、热、风、湿均无遗留之迹矣。其继则调脓化毒，此即吐脓条内所言瘀血化脓之义，治宜托里，使气达疮。所以蒸血成脓，盖疮之成由于血结，脓之成亦由血化。血何以能化成脓，得气之蒸而腐化成脓也。气即是水，吾已论之屡矣。惟其气即是水，故血随气化亦变为水。不名为水而名脓，以其由血所化较水更浓耳。毒既化脓，自不内攻，方其未溃，气虚者难于蒸化，及其既化，虽气实者，亦随脓渗泄而转为气虚矣，法宜固元以大补其气。此与本书内证，原不干涉，然同是血病，故兼论之，以互相发明。

盖气迫血，则逆而为吐衄，血滞气，则凝而为疮疽。气迫血者，宜破气以和血。血滞气者，宜破血以和气。故吐衄宜补血，血旺则气平。诸疮宜补气，气旺则血行也。至于既穿溃后，则躯壳已有破损，与痈闭之证迥别。试看针功，刺期门泻肝，刺肺俞泻气，以一针之孔尚能大泻脏气，况溃脓之孔甚大，其能大泻内气可知矣。故凡溃后，宜大补元气，不似吐衄，乃气盛血虚，只宜滋血以平气，而不宜助气以动血也。

然疮溃之余，亦有瘀热未清者，亦不得骤用温补。吐血之后，亦有元阳大虚者，又不得拘守清凉。故吐血家，审其血亡而气亦随亡，与阳气不能摄血者，十全、养荣、归脾、参附等汤亦所宜用。疮家溃后，固为必需之方，而亦有余毒未尽，诸上方又其所忌，医者不容执一。

诸疮内治，初起肿硬，总宜散血，仙方活命饮主之，恶寒无汗加麻黄，发热心烦加老连、石膏，大便燥结加大黄；疮肉顽梗黯滞，乃阴证结毒，无气以发之也，加桂枝尖、生姜、大枣；疮内平塌不起以及走散，恐毒内攻，加黄芪、大枣、生姜。盖血凝于气分之际，血行则气行，故以破血为主，是善调气之法也。若吐衄，则是气乘乎血分之内，气降则血降，当以破气为主。一内一外，反观自知。

诸疮调脓，宜以托里消毒散为主。盖血既凝而不化，则须补气以与之战，使蒸腾腐化，托令速溃。以疮乃血凝气分之病，惟恐气不足以化之，故宜补气而制血。若吐衄，则是气乘血分，惟恐气逆而血升，故宜平气以调血，与此不同。

诸疮既溃，属于虚损，宜固元以益气，内补黄芪汤主之。又审脓干者，其气虚，盖气既是水，气不足，故水少而干，且气既不足，则不能送脓外出，故留滞而结脓管。黄芪建中汤重加银花、赤豆芽、当归治之。若脓清者是血虚，脓为血所化，血少故脓清，当归补血汤主之，炙甘草汤加黄芪亦治之，养荣汤亦治之。

又曰：溃后属虚，然亦有瘀未化尽者，仍不得峻补以留毒。内服托里消毒散，外用乌金膏化之，此如失血虚中夹瘀，亦不得关门逐贼。溃久而仍有脓管者，尤宜用乌金膏化之。若徒生其口，内毒攻发，终不愈也。此如干血痨[1]，内有干血，非去其干血而新血亦不能生，皆虚中夹实。治血则虚虚，补虚则实实，未易疗治，只得攻补兼施，以尽人事。

又曰：吐血止后，宜补血以调气。疮疽溃后，宜补气以生血。吐衄在血分，气实血虚也。疮疽在气分，血实气虚也。外治之法，消肿宜远志膏，用远志酒煮捣敷，及金黄散。化腐去瘀宜巴豆炒黑研点，名乌金膏，田螺捻子亦佳。生肌宜乳香、没药为末，名海浮散，再加珍珠，化腐生肌散亦佳。

治疮之法，此不足以尽之，兹不过举外证以勘内证，明于诸疮之血，而吐衄之血乃愈明。

【注释】

［1］干血痨：见于《金匮要略·血痹虚劳病脉证并治》。症见经闭不行、身体羸瘦、不思饮食、骨蒸潮热、肌肤甲错、面目黯黑等。

【提要】本节论述了疮血的证治。

【精解】此节名为疮血，却以疮疽与吐衄对照并举，以示其原理与差别。开篇立题即言疮乃血之结，脓之成乃血化，进而提出"气迫血则逆而为吐衄，血滞气则凝而为疮疽"，如此则立定原则，分列"破气以和血、破血以和气"两治，其法出焉。其后又言疮溃之瘀热未清者，温补不得骤用；吐血之元阳大虚者，清凉不得拘守，常变见矣。其用方药，多有发挥。黄芪建中之变，颇具经方神韵。各家时方取用灵活，不拘于门户，更有外治法为补充，确可师法。

【医案举隅】

发癞疮血案

发癞，皮厚生疮，血出如疥，或痛痒，或干湿，如虫非虫，人谓湿热留皮肤，谁知气血不能周到滋润乎。世以苦参汤或豨莶、白芷外治不效，正气血虚也。盖气足，经络无闭塞，血旺，毛窍不干枯。且气血旺，则湿热散消，何致瘀滞不通，散结皮肤。故治癞，以补气血为主，佐消湿散热。虽十载沉疴尚效，况目前乎。用扫癞丹：黄芪三两，当归、银花二两，防风二钱，苓、术、麦冬、白芍、熟地、玄参一两，生草、荆芥、花粉三钱，枣皮、川芎五钱。

十剂痊愈。此大补气血，何异槁苗逢甘霖，有何尘埃之飞野。

陈士铎. 辨证奇闻［M］. 北京：中国医药科技出版社，2019：400.

按语：陈士铎此案乃癞疮出血证，其以外治不效，乃气虚血弱之故。以黄芪、当归、熟地黄、玄参、白芍等品补气血，以荆芥、防风等风药合金银花散湿热，故其病乃愈。此属唐氏治"溃后属虚"之证，亦是托里之法。若见其有脉涩、甲错等瘀血证，则需佐以化瘀之品。

创　血

　　【原文】刀伤出血与吐衄不同，刀伤乃平人被伤出血，既无偏阴偏阳之病，故一味止血为要，止得一分血，则保得一分命。其止血亦不分阴阳，有以凉药敷上而血止者，桃花散是也；有以热药敷上而血止者，黑姜灰是也。不似吐衄，出于偏阴偏阳之病气，故吐衄家止血，必以治病气为主。病气退，斯吐衄亦退，与刀伤迥不同也。

　　然刀伤二三日后，则亦与吐衄略同。有瘀血肿痛者，宜消瘀血，刀口敷花蕊石散，肿处用乳香、没药、麝香、三七、葱白捣敷。瘀血消散则痛肿自除，内服黎洞丸治之。

　　刀伤去血过多，伤其阴分，证见心烦、发热、口渴，法宜补气以生血，血足津生，则不渴矣，圣愈汤加枣仁、花粉、儿茶、乳香、没药、甘草。此在吐衄，则宜补血而抑气，以内证系血分之气，不可使气乘血也。刀伤乃是气分之血，故宜补气以生血，气达患处，乃能生肌，气充肌肤，乃能行血，与治内证者不同。

　　其有气虚不能统血、气寒不能生血者，则宜八珍、养荣、参附等汤以固气者固血。吐血家亦间用此等药物，然刀伤之血在气分，皮肤尤卫气所统，破其皮肤，气先漏泄，故以补气为主。若内证吐血属阴分，血伤而气未伤，故以补血为主。医者须分别内外，而知其同中之异、异中之同，则得之矣。

　　客问：刀伤何以善于冒风，答曰：人之所以卫外者，全赖卫气。卫气生于膀胱，达于三焦，外循肌肉，充于皮毛，如室之有壁，宅之有墙，外邪不得而入也。今既破其皮肉，是犹壁之有穴，墙之有窦，揖盗而招之入也，是以刀伤更易外感。病见发热头痛、牙关紧闭、吐痰抽掣、角弓反张，皆是卫气为病。所不同者，多一出血证而已，治法列后。

　　无汗者为风中夹寒，闭其皮毛，宜用小柴胡汤加荆芥、防风、紫苏。盖小柴胡乃治热入血室之方，凡外邪干血分者，小柴胡汤皆能疏理而和解之，加宣助卫气之药，则偏治卫气，而主发汗矣。破伤风治法如是，即失血家虚人感伤以及产后伤寒治法，皆可参知。若刀伤去血过多不可再发汗者，宜当归地黄汤，即四物汤加去风之药，以补血而驱邪也。失血家吐血过多与产后去血过多而复得感冒之症者，与此治法无异，皆宜先滋其血，以助汗源，后宣其气，以解外邪。

有汗者为风中夹热，沸出肌肉之间。法宜清散其热，当归芎黄汤加僵蚕、蝉蜕，若兼便结者，加大黄治之。此即《伤寒论》发热汗出用白虎汤，燥结者用承气汤之意。医者得其意而变化之，自有许多法门。

夫刀伤，气分之血病也。故邪在表者，从气分以发之；邪在里者，从气分以夺之；邪在半表半里者，从气分以和之。兼用血药斡旋其间，血调而气亦调，气调而血愈治矣。若失血家，乃血中之气病也，故有感冒，则但取调血而兼用气分之药以斡旋之，与此同而不同。凡是刀伤冒风，宜僵蚕、蝉蜕捣和葱白敷之，力能拔风消肿，神效。刀伤溃烂，与疮同治。此即吐脓条内所谓瘀血变化成脓之说也。血凝不散，为气所蒸，则化而成脓。血者阴也，气者阳也，阴从阳化，故脓似水，以气之所化，即为水也。而又非水者，则以其为血所化，仍不失血之本质，故稠浊似水，实则水与血交并，而成形者也。故凡去脓之药，即是去水之药。而提脓之药，又即是干水之药。内服八珍汤加苡仁、木通，六君子汤加当归、赤豆芽治之。外敷化腐生肌散，提脓加龙骨，生肌加珍珠。

此举刀伤之血与吐衄之血，较论其义，务期血证互勘而明。其于刀伤治法，固未详也，然其理已具，识者鉴之。

【提要】本节论述了创血的病机与治法方药。

【精解】创血，即因外伤而出血，古亦指金刃所伤之证。其历来多为伤科专论，唐氏详析理法，并举方药为备，实属难能。本节论述创血急缓之治，重视与吐衄的差异。唐氏首言创血初期，当以止血为要，不拘于寒热，乃急则治标之意，诚切实之言。然刀伤二三日后，因伤情、体质、从化有别，则当依各人之殊而审其瘀血、气血之情形而治之。创血以补气为重要原则，即前贤"有形之血不能速生、无形之气所当急复"之意。又述卫气运行之机，详析刀伤冒风之理，并分风中夹寒与风中夹热两证，并举治法。最后言刀伤为气分之血病，分表、里、半表半里之治法，并举方证与外治之法，体现出唐氏法出经方又不拘门户的特色。

跌打血

【原文】跌打折伤一切，虽非失血之正病，而其伤损血脉，与失血之理固有可参，因并论之。

凡跌打已见破皮出血者，与刀伤治法无异，外用花蕊石散敷之，内服化腐生肌散，血止瘀去而愈。如流血不止者，恐其血泻尽则气散而死，去

卷三

血过多，心神不附，则烦躁而死。宜用当归补血汤加枣仁、人参、朱砂、白蜡、茯神、甘草治之，外用人参为末，珍珠、血竭、象皮末糁之。如亡血过多，烦躁口渴、发热头晕等症，宜大补其血，圣愈汤加枣仁、麦冬、柴胡、花粉、丹皮、朱砂，或用独参汤亦可。此条可悟失血过多，阴虚发渴之理。

凡跌打未破皮者，其血坏损，伤其肌肉则肿痛，伤其肋骨则折碎，在腰胁间则滞痛，伤重者制命不治，不制命者，凡是疼痛，皆瘀血凝滞之故也。无论接骨逐瘀，总以黎洞丸去大黄、加续断、碎蛇治之，外用自然铜、官桂、没药、乳香、桂枝、大黄、斑蝥、䗪虫，酒调敷之自效。若是已伤之血，流注结滞，着而不去者，须逐去之，否则或发为吐血，或酿作痈脓，反为难治，宜当归导赤汤下之；若已发吐血，便从吐血法治之；若已发痈脓，便从痈脓法治之。

跌打最危险者，则有血攻心肺之症。血攻心者，心痛欲死，或心烦乱，或昏迷不省人事，归芎散加乳香、没药治之，失笑散亦治之。此与产妇血攻心、血迷心治法略同。血攻肺者，面黑胸胀，发喘作渴，乃气虚血乘肺也。妇科治产后气虚，瘀血入肺，面如茄色，急用参苏饮救之，《金鉴》载跌打血乘肺者亦用此方。所谓乘肺，非第乘肺之气分而已，乃是血干肺脏之危候。肺为清虚之府，其气能下行以制节诸脏，则气顺而血自宁，其气不顺，则血干气分，而为吐衄。今其血直干肺脏，较之干气分者为更危殆。急用人参以补肺，肺得补，则节制行而气下降，使血亦随气而下，再用苏木以行血，血气顺行，或可救于万一。

夫如此危候，仍不外清金保肺[1]，以助其制节，则凡一切血证，其当清金保肺，以助其制节，举可知矣。第肺虚而制节不行者，则宜人参以保肺；肺实而制节不行者，则宜葶苈以泻肺；肺寒而制节不行者，则宜姜、半以温肺；肺热而制节不行者，则宜知、芩以清肺。一切血证治肺之法，均可从此隅反。

跌打后有作呕者，以损伤之人，受惊发怒，肝气无有不动者也，肝木伤肺，是以发呕。小柴胡汤加丹皮、青皮、桃仁治之。跌打后有咳衄喘逆者，乃血蕴于气分之中，宜十味参苏饮，以疏发其气，气散则血散。与内伤咳衄者不同，内伤咳血，是气蕴于血分之中，若发其气，愈鼓动其血，而不宁矣。故以清理其血为主，二者须对看。

内有瘀血则发渴，血虚亦发渴。有瘀血者，身痛便结，玉烛散治之。血虚发渴者，心烦不寐，盗汗身热，竹叶石膏汤加生地治之。凡失血发渴者，可以类推。

跌打损伤既愈之后，有遇节候，或逢阴雨，或逢湿热，伤处每作疼痛，甚则作寒作热，此乃瘀血着而未去，留伏经络之间。不遇天气节候，其身中运行之气，习惯而不相惊，一遇天气节候蒸动，则不能安然内伏，故作痛也，宜小调经汤、小温经汤、通脉四逆汤，随其上下内外，以分治之。

【注释】

［1］清金保肺：明代汪绮石提出"肺为五脏之天""阴虚统于肺"的观点，在《理虚元鉴》中创立了"清金保肺"的治疗大法，并创清金养荣汤等方。

【提要】本节论述了跌打血的证治。

【精解】跌打是常见疾病之一，本节针对跌打血之治，分五部分展开。

首论破皮出血者，此况同刀伤，急以止血治其标，内需活血化其瘀。既已破皮，则出血有程度之别，如出血不止，当急补其气以摄血，法当归补血汤；如亡血过多，则属气血两虚，当以圣愈汤加减治之，此法乃血止后之用；若血未止，当以止血为第一要务，读者诚需留意。

次论未破皮者，此证无失血之危状，然须注意活血化瘀，不可过用补药而留患。

再次论跌打危证，分血攻心、血攻肺两证。心藏神，攻心则易现扰神、失神、神闭等证，急当逐瘀以复之。肺主治节，朝百脉，且为气之主，攻肺则失其治节，诸乱丛生，急当补肺以复其治节，所谓"气行血自宁"，逐瘀之法亦以此为前提，切不可一见瘀血，便一味攻伐。

又次论跌打变证，有兼变呕证者，唐氏辨为肝气之变，以小柴胡法调肝，合理气活血之品。有兼变咳衄喘逆者，为瘀阻气机，以疏气散血为法。有兼渴者，视其血瘀、血虚，随证治之即可。

最后论跌打愈后之留疾，此证亦多见，民间常言"变天"诸痛症即此。观唐氏选方，皆温通之品，所谓"血得温则行，得寒则凝"。唐氏治跌打血，重视逐瘀，而逐瘀之中又重视行气，行气非补气行气之套法，而有脏腑经络之别，其论精微，师法者多效，读者当细心留意。只是未破皮者，亦有内出血之危症，其脉当芤而散大，乃至无伦，与外伤失血者无异，当以为备。

【医案举隅】

跌打挫闪损伤案

刘某，女，16岁。

［病史］1年前不慎跌倒，左膝关节着地，当时听到"咔嚓"声响，随后膝关节处肿痛。经治疗局部肿胀消失，留有持续性左膝关节疼痛，经常"打软腿"，甚则跌倒，遇冷加重，局部怕冷，舌质淡红，脉弦。

［诊断］外伤瘀血，复感寒湿，经脉闭阻。

［方药］用化瘀通痹汤加细辛3克、桂枝9克、川牛膝9克、木瓜18克、薏苡仁30克，水煎服，每日1剂。

化瘀通痹汤：当归18克，丹参30克，鸡血藤21克，制乳香9克，制没药9克，香附12克，延胡索12克，透骨草30克。

连服15剂，疼痛消失，未再出现"打软腿"。随访1年未复发。

王迪. 国家级名医秘验方［M］. 长春：吉林科学技术出版社，2010：367.

按语：本案患者为外伤愈后遗留膝关节痛、膝软、遇冷加重、局部怕冷等症，若于西医论治，当进行X光或MRI检查以确诊是否发生器质性病变。然此案以乳香、没药等品活血化瘀，木瓜、薏苡仁等祛湿通痹，桂枝、当归、细辛等温通经脉，而诸症痊愈，可见气化一复，功能亦随之恢复。唐氏所论祛瘀之法，重在温通行血，本案所用细辛、桂枝、当归等品正合其意，愚意桂枝芍药知母汤、芍药甘草汤亦可一试。

便　血

【原文】大肠者，传导之官，化物出焉。谓大肠下脾胃之化物，为中宫作传导之官，故呼为地道，乃宫中之出路也。其经与肺相表里，肺为清金，大肠即为燥金，在五行本属一家，故诊脉者，可于肺部诊大肠焉。

大肠之所以能传送者，全赖于气。气者，肺之所主，不独大肠赖肺气之传送，即小便亦赖肺气以化行，此乃肺金制节之能事，而大肠之气化，金道又与之合，故治病者多治肺也。大肠位居下部，又系肾之所司，《内经》云：肾开窍于二阴，又曰：肾为胃关。故必肾阴充足，则大肠腴润。厥阴肝脉又绕后阴，肠与胞室又并域而居，故肝经与肠亦相干涉。是以大肠之病，有由中气虚陷，湿热下注者；有由肺经遗热，传于大肠者；有由肾经阴虚，不能润肠者；有由肝经血热，渗漏入肠者，乃大肠与各脏相连之义也。但病所由来，则自各脏而生，至病已在肠，则不能复还各脏。必先治肠以去其标，后治各脏以清其源，故病愈而永不发矣。

【提要】本节论大肠之生理，为后文做铺垫。

【精解】便血，即大便出血。本节论大肠之职与诸脏、经脉关系，此乃立定病位，明确病机之意，列举相关者有四——中气、肺经、肾经、肝经，为其后论治做了铺垫。唐氏分便血有二：一者近血，一者远血，依血去肛门远近而分别。言其治为"先治肠以去其标，后治各脏以清其源"，其治师法仲景而颇有发挥，治肠之中又重视它脏变化。

【原文】一先血后便为近血，谓其血即聚于大肠，去肛门近，故曰近血。此有两等证治：一为脏毒下血，一为肠风下血。

脏毒者，肛门肿硬，疼痛流血，与痔漏相似。仲景用赤豆当归散主之，取赤豆芽以疏郁，取当归以和血。赤豆性能利湿，发芽赤色，则入血分，以为排解之用；当归润滑养血，以滋大肠，则不秘结。仲景略示其端，以为治脏毒者，必须利湿热，和血脉也，非谓此二药外，别无治脏毒之法。吾即此药引而伸之，若大肿大痛，大便不通者，宜解毒汤。取防风、枳壳等疏理其气，即赤豆芽义也；取大黄、赤芍等滑利其血，即仲景用当归之义也。若大便不结，肿痛不甚者，不须重剂，用四物汤加地榆、荆芥、槐角、丹皮、黄芩、土茯苓、地肤子、苡仁、槟榔治之。四物汤即仲景用当归养血之义，所加诸药，即仲景用赤豆芽以疏利湿热而解血郁也。仲景但用养血疏郁，今恐湿热难解，故兼用清药。欲止血者，兼服石灰散亦可。

脏毒久不愈者，必治肝胃。血者肝所司，肠者胃之关，胃若不输湿热于肠，从何而结为脏毒哉？肝之血分如无风火，则亦不迫结肛门矣。治胃宜清胃散加银花、土茯苓、防己、黄柏、苡仁、车前子升清降浊，使阳明之湿热不再下注，则脏毒自愈。治肝者宜龙胆泻肝汤、逍遥散。又有肺经遗热传于大肠而久不愈者，必见寸脉浮数洪涩、口渴溺黄、咳逆等病。方用人参清肺汤，取乌梅、粟壳酸涩之品，以收敛肺气，而余药安肺，肺自不遗热与肠矣。若去此二味，而用薄荷、桔梗以代之，则又义取解散，在人变化耳。

肠风者，肛门不肿痛，而但下血耳。脏毒下血多浊，肠风下血多清。仲景书无肠风之名，然《伤寒论》云：太阳病，以火攻之，不得汗，其人必躁，到经不解，必圊血。太阳病下之，脉浮滑者，必下血。两条皆谓太阳外邪内陷而下血。又云：阳明病，下血谵语者，为热入血室。《厥阴篇》云：若厥而呕，胸胁烦满者，其后必便血。此即今所谓肠风下血之义。

夫肠居下部，风从何而袭之哉？所以有风者，外则太阳风邪传入阳明，协热而下血；内则厥阴肝木虚热生风，风气煽动而血下。风为阳邪，久则变火，治火即是治风。凡治肠风下血，总以清火养血为主，火清血宁而风自息矣。《寿世保元》用槐角丸统治之，而未明言其义。吾谓此方，荆、防治太阳阳明传入之风，乌梅、川芎治肝木内动之风，余药宁血清火，以成厥功，宜其得效。然而，外风协热，宜得仲景葛根黄连黄芩汤之意，使内陷之邪上升外达，不致下迫，斯止矣。治病之法，高者抑之，下者举之，吐衄所以必降气，下血所以必升举也。升举，非第补中益气之谓，开提疏发，皆是升举，葛根黄连黄芩汤加荆芥、当归、柴胡、白芍、槐花、地榆、桔梗治之。若肝经风热内煽而下血者，必见胁腹胀满，口苦多怒，或兼寒热，宜泻青丸治之，逍遥散、小柴胡均可加减出入。

谨按：肝风所以能下血者，何也？肝主血，血室又居大肠、膀胱之间，故热入血室，有小便下血之证，内有积血，有大便黑色之证。盖肝血上干，从浊道[1]则吐，从清道[2]则衄；肝血下渗，从清道则尿血，从浊道则下血。肝为风木之脏而主藏血，风动血不得藏，而有肠风下血之症。上数方力足平之，或用济生乌梅丸亦妙，以乌梅敛肝风，以僵蚕息肝风，风平火熄而血自宁矣。然肝风动血，宜得仲景白头翁汤之意，以清火消风较有力量，或四物汤合白头翁汤兼补其血。治风先治血，血行风自灭，此之谓也。如无白头翁，则择柴胡、青蒿、白薇代之，桑寄生得风气而生，代白头翁更佳。又曰肝经之横，以肺经不能平木故也，肺与大肠又相表里，借治肺经，亦隔治之一法。虚者人参清肺汤，实者人参泻肝汤。

凡肠风、脏毒，下血过多，阴分亏损，久不愈者，肾经必虚，宜滋阴脏连丸启肾阴以达大肠最妙，六味丸加苁蓉、槐角皆宜。

【注释】

［1］浊道：即行浊气之道。水谷糟粕俱行浊道，在上为消化道，在下为直肠、肛门。

［2］清道：即行清气之道。清气精微俱行清道，在上为呼吸道，在下为尿道。

【提要】本节论述便血之近血的证治。

【精解】近血，即先血后便之意，又分脏毒与肠风。脏毒即"肛门肿硬，疼痛流血"。其治，法出当归赤豆散，以利湿热、和血脉为立方之法，其后解毒汤、四物汤二方之变，即从此二法出。唯久不愈者，当责肝之风火以动血、胃之湿热、肺之遗热以输肠，唐氏用龙胆泻肝汤、清胃散、人参清肺汤诸方为对治。

肠风即"肛门不肿痛，而但下血"。所谓风者，唐氏总结外由太阳风邪传入阳明，内由厥阴肝木虚热生风。风为阳邪，久易化火。故外风协热，则以葛芩连汤为对治。肝经风热尚未化火者，处以泻青丸、逍遥散一类；若风胜动血，则当以清火养血为主法，须用白头翁汤为底方，重在清其火扰，方能安其血体。若兼有血虚者，当合入四物汤等补血之品；若肝木强亢，肺不能制之，则需依虚实，以人参清肺汤、人参泻肝汤对证补泻。

无论脏毒、肠风，下血日久，累积肾本者，当滋肾阴。唐氏所选方剂，皆能壮水之主，虚火扰动之防，自在言外。

【原文】一先便后血为远血，谓其血在胃中，去肛门远，故便后始下，因名远血，即古所谓阴结下血也，黄土汤主之。黄土名汤，明示此症系中宫不守，血无所摄而下也。佐以附子者，以阳气下陷，非此不能举之；使黄芩者，以血虚则生火，故用黄芩以清之。仲景此方，原主温暖中宫，所用黄芩乃以济附子之性，使不燥烈，免伤阴血。普明子谓此症必脉细无力，唇淡口和，四肢清冷，用理中汤加归、芍，或归脾汤、十全大补汤。时医多用补中益气汤以升提之，皆黄土汤之意。凡中土不能摄血者，数方可以随用。但仲景用温药，兼用清药，知血之所以不宁者，多是有火扰之。凡气实者则上干，气虚者则下陷。今医但用温补升提之药，虽得治气虚之法，而未得治血扰之法。

予即仲景之意，分别言之。若阴虚火旺，壮火食气，脾阴虚而肺气燥，失其敛摄之制者，人参清肺汤治之。若肝经怒火，肺经忧郁，以致血不藏摄者，归脾汤加炒栀、麦冬、阿胶、五味，或用丹栀逍遥散加阿胶、桑寄生、地榆，此即黄土汤主用黄芩之义也。若系虚损不足，下血过多，脾气不固，肾气不强，面色萎黄，手足清厥，六脉微弱虚浮者，宜大补肝、脾、肾三经，人参养荣汤补脾，胶艾四物汤加巴戟、甘草补肝，断红丸补肾，此即黄土汤主用附子之义也。能从此扩而充之，自有许多变化，岂楮墨间所能尽者。

予按：此证与妇人崩漏无异。女子崩中属虚陷，此病亦属虚陷。女子崩中属虚寒，而亦兼有虚热者；男子此症亦属虚寒，而亦兼有虚热者。盖女子之血有经，男子之血亦有经，同是离经之血下泄而出，故病情相类也。但所出之窍，各有不同。崩漏出前阴，故多治肝以和血室；便血出后阴，故兼治肺肾以固肠气。肾主下焦，主化气上升，肾足则气不下陷。肺与肠相表里，肺气敛则肠气自固。医者能知此理，而又参用女子崩中之法，可以尽其调治。

又按：此证与吐衄同是血病，然一则其气上行，一则其气下行，故虚实治法，略有不同。

【提要】本节论述便血之远血的证治。

【精解】远血，即先便后血之意。唐氏言远血为中宫不守之证，当以金匮黄土汤为对治，评此方温清并用，以针对气虚下陷和火扰动血之证，并针砭时医温补升提之失，发挥黄土汤之意。唐氏分列三证，并出治方：阴虚火旺，壮火食气；肝经怒火，肺经忧郁；虚损不足，下血过多，脾气不固，肾气不强。唐氏又将远血与崩漏做比对，可谓理法明确而方药清晰。唐氏崇尚经方，立法思路多能从中别出心裁，其治学路径可见一斑。

【医案举隅】

中气失守案

某议员，上呕血，下便血，病情险恶，当时群医束手，后延先生诊治。先生观前医诸方均以止血为主，并无少效。先生沉思者再：中医理论，上病取其下，下病取其上。呕血宜降，便血宜升，而今上下俱病，升降均不相宜，当如何处置？先生认为：上下俱病当取其中，补中之药以吉林野山参为最佳。嘱其家人，急购老山参二两，微火炖煮，频频饮服，不拘次数。经一昼夜，呕血、便血均止，人亦清醒，患者伏枕频频致谢。可见先生辨证精确，独具巧思，谙熟药性，用当通神。

施今墨．施今墨论临证［M］．上海：上海中医药大学出版社，2019：426.

按语：唐氏论述血证，多与吐衄比较而论。此案呕血、便血同时发生，若以呕血治，则于便血易失；若以便血治，则于呕血易失。施今墨先生以中取之，看似巧思，实为正理。此案治法与伤寒霍乱之治、针灸之担法，法出一源，读者结合参之，于诸篇当有更深的理解。

便 脓

【原文】此证有二：一是内痈，一是痢疾。

一内痈在上、中焦者，其脓已溃，呕吐而出。在下焦者，或少腹痛、小肠痛、胁痛、肝痛，脓血均从大便泻出。初起时，其部分必隐隐刺痛胀满，脉沉滑数，甚则痛如刀锥。欲病此者，未有口不发渴，大凡血积均应发渴，痛初起血已凝聚，故应发渴。此时急夺其血，则不酿为脓，以免溃烂之险，用丹皮汤加乳香、没药、柴胡、荆芥、山甲治之。如血已化脓，便宜排脓，赤豆苡仁汤逐水即是排脓。溃后属虚，宜补养生肌，八珍汤主之。参看吐脓门自详。

客问：积血何以变而成脓？答曰：血者阴之质也，随气运行，气盛则血充，气衰则血竭，气着则血滞，气升则血腾。故血之运，气运之，即瘀血之行亦气之行。血瘀于经络、脏腑之间，既无足能行，亦无门可出，惟赖气运之，使从油膜达肠胃，随大便而出，是气行而血自不留也。若气不运之，而反与相结，气为血所郁则痛，血为气所蒸则化为脓。今举外证比例，凡气盛者疮易托化，气虚者疮难托化。气即水也，气至则水至，故血从气化，则从其水之形而变为脓，刀伤粘水，亦从水而化脓。水即气之质，血从气化。有如此者，是故闪跌血积，得气化之，则肿处成脓，不得气化之，则肿处仍是血。以知血从气，气运血，凡治血者必调气，使气不为血之病，而为血之用，斯得之矣。

【提要】本节总论便脓之证。

【精解】既是便脓，则必有脓之出处。唐氏认为，本证一者由下焦内痈所致，一者由痢疾所致。《灵枢·痈疽》云："大热不止，热盛则肉腐，肉腐则为脓，故名曰痈。"唐氏认为，下焦痈者可从大便泻出，而致便脓，并从血论治。"痈初起血已凝聚，故应发渴"，当急夺其血，以免酿脓而成溃，以丹皮汤加活血、透发之品为对治；已化脓者，则宜排脓，以赤豆薏苡仁汤为对治；溃后属虚者，以八珍汤补养生肌为对治。唐氏释积血变脓之故，乃气血互结而不运，血为气所蒸化而成，"血从气，气运血"，并申治血必调气之旨。

【原文】一痢症便脓者，其症里急后重，欲便不便，或白或赤，或赤白相半，或下痢垢浊，皆非脓而似脓者也。夫胃肠之中，除却糟粕，只微有脂膏水液而已。膏脂属血分，水液属气分，病气分则水混而为白痢，病血分则血扰而为赤痢，气血交病，则赤白相半。由何处酿成真脓而从大便泄出哉？有之，则毒聚肠胃，将肠胃膏脂血肉蒸化为脓，或下如烂瓜，或如屋漏水，此腐肠溃胃之危候，与痈疮之腐烂无异，此非寻常治痢之法所能克也。吾今借仲景之法证之，乃得有胆有识之术。仲景云：阳明病，脉数下不止，必协热而便脓血。少阴病，下利便脓血者，可刺。厥阴病，脉数而渴者，必圊脓血，以有热故也。此虽无方，然曰可刺，曰有热故也，已示人泻湿清热之法。防风通圣散去麻黄、芒硝，加赤豆、防己，为表里泻实之大剂，地榆散为清热之通剂。仲景又曰：少阴病，下利便脓血者，桃花汤主之。此汤温涩，似与可刺、有热之说大相径庭，不知病久则热随脓血而泻，实变为虚，观痈脓溃后属虚损，则知便脓血久而属虚证。譬之天时，其初则酷暑流金，转瞬而凉飙振落[1]，衣夏葛者，不得不换冬裘矣。况肠胃血液既化为脓，恐其滑脱，故主桃花汤温涩填补之。一服愈，余勿服者。仲景意谓此乃急时涩脱之法，止后便当涤除余病，无以涩伤气，无以燥伤阴也。盖脓血乃伤阴之病，故一时权宜，而少用干姜，后仍不可多服也。

吾推其意，审其病后有虚热者，逍遥散、归脾汤加柴胡、山栀、寸冬、花粉，此祖桃花汤用糯米之意。审其病后有虚寒者，六君子加当归、炒干姜、白芍，或人参养荣汤皆可，此祖桃花汤用干姜之意。成无己注桃花汤，谓阳证内热，则溢出鲜血，阴证内寒，则下紫血如豚肝。是明以桃花汤，为治阴证之方。惟即鲜血分阴阳，未能的确，盖色不足凭。凡痢证，须审脉微沉迟，手足厥冷，腹痛喜按，唇淡口和为阴证，附子理中汤加当归、白芍、木香，此乃补桃花汤所不逮者矣。消渴口热，胸腹胀满，坚实拒按为热证，则用三一承气汤，此乃可尽仲景有热、可刺之能事矣。

【注释】

［1］凉飚（biāo 标）振落：指秋风吹动，草木凋零之意。凉飚，即秋风。

【提要】本节论述痢疾便脓之证治。

【精解】痢疾便脓者，唐氏从气血论而三分。一者，病气分则为白痢；二者，病血分则为赤痢；三者，气血交病则赤白相半。唐氏言其"毒聚肠胃，将肠胃膏脂血肉蒸化为脓"，为"腐肠溃烂之危候"。其治从《伤寒论》悟得，以泻湿清热为法，以防风通圣散、地榆散加减为用，并用桃花汤之温涩救久泻成虚者，如此则清泻有方，温涩有法，攻守可兼备矣。唯此证多伤阴，桃花汤不可久服，大热之品亦不可久用。其虚者，唐氏审其寒热，祖桃花汤法干姜、糯米两药而出数方，读者仔细研读桃花汤原文可知，亦可参看唐氏《伤寒论浅注补正》。另有脉微沉迟、手足厥冷、腹痛喜按、唇淡口和之阴证，以附子理中汤加减治之，此为桃花汤之不逮；消渴口热、胸腹胀满、坚实拒按之热证，以三一承气汤治之，唐氏自述此法从仲景有热可刺之条文变通而来。

【原文】至于寻常红白，则不须如此重剂。病在水分者，痢下白浊，此如暑雨不时，行潦污涨，是湿甚而伤气也。审其脉数，身热口渴者，为热湿，宜清利之，四逆散合猪苓汤去阿胶，再加厚朴、老连、枯芩、黄柏。审其脉沉弦迟，口不渴，手足清冷者，为寒湿，胃苓汤加煨姜。有食积者，均再加麦芽、神曲、山楂、莱菔子。白痢之故，总是水不清之故，水即气也，吾于水火论已详言之，故调气即是治水。导水须于上源，调气以肺为主，是治肺乃清水之源，即是调气之本。细思此病发于秋时，秋乃肺金主气，金不清肃，是以水浊气滞而为痢。知此理，则知迫注者肺之肃，不通者金之收也。人参泻肺汤以导其滞，小柴胡加花粉、杏仁、枳壳、桑皮、茯苓、知母、桔梗以和之，人参清肺汤以收功。此乃专为治肺立法，示医者以法门，使知所从事，非临证必用此方也。且病无单见，未有肺病而余脏不病者，故临证时尚须变化。

病在血分者，则痢下纯红，口渴，便短，里急后重。脉滑大者，地榆散加酒军、枳壳、厚朴、苡仁、泽泻。脉细数者，不必下之，但用原方。若血黯黑，脉迟，手足冷者，属虚寒，黄土汤治之。红痢之故，总是血分为病，血生于心火而下藏于肝，肝木内寄相火，血足则能济火，火平则能生血，如火太旺，则逼血妄行，故血痢多痛如刀锥，乃血痛也。肺金当秋，克制肝木，肝不得达，故郁结不解而失其疏泄之令，是以塞而不通。调肝则木火得疏泄而血分自宁，达木火之郁，宜小柴胡去半夏加当归、白芍，白头翁汤，或四物汤加蒲黄、五灵脂、延胡索、黄柏、龙胆草、黄芩、柴胡、桑寄生。肝风不煽则火熄，钩藤、青蒿、白头翁、柴胡、桑寄生皆清风之品，僵蚕、蝉蜕亦能祛风。肝气不遏则血畅，香附、槟榔、橘核、青皮、沉香、牡蛎皆散利肝气之品，茯苓、胆草、秦皮、枯芩又清肝火之品，当归、生地、阿胶、白芍又滋肝血之品，桃仁、地榆、五灵脂、川芎又行肝血之品。知理肝之法，而治血痢无难。肝藏血，即一切血证，一总不外理肝也。各书痢证门，无此论说，予从各书旁通会悟而出，实先从吾阴阳水火血气论得其原委，故此论精确，不似他书捉影。

客曰：凡泻泄皆脾胃所主，痢亦泄泻之类，何以不主脾胃哉？答曰：渗泻、洞泻，诚属脾胃，故《内经》曰：长夏善病洞泻寒中，以长夏为脾主气故也。痢发则多在秋天，而其情理脉证亦与洞泻不同，虽关于脾胃，而要以肝肺为主，乃得致病之原。

【提要】本节论述寻常痢疾的证治。

【精解】寻常痢疾之治，有水分、血分之别。病在水分，则下利白浊，乃湿甚伤气故。其中，湿热者以四逆散合猪苓汤加减清利，寒湿者以胃苓汤加减运脾行水，食积者再佐以化食消积之品。又"水即是气"，唐氏以治肺为调气之本，乃立人参泻肺汤、小柴胡汤、人参清肺汤三方为治肺之方。病在血分，则利下纯红，唐氏以调肝为要，更以达木郁、祛肝风、散肝气、清肝火、行肝血等法立方选药。

【原文】噤口者，下痢不食，是火热浊攻，胃气被伤而不开。各书俱遵丹溪，用石莲汤。《金鉴》谓内热盛，上冲心作呕、噤口者，用大黄、黄连、好酒煎服以攻之。按肠胃所以能食者，以胃有津液，清和润泽，是以思食。西洋医虽滞于迹，亦间有可信处，言谷入于胃，即有胃津注之，将谷浑化如糜，常探胃津搅饭，顷刻亦化为糜。据此论说，则胃之思食，全是胃津使然。试观犬欲得肉，则涎出于口，此涎即欲食之本也。人之胃津，其思食之情亦类乎此。今胃为邪热浊气所攻踞，其清和之津尽化而为浊滞，下注于大肠则为痢，停聚胃中则拒不纳食。丹溪石莲汤虽知清火补胃，然石莲是莲米有黑壳者，今医用石莲子，不知何物，断不可用。即莲米性亦带涩，痢证宜滑以去着，涩乃所忌，且胃中浊滞，非洗涤变化不为功。此方虽寒热未差，然未能洗涤其滞，变化其浊，非起死回生之方也。清温败毒饮、竹叶石膏汤、人参白虎汤、麦冬养荣汤出入加减，庶可以洗胃变津，为开胃进食之良法。至呕不食，《金鉴》用二黄好酒，取其峻快以攻逆，然治逆洵为得法，而不知化生胃津，终未得进食之本也。吾意以为宜用大柴胡汤加石膏、花粉、人参，则攻逆生津，开胃进食，两面俱到，治噤口者，从无此论。吾今悟出切实之理，为斯人大声疾呼。海始欲以文章报国，今已自分不能，庶几发明此道，稍有补于斯民欤。

【提要】本节论述噤口痢之证治。

【精解】对于噤口痢，唐氏以保胃津为要，认为当从清热下浊、滋液保胃两方面入手，指出朱丹溪石莲汤未去滞浊、《医宗金鉴》大黄黄连合剂未滋胃液，并提出用大柴胡汤加石膏、天花粉、人参为治，则两面俱到。唐氏于文末又提到，此证可从伤寒霍乱篇参看思路，用人参白虎汤等方治之。

【原文】查对各书言痢证者，说法不一。张景岳主温，朱丹溪主凉，喻嘉言主发汗、利水，陈修园主寒热合治，皆有至理。景岳谓夏月贪凉，过食生冷，至秋伏阴内动，应时而为下痢，佐关煎治之。此即仲景下利不止，用四逆汤、桃花汤之意，乃虚寒治法，然必须有虚寒实据乃用此法。朱丹溪谓湿热蒸灼，气血为黏腻，用黄连解毒汤，是即仲景白头翁汤意也。此类最多，然必有热证之实据，乃用此法。喻嘉言谓宜从汗先解其外，外邪内陷而为痢，必用逆流挽舟之法，引其邪而出于外，人参败毒散主之。此即仲景协热下痢，用葛根黄连黄芩汤之意。第仲景升发邪气，兼清其热，而喻则辛温升散，未能两面俱到。即如仲景白头翁汤，亦取白头翁能升达其气，知开提疏发，为治下迫后重之良方。喻嘉言自以逆流挽舟独得其秘，而未能根柢仲景，是以得半遗全。吾拟用柴胡汤去半夏加花粉、当归、白芍、枳壳、粉葛，自谓升发清降，两得其治。

喻氏又谓若热已奔迫大肠者，毋庸更从外解，急开支河，从小便而顺导之，《金匮》紫参汤、诃黎勒散主之。此即仲景利不止者，当利其小便之意，大清凉散药彻内外最有力。从高原导水，使不浸渍肠胃，拟用甘桔汤加桑皮、杏仁、枳壳、防己、木通、石膏、云苓、苡仁、柴胡、薄荷、生姜、白芍治之。斯于喻氏发表利水之法，或更有发明。陈修园谓此证有脏寒腑热，胃寒肠热之辨，仲景泻心汤择用如神。余谓寒热合病，必有寒热兼见之实证，不得笼统言之，而混用寒热杂方也。即如仲景乌梅丸所治之证：消渴，气上冲心，心中疼热，饥不欲食，此热证之实据也；食即吐蛔、下之利不止，此寒证之实据也。惟其有此腑热脏寒之实据，故用乌梅丸，兼寒热治之。又如仲景生姜泻心汤所治之证云：心下痞硬，干噫食臭，此火证也；胁下有水气，腹中雷鸣，此水病也。惟其有此火在胃中，水在肠间之实据，故用生姜泻心汤治之。初头硬，大便后半溏者，此胃中有寒，肠中有热，陈修园拟用理中汤加大黄，此皆有寒热兼见之实据。医者辨证必如是之严，而后用药处方，不失铢黍。以上四家治法，合而用之而治痢不虞束手矣。

黄坤载曰：人之大便，所以不失其常者，以肺主传送而肠不停，肝主疏泄而肛不闭。宜用参、术以助肺之传送，用桂枝以助肝之疏泄，此黄氏论大便秘结之语也。吾从此语旁通之，而因得痢证之原以知。痢者，肺气传送太力，故暴注大肠，肝气郁而不疏，故肛门闭塞，欲便不便，而为逼胀。此从黄氏之论推求之，而痢证迫而不通之故，诚可识矣。第桂枝、参、术，与痢证不合。痢证肺气之奔迫，以其火热暴注也。故《伤寒论》饮食入胃，即下利清水完谷者，乃肺之传送太急，热之至也，宜急下之。据此则治奔迫者，当以清火为主，人参清肺、泻肺二汤治之。肝气不得疏泄，亦由木郁为火，结而不畅，桂枝温木，是益其火，得毋虑不戢自焚乎。观仲景白头翁汤用秦皮、白头翁，以凉达肝木，四逆散里急后重者，加薤白以疏郁，则知助肝疏泄之法矣，当归芦荟丸、泻肝汤、丹栀逍遥散加减治之。至于和肝调肺，止奔迫，解郁闭，一方而肝肺并治者，自古无之。余拟用白头翁汤加石膏、知母、杏仁、桔梗、枳壳、槟榔、柴胡、麦芽、当归、白芍、甘草治之。轻剂则用小柴胡加归、芍、杏仁、桔梗、枳壳、槟榔、麦芽、花粉调和肺肝，则肺气不迫注，肝气得开利矣。又或肝气欲泄而下注，肺气欲收而不开，故痢多发于秋。秋金肺气闭而不开，肝气决裂而不遏，是以迫痛，此又从黄氏之义，另翻一解，而各书均不载者也。治宜甘桔汤加白芍，以桔梗开提肺气，以白芍平治肝木。本此意以为加减，则鳖甲、龙胆草、青皮、秦皮、芦荟，皆平肝之药，当归、生地、桃仁、五灵脂、延胡索，皆治肝经血分之药，黄芩、麦门冬、桑皮、知母，皆清肺之药，枳壳、贝母、杏仁、陈皮，皆肺经调气之药。随宜致用，变化在人，乌有不治之痢哉。

"调血则便脓自愈，调气则后重自除"，此二语为千古治痢之定法，而亦相沿治痢之套法耳。盖泛言调血，则归、芍、地榆用尽而不效；泛言调气，而陈皮、木香多服而无功。不知木香、陈皮乃调脾气之药，痢虽脾病，而其所以逼迫者，肝肺之咎也，知调肝肺，则善调气矣。血乃血海所总司，血海居大肠之间，故痢证脐下极痛者，必有脓血，痛不甚者无脓血，以脐下血海之血痛故也。知理血海，则善治血矣。

普明子谓痢证多兼食积，宜用枳壳、厚朴、大黄，轻则用山楂、神曲、莱菔子、麦芽。此论最浅而中肯。

久痢不止，肺气下泄，则魄随之陷，而魄脱则死。肺藏魄，治宜调补肺气，人参清肺汤以固之。如寒滑者，桃花汤治之。仲景诃黎勒散，即是清肺固脱之方，四神丸、乌梅丸皆是桃花汤之义。方难尽举，升提固涩，总须分寒热用药，斯无差爽。

休息痢者，止而复作，乃固涩太早，留邪在内，故时复发作。治宜按上治痢之法，视何经见证，则用何经之药，以消除其邪，伏邪既去而痢自不作。如羊脂、白蜜、黄连末服，不过取滑去着、寒去火之义，尤未若视其邪所发见之情，而分经用药，更为对证。

又补论曰：凡噤口痢，上噤下痢，法宜和中，此与霍乱对看自明。霍乱上吐下泻，必以和中而愈，则知噤口痢，上噤下痢，亦必以和中而愈。第霍乱是中寒而发，为上下俱脱之证，法主理中汤以温之。噤口痢上闭下滞，其为中热可知，热结于中，上下不开，和中之法，宜反理中汤诸药，以寒凉治之，生姜泻心汤去干姜为宜，人参白虎汤亦佳。

【提要】本节讨论了治疗痢疾的诸家医论。

【精解】对于各家治痢之说，唐氏列举了张景岳之温热法，朱丹溪之清利法，喻嘉言之逆流挽舟、急开支河法，以其皆不出仲景理法。同时，唐氏继承了黄元御"肺主传送而肠不停，肝主疏泄而肛不闭"的观点，进一步认为"肺气传送太力，故暴注大肠，肝气郁而不疏，故肛门闭塞欲便不便而为逼胀"，以此解释痢疾迫而不通之症，而立清火与调肝肺之法，正合执两用中之道。同时，唐氏反对以"调血则便脓自愈，调气则后重自除"为套法，忽视脏腑关系之辨别，而泛用陈皮、木香、当归、白芍等品以调气血。唐氏还对久痢不止、休息痢之治法进行了分析，条理清晰。

唐氏另有《痢症三字诀》一书，于理法方药更有说明，可参看之。

【医案举隅】

虚症痢疾案

曹某，女，76 岁，于 1962 年 9 月 22 日初诊。

［病史］3 个月前，患者下痢脓血及黏液样便，每天 20 次左右，腹痛，有里急后重感，住某医院诊为细菌性痢疾，经用抗菌素治疗 10 余日，症状消失出院。3 天后又复下痢脓血黏液样便，症状基本同前。住另一医院，又用抗菌素治疗 1 星期，症状再次消失出院。几天后，又复发下痢，呈黏液涕状便，仍有里急后重感，请某中医诊治，服汤药 5 剂，痢止。最近每天晚上咳嗽，有白黏痰，下午自觉发热，有时体温稍高，大便每天 1~3 次，不爽而稍夹脓血及黏液，尚有里急后重感，不思饮食，只能食稀粥，腹胀，五心烦热，小便尚佳，脉寸尺弱，两关弦，左细右大，舌质暗、苔白腻少津。

［诊断］中气下陷，脾失健运。

［治法］调脾胃，益中气。

［方药］用补中益气汤加味。生黄芪 7 克，党参 5 克，生白术 5 克，当归 5 克，陈皮 1 克，升麻 4 克，柴胡 4 克，炙甘草 3 克，粉葛根 5 克，生姜 2 片，大枣 3 枚。水煎服，3 剂。

二诊（9 月 29 日）：服药后大便成条而微干燥，无脓血黏，无里急后重，尚稍咳嗽，有少量痰，食纳转佳，脉滑微数，舌正红苔减。

［治法］继续调和肺胃，温化痰湿。

［方药］原方去黄芪、粉葛根，加半夏曲 7 克、前胡 5 克、茯苓 10 克，又服 3 剂。

至次年因其他病来门诊，述自服上药后下痢后重未再发过，说明痢疾已完全治愈。

蒲辅周治疗慢性痢疾医案［N］. 农村医药报（汉），2007–11–16（A3）.

按语：本案患者年已 76 岁，患痢症 1 个月之内 3 次发作。前 2 次以抗菌素控制，第 3 次服中药暂止，但旋刻有复发之征，可见并未痊愈。患者年高病久，已有伤正之虞。下午自觉发热、不思饮食、脉寸尺弱、两关弦等，已示伤及中气之证，故以补中益气汤为底方，法葛根芩连汤加粉葛升举陷邪，得效。此证中虚为主，以补中升举之法得治，葛根能升提津液，与补中益气汤升举中气之力相合，故效。唐氏论痢疾，重视肝肺、气血，然脾土者，肺金之母也，补中自能益气，故又与其调气之论合，列案于此，意为之补充。

尿 血

【原文】膀胱与血室并域而居，热入血室则蓄血，热结膀胱则尿血。尿乃水分之病，而亦干动血分者，以与血室并居，故相连累也。其致病之由，则有内外二因。

一外因，乃太阳、阳明传经之热结于下焦。其证身有寒热，口渴腹满，小便不利，溺血疼痛，宜仲景桃仁承气汤治之，小柴胡汤加桃仁、丹皮、牛膝亦治之。一内因，乃心经遗热于小肠，肝经遗热于血室。其证淋秘割痛，小便点滴不通者呼赤淋，治宜清热。治心经遗热，虚烦不眠，或昏睡不醒，或舌咽作痛，或怔忡懊侬，宜导赤饮加炒栀、连翘、丹皮、牛膝。治肝经遗热，其证少腹满，胁肋刺痛，口苦耳聋，或则寒热往来，宜龙胆泻肝汤加桃仁、丹皮、牛膝、郁金。尿血治心与肝而不愈者，当兼治其肺。肺为水之上源，金清则水清，水宁则血宁。盖此证原是水病累血，故治水即是治血。人参泻肺汤去大黄加苦参治之，清燥救肺汤加藕节、蒲黄亦治之。

以上结热之证，其血溺出，皆有淋滴不通之象，乃尿血之实证也。此外又有虚证，溺出鲜血，如尿长流，绝无滞碍者，但当清热滋虚，兼用止血之药，无庸再行降利矣。盖前阴有二窍：一为水窍，一为血室之窍。血窍在女子，则为胎孕之门。血窍在男子，则为施精之路。故女子血室之血，能由此崩漏而下，男子血室之血，亦能由此走泄而出。是以血尿之虚证，与女子崩漏之证无异，宜用四物汤加减治之。肝如郁火者，加丹皮、炒栀子、柴胡、阿胶、芥灰；心经血虚火旺者，加黄连、阿胶、血余；脾气虚寒不能摄血者，四肢清冷，脉微迟，面黯淡，加鱼鳔、黄芪、人参、艾叶、黑姜、甘草、五味治之；房劳伤肾，加鹿胶、海螵蛸、发灰散治之。又有肺虚不能制节其下，以致尿后渗血者，审系肺阴虚，则兼气逆、痰咳、口渴等症，人参清肺汤主之；若肺阳虚不能治下，则必有遗溺足冷，水饮喘嗽之证，甘草干姜汤治之。

【提要】本节论述了血证之尿血的证治。

【精解】本节从虚实分论尿血。实证分内外二因，外因即伤寒热结膀胱与热入血室之证，以桃仁承气汤（即桃核承气汤）与小柴胡汤加减为治；内因则分心、肝遗热之变，法当撤热，前者以导赤散以清心火，后者以龙胆泻肝汤撤肝热。至于虚证，唐氏认为，男子精宫与女子血室位于大肠与膀胱之间，故女子崩漏与男子尿血同为血窍之病，俱可以四物汤加减对治。又分出肝经郁火、心经血虚火旺、脾气虚寒、房劳伤肾、肺虚不能制节其下、肺阳虚六种变证，并出证治，其加减尤见功力，读者当细心参看。

【医案举隅】

少阳郁热型尿血案

茹某，女，30岁，2018年3月9日初诊。

［病史］患者尿血1个半月。1个半月前不明原因出现血尿，为全程肉眼血尿，持续1个半月，每小便必尿血。在医院检查诊治无果，包括小便常规、肾功能、膀胱镜检查等，诊断不清，治疗无效。病情迁延不愈，跨度整个春节前后，每小便必解红色肉眼血尿，影响工作，以致解小便前即感焦虑畏惧。经人介绍，遂来门诊就诊。诊见：面白少华，精神略差。其脉弦数有力，舌淡红、苔白腻。细问患者，得知其发病前曾有感冒，感冒愈而血尿不断。

［诊断］血证，尿血。气虚风邪外感，少阳枢机不利，郁而化热，损伤血络。

［治法］调和枢机，祛风，止血。

［方药］小柴胡汤加减。处方：柴胡、法半夏、苦杏仁、前胡、陈皮、桔梗、荆芥、防风、炒地榆各12克，黄芩、党参各10克，茯苓、厚朴各15克，麻黄8克，炙甘草6克，仙鹤草30克。2剂，每剂水煎3次，取汁混匀，分5次服，每天服3次，1天半服完1剂。

二诊（3月12日）：血尿已止。患者诉服药不到2天，从昨日早上小便即开始变清。今日复诊之前在本院查小便常规示完全正常，显微镜下未见红细胞。

［方药］以前方加减治疗以图巩固。

汪剑．小柴胡汤加减治疗血证医案3则［J］．新中医，2020，52（23）：203-204．

按语： 唐氏言尿血"一外因，乃太阳、阳明传经之热结于下焦……小柴胡汤加桃仁、丹皮、牛膝亦治之"。盖外邪不解，传于少阳乃为传变之常。其人感冒愈，却出现尿血证，与唐氏言肝遗热于血室一说亦合，脉证亦指向少阳之证，故和解少阳得愈。方中仍遣多味发表祛风、宣肺燥湿之药，或为诊时仍有外感夹湿之证。

经 血

【原文】妇科已有专书，然男女血本同原，故并论之。经云：女子二七而天癸至，任脉通，太冲脉盛，月事以时下，故能有子。天癸者，谓先天肾中之动气，化生癸水。至者，谓至于胞中也。水为阳气所化，阳倡而阴必随之。血者阴也，冲任主之，故应癸水，而即输血于胞中。血之应水而下，是谓以阴从阳，有如妻之从夫。

冲任两脉，皆起胞中，上属阳明，阳明乃后天水谷之海，居中宫称戊土。化气取汁，变赤为血，随冲任两脉以下合癸水，是谓戊与癸合，男女皆然。男子主气，故血从水化而为精；女子主血，故血从水化而为经。血是男子之精，水中有血，女子之经，血中有水，故行经前后俱有水浆可验。夫此水乃肾中冲阳之气所生，气亢则水竭而血不濡，热证于是乎生矣。气寒则水冷而血不运，寒证于是乎生矣。

故凡调血，先须调水，调水即是调气。气生于肾而主于肺，血生于胃而藏于肝，以血海为肝之部分。肺金司气之制节，又为水之上源，调血调水，人当知所从事矣。故或调气中之水以滋血，或调血中之气而利水，是女子调经之法，即凡为血证之治法，学者宜鉴观之。

血热者，水之不足也，因见行经趱前[1]，发热口渴诸症。四物汤加天冬、麦冬、黄芩、花粉、柴胡、阿胶、牛膝等药以滋水者濡血，或用六味地黄汤以滋肺肾，亦能启水之源，此以滋水为养血之法也。血寒者，水不温也，因见经水后期，黯淡清冷之状，以及凝滞疼痛兼作。四物汤加茯苓、甘草、桂枝、黑姜、附子等药，以温水者行气，气行则血行也。血虚者，行经太少，以及干枯淡薄，诸虚证犹杂出难言。审系肾中天癸之水不足者，必骨热气逆，足痿脉数，子宫干涩，经血前后均无浆水，宜左归饮加菟丝、龟板、阿胶、麦冬、五味、苁蓉以滋天癸之水。审系胃虚，阳明冲任之血不足者，经水必淡，只有水浆，而少鲜血，宜炙甘草汤、养荣汤酌而用之，以补生血之源，而血虚可治矣。

血滞者，瘀血阻滞，因见身痛腹胀，寒热带漏，散经闭经诸证，总是瘀血阻滞其气。若无瘀血，则经自流通，安行无恙，何缘而错杂变乱哉。凡此之类，故总以去瘀为要，四物汤加元胡、桃仁、香附、乳香、没药主之。有热，加黄芩、黄连；有寒，加干姜、附片。王清任血府逐瘀汤、膈下逐瘀汤皆宜。瘀血之甚者，非仲景土瓜根、下瘀血等汤不治，另详瘀血门。

总而论之，血气二者，原不相离。血中有气，气即是水。吾于本条及水火气血论已详言之。知此，则知瘀血阻滞者，乃血阻其气，是血之咎，故破散其血而气自流通，桃仁、丹皮、五灵脂等在所必用。血分有热者，乃气分之水不足以濡血，故令血热，用栀、芩等以泻火，泻火即是滋水也。血分有寒者，乃气分之水，水凝湿滞而不化，故濡滞不流通也，吴茱萸、细辛、桂枝、艾叶以温水者温血，水温则气和，气和则血和。观此，可知男子瘀血、热结寒凝，治法与此皆无异矣。观于生天癸以生血之法，则知男子滋肾养血之法；观于补阳明以补血之原，则知男子补血之原矣；观于滋肺以养血之法，则知男子生津以养血之法。以至血热而水凝为痰，血虚而水溢为汗，同类异情，无不毕见。

【注释】

［1］趱（zǎn 暂）前：即提前。

【提要】本节论述了经血的证治。

【精解】本书首篇"男女异同论"中即提到，男精与女经同为血化，男子主气，血随水而化为精，女子属血，故血随水而化为经。男精属水，然水中有血；女经属血，然血中有水。唐氏血证论治的核心，即气血水火四字。故调经需视其血之寒热，调水之多少以使之平。若血热，则需用麦冬、阿胶等滋水之品；血寒则需用桂、姜、附等温水之品；血滞则为瘀阻其气，故用牡丹皮、桃仁等破血；血虚则审其天癸或阳明之不足以补之。其寒热虚实之治法出气血水火论，时刻不离其血证大法。

【医案举隅】

血热型崩漏案

患者，女，16 岁。

［病史］因月经淋漓不净 10 天，于 2015 年 8 月 29 日就诊。患者近 1 年来月经前期 3~7 天，行经 3~5 天。此次行经 10 天未净，量多色红，伴头晕目眩，心烦口苦，纳食可，大小便调，舌红少苔，脉细数。

［诊断］血热崩漏。

［治法］清热凉血止血。

［方药］方选凉血四物汤。生地黄 20 克，白芍 15 克，当归 12 克，川芎 12 克，牡丹皮 12 克，地骨皮 15 克，仙鹤草 15 克，地榆炭 15 克，侧柏炭 15 克，煅牡蛎 40 克，甘草 5 克。冷水煎服，每次服 150ml。

服药 3 剂后月经干净，给丹栀逍遥散清热疏肝健脾，口服善后调理。第 2

个月月经前、月经中、月经后期再调治，第 3 个月经周期行经提前 2 天，经量正常，5 天月经干净。

杨玲，张英．四物汤治疗崩漏 3 例报道［J］．现代医药卫生，2018，34（14）：2270-2271．

按语：本案患者年仅 16 岁，病月经前期、崩漏。舌红少苔、脉细数，已示阴血不足而生虚热之候，以四物汤合清热之品而愈，正合唐氏"血热者，水不足也，因见行经趱前，发热口渴诸症"。四物汤能滋肾水，生肝血，妙在川芎一味，有补而不滞之功，若遇寒证，佐以桂枝更佳。本案因虚热而经漏，愚意诸止血品不用亦可安愈。

崩　带

【原文】妇人面色青黄，肢体消瘦，心战腰酸，时下浊物，其物黄、赤、青、白、黯黑并下，是带脉之血伤损而成，故名曰带证。古法又分白浊[1]一条，谓带下是带脉为病，其色污杂，白浊则是心、脾、肾三经为病，其色纯白，而所用之方，仍相仿佛，其实同一病也，皆是带脉为病。吾为指明曰：白浊、五带，所下似血非血，乃胞中之水也。此水清则为天癸，以济经血，前论详矣。此水浊则为白浊，为五带，水浊而血因以浊矣。

盖带脉下系胞宫，中束人身，居身之中央，属于脾经。脾经土气冲和，则带脉宁洁，而胞中之水清和，是以行经三日后即有胞水。黄明如金，是肾中天癸之水，得带脉脾土之制，而见黄润之色，乃种子之的候[2]，无病之月信也。若脾土失其冲和，不能制水，带脉受伤，注于胞中，因发带证。白浊污杂，治宜和脾以利水。治脾即是治带，治带即治水也。

观肾着汤，用白术治腰痛如带五千钱者。肾着名汤，明言是肾中水邪着于带脉，故从脾治之，以土治水，而带脉自愈矣。即此可知女子带证是水不清，浊证仍是水不清，不必强分，总以和脾利水为主，胃苓汤主之。夹热者去桂枝加黄芩、黄连、黄柏，夹寒者加细辛、吴萸。夫脾土郁蒸，湿气腐化，变生五带，赤白污浊，理脾解郁，宜逍遥散加防己、木通主之。热加丹皮、栀子、黄柏，寒加台乌、艾叶、砂仁。

以上所论虽未尽带浊之治，然已得法门，学者推而广之。遇热证则硝、黄、甘遂未必非宜，遇寒证则参、术、附尤所必用，以及寒热错杂，皆可随证制方。有纸笔不能尽传者，在医师之自悟也。

【注释】

[1]白浊：小便浑浊色白。

[2]的候：指月经间期，即排卵期，又名"氤氲之时"或"真机"期。

【提要】本节论述了带下和白浊二病，提出"治脾即是治带，治带即治水"的观点。

【精解】本节首先说明白带和白浊的异同。白带属带脉为病，其时下浊物，色污杂，五色并有，是带脉之血损伤所致；白浊色纯白，是心、脾、肾三经为病。两者虽所下浊物颜色不同，但二者所用之方相似，故唐氏认为妇女白浊亦是带脉为病。至于发病原因，唐氏提及带脉和脾经有密切联系。带脉下系胞宫，中束人身，居身之中央。因此若脾经脾气冲和则带脉宁洁，经水按期而至；脾气失和则带脉无制，发为带下和白浊。唐氏以肾着汤中白术为例，指出肾中水邪着于带脉，可从脾治之，以土治水，则带脉自愈。对于脾失冲和引起的带下病，唐氏认为总以和脾利水为主要治则，用胃苓汤。若带下受脾土郁蒸，湿气化腐，表现出赤白污浊，变生五带时，应以逍遥散加防己、木通理脾解郁。如遇寒热之证，应随证选方，不可拘泥于某一类方药。

【医案举隅】

带下案

陈某，女，37岁，2020年7月9日初诊。

[病史]患者间断白带量多6月余，经后期为甚，曾自服妇科千金胶囊好转。最近因工作劳累生气郁闷，近1月余带下症状加重，遂来中医门诊就诊。自述白带量多，色黄，有异味，伴有外阴瘙痒，近一周瘙痒严重，自觉外阴肿疼，伴有腹痛，腰酸。末次月经6月20日，带经5天，月经25~30天一至，月经前乳房胀，孕二产一，饮食尚可，大便稀，不成型，每天2次。睡眠尚可，舌红胖大有齿痕，苔黄，脉滑数。

[诊断]带下病。脾虚肾亏肝郁，湿热下注。

[治法]以健脾补肾、疏肝除湿、清热止带为治疗大法。

[方药]苍术10克，车前子20克，白术15克，地肤子15克，山药15克，党参15克，连翘15克，薏苡仁30克，菟丝子15克，白芍15克，茯苓20克，白鲜皮15克，杜仲15克，白花蛇舌草20克。6剂，水煎口服，每天1剂。

另配合外洗中药，处方为：苦参30克，土茯苓20克，白花蛇舌草30克，白鲜皮30克，黄柏30克，地肤子30克，蛇床子15克，土茯苓20克，百部20克。3剂，水煎外洗，1剂可以外洗2天。

药后带下减少，遂在初诊处方的基础上稍作调整，继服20剂，加外洗，电话随访未再复发。

王凤莲. 刘长英治疗带下病经验［J］. 内蒙古中医药，2021，40（9）：114-116.

按语：本案患者因工作劳累，脾虚加重而生湿，致白带量多，又加生气郁闷，影响肝之疏泄。湿邪郁久化热，故带下色黄。脾虚日久累及于肾，则出现腰酸痛。舌胖大、有齿痕，苔黄，脉滑数，均为脾虚有热之征。由于水湿聚于下焦，下注胞宫，湿邪损伤任带二脉，任脉不固，带脉失约，造成带下病。方中苍术、白术、山药、党参、茯苓健脾；地肤子、白鲜皮、白花蛇舌草清热化湿，连翘清热消肿散结；杜仲、菟丝子补肾固本；白芍柔肝疏肝；车前子、薏苡仁利水渗湿。诸药合用，扶正祛邪，健脾补肾疏肝，化湿止带。同时配合外洗药，见效甚捷。

【原文】崩漏者，非经期而下血之谓也。少者名曰漏下，多则名为血崩。行经而去血过多，如水之流不能止者，亦是血崩，古名崩中。谓血乃中州脾土所统摄，脾不摄血，是以崩溃，名曰崩中，示人治崩必治中州也。

月经名曰信水，以五行惟土主信，土旺则月水有信，土虚则失信而漏下，甚则崩中矣。治法总以治脾为主，或劳倦伤脾，或思虑、饥饱伤脾，脾虚不摄，宜用归脾汤加艾叶、阿胶、灶心土。大虚者，宜十全大补汤加阿胶、续断、升麻、炮姜、枣仁、山萸肉，再用鱼肚、鹿角霜、莲米、姜、盐炖食以调养之。黄芪、糯米、当归煎服，亦大补气血。六君子、养荣汤、炙甘草汤，皆脾经补益之药，可以加减用之。凡是崩中，此为正治。

又有治肝以治脾之贼者，肝经怒火妄动，木郁克土，火扰而血不宁，其人善怒、头痛，口苦目眩，胁腹胀满，六脉弦数，与脾经虚寒之证显有不同，宜归脾汤加丹皮、栀子、柴胡、白芍、麦冬、五味子，补脾土、清肝火两面俱到，或用丹栀逍遥散加牡蛎、阿胶、蒲黄。

【提要】本节论述了崩漏的定义和证治。

【精解】崩漏是指非经期而出现下血的症状。出血量少者为漏下，量多者为血崩，又称崩中。崩漏主要与中州脾土有关，若脾不摄血，则血不循经而致崩漏。根据脾失健运和肝郁克脾两种不同病机，唐氏提出相应的两种治法。对于思虑过度、饥饱失常等损伤脾气而导致的崩漏，法当补脾，可选用归脾汤加艾叶、阿胶、灶心土等。艾叶温经止血，阿胶补血止血，灶心土温中止血，可共治崩漏。虚甚者，宜十全大补汤加减来调养，或用脾经补益之剂如六君子汤、养荣汤、炙甘草汤等加减治疗。情志不遂、平日善怒等致木郁克土所引起的崩漏，应当清肝火、补脾土来调理两脏以宁血海，用丹栀逍遥散加减治疗。此方重在疏肝解郁，养血健脾，防木郁土衰，肝病传脾。也可选用归脾汤加牡丹皮、栀子、柴胡、白芍、麦冬、五味子治之。牡丹皮、栀子清热凉血，白芍养血柔肝，柴胡疏肝解郁，此四药同归肝经，共达清肝之效，加之归脾汤及五味子、麦冬，既清肝火亦补脾土，两面俱到。

【医案举隅】

崩漏案

患者，女，42 岁。

［病史］患者月经淋漓不尽持续 18 天，神疲乏力，面目虚浮，胃内欠佳，心悸，夜寝不安，舌淡苔薄脉缓，行 B 超查子宫附件未见异常，妇科检查阴道畅，宫颈光滑，出血来自宫腔。欲行诊断性刮宫术，患者不愿接受，改服中药治疗。

［诊断］脾虚气陷，统摄无权，冲任不固而成崩漏。

［治法］益气摄血。

［方药］党参 15 克，黄芪 15 克，炒白术 15 克，炒枣仁 12 克，炙甘草 10 克，龙眼肉 15 克，阿胶 12 克，当归炭 10 克，生地炭 10 克，炮姜炭 6 克，升麻 3 克。

用此方 4 剂，出血明显减少，上方去生地炭 10 克、炮姜炭 10 克、当归炭 10 克、阿胶 12 克，加当归 12 克、何首乌 12 克，再服 3 剂血止。

后以归脾丸、乌鸡白凤丸调理善后 3 个月，经期规律，经量正常，随访半年未复发。

周生富，王淑杰. 归脾汤加减治疗崩漏［J］. 包头医学，2001，25（1）：2.

按语：根据患者神疲乏力、面目虚浮、胃内欠佳、心悸、夜寝不安、舌淡苔薄、脉缓等表现，可辨本例引起冲任损伤的原因为脾虚气陷，统摄无权。方用归脾汤加味益气健脾，养血固冲。方中党参、黄芪、白术健脾益气，阿胶、当归炭、生地炭有止血之用。后以归脾丸、乌鸡白凤丸调理善后，以固本复旧，病不再发。

【原文】谨按：带漏虽是水病，而亦有夹瘀血者，以血阻气滞，因生带浊，小调经汤随寒热加减治之。崩中虽是血病，而实则因气虚也，气下陷则水随而泻。水为血之倡，气行则水行，水行则血行。宜服补气之药，以升其水，水升则血升矣，补中益气治之。

合崩带观之，一是水病，一是血病，女子男子皆有血与水之病，宜通观之。

【提要】本节提出从血论治带漏，从水论治崩中的观点。

【精解】合带下、崩漏观之，带下为水不清，是水病；崩漏为血失常道，是血病。根据"水即化气，火即化血。水火气血，固是对子，然亦相互维系"，唐氏认为血水之间彼此联系，甚则可相互累及为病。带下虽是水病，实则有夹瘀血；崩中虽是血病，实则源于气虚。谈及治法，唐氏指明：带下证是由于瘀血阻滞气机，气不行则水不行，气滞水浊，用活血调经法，以小调经汤加减治疗；崩漏则是因为"气下陷则水随而泻，水为血之倡，气行则水行，水行则血行"，用补中益气法加补气药治疗，水升则血亦升。综上而言，后世可依据阴阳水火气血论，从血、水角度治疗。崩漏虽为血病，尤可从水论治；带下虽为水病，亦有从血治之法。

产 血

【原文】妇人胎中有血衣[1]以裹儿，血衣之下又有水衣[2]以衬垫之。将产则胎水先破，水衣先下，然后血衣破而儿生，儿生之后血衣乃下。世谓水衣垫胎，水衣既行则其胎颠坠，是以儿出，此乃着迹之论，未得其所以然也。夫胎产之事乃关气化，岂犹什物之衬垫、悬坠所可拟者。吾为指出其理曰：天地之大，总是以阳统阴，人身之生，总是以气统血。气乃肾中水化之阳，故气着于物还复为水，吾是以有气即是水之论。妇人怀子，垫胎之水衣即气也，胎乃气载举之，气即是水，故水垫其胎，实则气载其血也。

将产之时，水衣先行，气下行故水下行，水行实则气行也，气既下行则其胎血自随之而下。血之从气又如妻之从夫，岂有气行而血不行者哉。故胎之未生，气载之，胎之将产，气运之。知此，则知护胎者必调气，催生者必行气。而治一切血证皆宜治气，均可于此悟出。

【注释】

[1] 血衣：胎盘。用做中药，名紫河车。

〔2〕水衣：胎膜，即胞衣。

【提要】本节论述胎产之生理。

【精解】唐氏认为，胎儿属血，水衣是气，分娩时水衣先下，胎儿后下，此为气行则血行，血随气行的表现。由此可知，护胎者必调其气，催生者必行其气，治疗血证皆可从气入手。唐氏用这种观点来指导产科用药。

【原文】将产之时，腰腹大痛者，以气欲行而血未行，血阻其气，而气必欲迫之使行，故令大痛。此必初胎初产之妇，血道新开，碍气之行，故其痛极甚，或数产之妇，内有瘀血阻滞其气，故令大痛。若壮妇身无瘀血，则将产时微痛而已，或微胀而已。盖其气行而血随之下，血道既是熟路，又无瘀血阻滞，何痛之有？其极痛而胎不下者，催生之法，总宜行血，不使阻滞其气，则气下而胎随以下，佛手散主之。交骨不开[1]者，加败龟板及妇人油发烧灰，义总取于活血，血活则气通，胎顺而自生矣。

既产之后，身痛腰痛。恶血不尽，阻滞其气，故作痛也。盖离经之血，必须下行不留，斯气无阻滞，自不作痛，又能生长新血。若瘀血不去，则新血不生，且多痛楚，宜归芎失笑散及生化汤治之。夫产后百脉空虚，亟宜补血，而犹力主去瘀者，瘀血不去，则新血断无生理，吾于男女异同论已详言之。虽产后大虚，仍以去瘀为急，去瘀正为生新计也。吐衄家须去瘀血，观此益信。

【注释】

〔1〕交骨不开：交骨指骶尾关节部，古人认为未产前其骨合，临产时其骨开，若此骨不开，则难娩出。此多因元气虚弱，胎前失于调养，以致气血不能运达所致。

【提要】本节论述临产腹痛和产后腹痛的证治。

【精解】产前腹痛是气欲行而血未行，瘀血阻滞气机，故令大痛，选用佛手散活血化瘀，血行则气行，胎儿随之而下。产后身疼腰痛是由于胞宫内恶血不尽，阻滞气机，所以作痛。瘀血不去则新血不生，可选用归芎失笑散及生化汤活血化瘀行气来止痛。若分娩时失血过多或调养失宜，导致产后百脉空虚，应着重补血，同时化瘀以生新。祛瘀血意在恢复气机通畅，与唐氏阳主阴从、气主血从的思路相合。

【医案举隅】

产后腹痛案

患者，女，28岁，2019年2月8日来诊。

［病史］患者产后少腹疼痛 15 天，伴有恶露少量。现患者小腹疼痛，拒按，得热痛减，恶露色黯有块，面色苍白，四肢不温，神疲乏力，偶有头昏头晕，睡眠可，二便可。舌脉：舌质淡白，边有瘀点瘀斑，脉弦细涩。腹部触诊：腹部疼痛，按压痛甚，小腹可触及包块。B 超检查：子宫内有少量残留物。

［诊断］产后腹痛，证属寒凝血瘀兼气血两虚。

［治法］活血化瘀，温经止痛，兼补益气血。

［方药］生化汤加减。当归 10 克，川芎 8 克，桃仁 6 克，盐小茴香 6 克，官桂 4 克，炒蒲黄 8 克，酒炒元胡 8 克，炮姜 4 克，炙甘草 4 克。5 剂，每天 1 剂，水煎服。

二诊（2019 年 2 月 13 日）：患者少腹疼痛以及恶露消失，仍感神疲乏力。

［方药］上方去桃仁、盐小茴香、官桂、酒炒元胡、炒蒲黄，加炒白术 10 克、黄芪 15 克、党参 15 克，继服 7 剂。

服药后神疲乏力消失。

李宁，朱智耀，李可歆. 生化汤在产后病中的临证应用经验［J］. 世界中西医结合杂志，2020，15（9）：1747–1750.

按语： 根据本例患者产后小腹疼痛、拒按、得热痛减、恶露色黯有块、舌边有瘀点瘀斑、脉弦细涩等表现，可见患者体内有瘀血；又根据面色苍白、四肢不温、神疲乏力，偶有头昏头晕、睡眠可、二便可、舌质淡白，可辨为气血亏虚证。究其原因，因患者产后气血亏虚，易感寒邪，寒凝血瘀引发腹痛。本例患者既有寒又有瘀，而非纯虚之证，故先用生化汤加减养血活血、温经止痛，待瘀血祛除后再考虑补益气血。故首诊时在生化汤基础上加盐小茴、官桂温经散寒，加酒炒元胡、炒蒲黄增强止痛化瘀的功效。全方可祛瘀止痛，温经补虚，使瘀去而新血生，血行通畅，通则不痛。二诊时瘀去痛消，面色有所好转，但仍神疲乏力，故去桃仁、盐小茴等温经活血药，加炒白术、黄芪、党参益气补血以固本，最终诸证皆消。

【原文】产后血晕，由血随气上，迷乱心神，故眼前生花，甚者闷绝口噤，神昏气冷。有下血过多而晕者属虚，但昏闷烦乱而已，法当补血，宜炙甘草汤及八珍汤加枣仁、龙骨、朱砂、丹皮。有下血少而晕者，乃恶露上抢于心，心下满急，神昏口噤，绝不知人，法当破血，宜当归、延胡索、血竭、没药、荆芥穗，京墨煅红醋淬，童便引。血晕之证，吐衄家间亦有之，医者不可不知。

【提要】本节论述产后血晕的证治。

【精解】产后血晕是由血随气上，迷乱心神所致。症见眼前生花，头目眩晕，甚至牙关紧闭，昏闷不省人事。临证当辨虚实，一种是产后失血过多，血虚不能自守，属虚证，可选用炙甘草汤及八珍汤加减以大补气血；一种是恶露上抢于心的血晕，属实证，应以当归、延胡索等药行气化瘀。

【医案举隅】

产后血晕案

雍某，女，24岁。

[病史] 患者新产2天，忽病神经错乱，昼夜哭笑骂詈。家人遂邀戴师往诊。诊见患者四肢抽搐，两目怒张，切其脉沉而涩，触诊小腹拘急拒按，并询得产后恶露甚少。

[诊断] 据证分析，系产时感寒，恶露不下，血瘀气逆，气与血并走于上，扰乱神明，蒙闭清窍，神志逆乱而致血晕。

[治法] 根据"瘀者行之"的原则，以调气活血、行瘀为治。

[方药] 当归尾、益母草、香附各12克，赤芍、川芎、莪术、桃仁、炙甘草各10克。

二诊：神志清楚，抽搐已平，恶露已下，转危为安。是夜进糜粥一碗，家人皆喜。

[方药] 守原方减莪术、桃仁，加党参、黄芪各15克，2剂。

过5天，患者家人来告，服药后少加调理，诸恙已愈。

戴晨光. 戴树生治疗妇科疾病验案举隅 [J]. 湖北中医杂志，2000，22（8）：5-6.

按语：产后血晕，临证当辨虚实：因血虚而致晕者，当以补气养血为主；因血瘀而致晕者，方以活血逐瘀为治。根据本案患者小腹拘急疼痛拒按，切其脉时又有脉沉涩之象，故诊断本案属血瘀产后血晕。方用当归尾、川芎活血养血，赤芍、益母草、桃仁、莪术祛瘀生新，香附子理气行滞，炙甘草和中益气。瘀血得去，则新血自生，邪去正复。

【原文】产后血崩，乃荣气空虚不能摄血归经，大剂归脾汤主之。如兼汗出气喘者，乃是血脱气散之危证，参附汤加阿胶、熟地、茯苓、甘草以救之。然又有怒气伤肝，肝气横决，血因不藏者，归脾汤加炒栀子、阿胶、艾叶、柴胡，逍遥散加阿胶、牡蛎、棕炭、炒栀、莲叶、香附皆宜。

【提要】本节论述产后血崩的证治。

【精解】本节讨论了三种不同情况下针对产后血崩的治疗方法：如果是荣

气虚弱导致的血崩，可以使用大剂归脾汤进行治疗；对于同时出现汗出气喘的血脱气散的危证，应使用参附汤加减；如果是由于怒气伤肝，肝气横逆侵犯脾胃，血液不得归藏导致的血崩，则用归脾汤或逍遥散主之。

【医案举隅】

产后血崩案

李某，女，35岁，1981年3月16日初诊。

［病史］患者2月上旬分娩，至今出血不止，针药无效，遂来就诊。证见：面黄形瘦，气短言微，伏桌而坐，不能自持。头晕心悸，纳少失眠，恶露色淡，淋漓不止，舌淡白瘦小，脉沉细无力。

［诊断］心脾两虚，恶露不绝。心主血，藏神，心失血养则见失眠心悸，血不养神则神疲，血不上荣则面黄头晕，舌淡瘦、脉沉细皆为心血虚之象。母病及子，心病影响及脾，脾统血，虚则失统，故恶露不绝；脾主肌肉，虚则不化精微以养肢体，故形体消瘦；脾失运化，故饮食减少；气短言微为中虚之象。证属心脾两虚。

［治法］健脾养心，益气摄血。

［方药］当归12克，炙黄芪15克，党参15克，白术9克，龙眼9克，阿胶珠12克，煅牡蛎15克，远志6克，朱茯神15克，炙甘草6克，广木香5克，炮姜炭3克，红枣5枚，2剂。

二诊（3月20日）：患者血止过半，余症亦有好转，仅感乏力短气。

［方药］守上方去牡蛎、阿胶，加五味子6克，人参、黄芪各20克。

三、四诊依上方加减用药，并嘱其注意营养休息。四月下旬因小孩患病自己抱来，云：药服8剂痊愈。

胡传炎. 产后出血治验二例［J］. 河南中医，1984，4（4）：38.

按语：此患者因产后过于劳役，失于营养，加之产后百脉空虚，血海不固，以致恶露不绝，气血两虚。选用归脾汤进行治疗。方中党参、黄芪可益气摄血，白术、炙甘草、红枣、龙眼等滋化源，再加入茯神、远志等宁心安神之药，并在此基础上加入阿胶、当归、牡蛎、木香等，有助于活血止涩固脱。

【原文】败血干肺，口鼻黑色，面如茄色，或发鼻衄，乃气逆血升之危候，或则喘息，或咳逆欲死，总缘肺虚不能制节其下，是以下行之血得以上干，宜参苏饮主之。鼻衄加杏仁，喘咳加五味。吐衄家血干肺脏者亦与此同。

败血干心，心气闭塞，舌强不语，神昏谵语，如见鬼状，宜归芎失笑散加龙脑、朱砂、血竭、没药治之，牛膝散加枣仁、琥珀、熟地、人参皆宜。

败血干脾，则呕逆腹胀，不能饮食，生化汤加半夏、茯苓、枳壳、厚朴。如发为水肿，是血从水化而变为水，与血变为脓无异。既从水化则从水治之，五苓散加蒲黄、丹皮以利之。

总之，血以下行为顺，上行为逆。知产血上逆之为病，则愈知吐衄之血上逆为病也。但吐衄与产血，其病原不同，故治法亦异。

【提要】本节论述产后败血的证治。

【精解】本节讨论了败血干肺、干心、干脾三证的症状和治疗方法。败血干肺指气逆血升引起呼吸困难和咳嗽等症状，可用参苏饮复肺之治节；败血干心表现为心气闭塞、神昏谵语等症状，宜归芎失笑散或牛膝散加减以复心之神明；败血干脾则表现为呕逆腹胀，不能饮食，可使用生化汤加味以复脾之运化，如出现水肿则需使用五苓散加蒲黄、牡丹皮以利尿。唐氏认为，"血以下行为顺，上行为逆"，盖血生于上而下行，气生于下而上行，逆此则为患。

【医案举隅】

败血干肺案

李某，女，26岁，1988年6月初诊。

［病史］患者人流2日后即下水田劳动，渐感腰酸肢懒，头晕乏力，咳嗽气短。曾服中西药10余天，病情时轻时重，转诊余处。现患者咳嗽连连，喘促呕恶，胸脘闷满，头晕心烦，倦怠无力，舌淡暗，脉细数涩。产后月余，恶露未净，且小腹隐痛似有硬物上顶。

［诊断］该病实因恶露未尽去，瘀血内停，气机失畅，反逆而上冲于肺所致。

［方药］拟生化汤方加减，祛瘀降逆肃肺。桃仁18克，红花12克，当归15克，枳壳12克，炮姜10克，川芎12克，桂枝12克，牛膝12克，桔梗10克，杏仁12克，瓜蒌18克，川楝子12克。水煎服。

3剂后咳嗽即轻，胸脘闷满好转，腹部稍舒，药已对证，继投5剂。又虑其产后稍劳受冷，嘱同时加服乌鸡白凤丸，早晚各1丸。调理几日，诸症均失。

曾平安. 产后三冲治验［J］. 河南中医，1995，15（4）：247-248.

按语：本案虽以咳嗽气急、胸脘闷满、呕恶厌食等肺气不宣之症为主诉，但细究其因，病始于产后劳累受凉，秽浊败血未尽，瘀血内停，逆而犯肺，故取生化汤活血祛瘀之法，佐以宣理肺气之品。方中桃仁、红花、当归、川芎等有活血之用，桔梗、杏仁、瓜蒌等可宣肺化痰。本方可达止咳降逆之效。

【原文】此外尚有数证，乃产后多有之证，亦与吐衄义可参观，因连类及之，条列如下。

产后喘促，最危之候，因荣血暴竭，卫气无依，为血脱气散之证，宜参附汤饮之，四磨汤亦可。若因败血乘肺，气喘目黑，鼻起烟煤者，是为肺气将绝之证，参苏饮治之。二证，一是肾气虚脱而阳上越，一是肺气虚竭而血上乘。两方皆主人参，大生水津。水者，气之母也，方主补气，故用人参以滋水，滋水即是补气。而阳上越者，佐附子以引之归根。血上干者，佐苏木以速之下降。诚产后救危之良方。男子血气脱绝之证，亦不能外此义也。

产后汗出，身微似汗者吉。盖产后血虚，微汗则气来就血，阳来和阴，汗者气分之水也，产后血不足而气有余，故微泄其气以与血配，最吉之兆。若阴虚于内，阳浮于外，漐漐汗出[1]，是为自汗，与微汗有别，法宜补阴而引阳，圣愈汤加附子、五味、麦冬、龙骨治之。若大汗亡阳，其汗如水之流，乃元气脱散，气即水也，气脱故大汗，非大剂参附汤不能回阳。又有但头汗出，至颈而还者，乃血不得其和，气因郁而上蒸，故但头汗。仲景谓之郁冒，用小柴胡汤解之。盗汗阴虚者，当归六黄汤治之。此与吐衄家汗出诸证有相通处，宜参观之。

【注释】

[1] 漐（jí 急）漐汗出：形容汗出连绵不断。漐，水外流之意。

【提要】本节论述产后喘促和产后汗出的证治。

【精解】荣血暴竭，卫气无依所致产后喘促，为血脱气散之证，是最危之候，用参附汤或四磨汤主之。若因败血乘肺，出现气喘目黑，鼻起烟煤，乃肺气将绝之证，治以参苏饮。前者属肾气虚脱而阳上越，后者属肺气虚竭而致血上乘。以上之方皆用人参大生水津。水为气之母，滋水即是补气。若阳上越，佐以附子引之归根；血上干，佐以苏木以速降。

产后汗出有四种情况：若见漐漐汗出，属阴虚于内，阳浮于外，宜补阴而引阳，用圣愈汤加减；若大汗亡阳，汗如水流，属元气大脱之象，用大剂参附汤以回阳；若见但头汗出，至颈而还，为血不和，气郁而上蒸，即仲景所谓郁冒，用小柴胡汤以和之；又有盗汗阴虚者，当归六黄汤主之。

【原文】产后发热,因阴血暴伤,阳无所附,四物汤加炮姜,从阴引阳,为正治之法。若头痛恶寒而发热者属外感,不当作寻常伤寒治之,惟宜用四物汤加荆芥、柴胡、葱白,和血解表而愈。又有停食发热者,必见胀闷、嗳气、呕哕等症,异功散加山楂、神曲、麦芽、厚朴、生姜治之。若因瘀血壅滞而发热者,必见身腹等处刺痛之症,生化汤治之。若去血过多,烦躁口渴,面赤身热者,当归补血汤治之。若阴虚阳无所附,孤阳外越而发热者,急进参附汤救之。《金鉴》此条,于产后发热虚实之证略备,与男子亡血发热者,治法相同。但亡血是血上行,产后是血下行,一逆一顺,其间略有不同耳。

产后杂证犹多,所举数条,皆与吐血之证有互相发明者,其余不及备载,另有产科诸书可查。

又补论曰:产后气下泄,故多脱证。吐血气上逆,故少脱证。吐血之脱证皆宜降,产后之脱证则宜升,此绝不同。

【提要】本节主要论述产后发热的证治。

【精解】本节讨论了不同类型产后发热的治疗方法:若因为阴血暴伤,阳无所附而导致的发热,可以使用四物汤加炮姜从阴引阳,为正治之法;若发热伴见头痛和恶寒,属外感,用四物汤加解表药以行和血解表之效;对于停食发热,见胀闷、嗳气、呕哕等证者,可用异功散加消食药以消食解表;若身腹等处刺痛,属瘀血壅滞而发热,生化汤治之;若见烦躁口渴、面赤身热等,属去血过多,宜当归补血汤治之;若孤阳外越发热,属阴虚阳无所附,急进参附汤以救之。总之,《医宗金鉴》通过对产后发热的各种不同症状和情况进行分类、分析,提供了相应的治疗方法,并指出不同治疗方法的适用条件。

此外,篇末又补论,吐血之脱证宜降,产后之脱证宜升,二者治法有异。

【医案举隅】

产后发热案

李某,女,29岁,2018年10月15日初诊。

[病史]患者足月顺产后7天出现发热,最高达39.2℃,伴鼻塞、流涕,当地医院考虑产后感冒,使用抗生素、退热药等对症治疗后,大量出汗,体温仍波动于37.2~39.0℃,神志清,面赤,口干唇燥,舌紫黯,苔有瘀斑,脉弦数而涩,症见:小腹疼痛拒按,未及明显包块,恶露量少,色黯有块。

[诊断]血瘀型产后发热。

[治法]活血化瘀。

[方药]拟方桃红四物汤加减。桃仁、红花各10克,当归20克,川芎、

熟地黄、白芍、白术各 15 克，干姜 9 克，甘草 6 克。

服 3 剂药后患者体温降低，疼痛减轻，原方基础上加蒲黄 10 克、益母草 15 克。服 3 剂后体温正常、腹痛消失，6 剂后余症完全消失。

李小华. 王丽娜教授运用桃红四物汤医案三则［J］. 中国民族民间医药，2019，28（18）：69–70，72.

按语： 根据该例患者初产后出现发热，且舌紫黯、苔有瘀斑、脉弦数而涩，又有少量恶露，色黯有块，可辨证为血瘀型发热。因此治疗上应以活血化瘀为主，兼补益气血。方中当归为主要药物，可补血活血化瘀；桃仁、川芎、红花活血化瘀；熟地黄补精血，滋肝阴；白术健脾益气；干姜温经散寒止痛；甘草调和诸药。后加蒲黄和茜草增强活血祛瘀之力，诸症皆愈。

卷五

瘀　血

【原文】吐衄便漏，其血无不离经。凡系离经之血，与荣养周身之血，已睽绝[1]而不合。其已入胃中者，听其吐下可也。其在经脉中而未入于胃者，急宜用药消除，或化从小便出，或逐从大便出，务使不留，则无余邪为患。此血在身，不能加于好血，而反阻新血之化机。故凡血证，总以去瘀为要。世谓血块为瘀，清血非瘀，黑色为瘀，鲜血非瘀，此论不确。盖血初离经，清血也，鲜血也，然既是离经之血，虽清血鲜血，亦是瘀血。离经既久，则其血变作紫血。譬如皮肤被杖，血初被伤，其色红肿，可知血初离经，仍是鲜血。被杖数日，色变青黑，可知离经既久，其血变作紫黑也。此血在经络之中虽已紫黑，仍是清血，非血块也，是以能随气运行，走入肠胃，吐下而出。设在经络之中，即是血块，如何能走入肠胃耶？至于血块，乃血入肠胃，停留片时，立即凝结。观宰割猪羊，滴血盆中，即时凝结，便可知矣。故凡吐衄，无论清凝鲜黑，总以去瘀为先。且既有瘀血，便有瘀血之证，医者按证治之，无庸畏阻。

【注释】

[1] 睽（kuí 葵）绝：隔绝之意。

【提要】本节提出离经之血为瘀血的观点以及总治则。

【精解】本节认为，凡离经之血即为瘀血。离经之血指不能按经正常循行的血液，不能入于脏腑，不仅阻碍气血正常运行，也会阻碍新血的生化，故凡血证总以去瘀为要。唐氏认为，即使初离经之血为鲜血，也是瘀血。离经日久，血色变紫。其病位主要在脏腑、经络、三焦、腠理、肌肉，随瘀血所在部位不同从而出现不同病证。

【原文】瘀血攻心，心痛头晕，神气昏迷，不省人事。无论产妇及吐衄家，有此证者乃为危候。急降其血，而保其心，用归芎失笑散加琥珀、朱砂、麝香治之，或归芎汤调血竭、乳香末亦佳。

瘀血乘肺，咳逆喘促，鼻起烟煤，口目黑色，用参苏饮保肺去瘀，此皆危急之候。凡吐血即时毙命者，多是瘀血乘肺，壅塞气道。肺虚气促者，此方最稳。若肺实气塞者，不须再补其肺，但去其瘀，使气不阻塞，斯得生矣。葶苈大枣汤加苏木、蒲黄、五灵脂、童便治之。

瘀血在经络脏腑之间，则周身作痛。以其堵塞气之往来，故滞碍而痛，所谓痛则不通也。佛手散加桃仁、红花、血竭、续断、秦艽、柴胡、竹茹、甘草，酒引，或用小柴胡加归、芎、丹皮、桃仁、荆芥，尤通治内外之瘀，方义较稳。

【提要】本节论述了瘀血在心、肺、经络脏腑的证治。

【精解】瘀血攻心，症见心痛头晕、神气昏迷、不省人事。心主血脉，推动血液在脉中运行，以营养全身。瘀血客留于心，致血脉运行受阻，为危候，急需降其血来保其心，应用活血化瘀、行气通络、重镇降逆之方。唐氏认为，治疗此证以活血化瘀为要，予归芎汤合失笑散加减。

肺朝百脉，能助心行血。瘀血乘肺，则见咳逆喘促、鼻起烟煤、口目黑色。唐氏认为，"此皆危急之候"。肺虚气促者，宜参苏饮保肺去瘀；肺实气塞者，是因瘀血乘肺，壅塞气道所致，不需补肺，须以去瘀行血为主，气顺则血生，葶苈大枣泻肺汤加味为宜。

瘀血在经络脏腑之间，阻滞气机，则周身作痛，可用佛手散或小柴胡加减以通治内外之瘀。

【医案举隅】

瘀血头痛案

田某，男，57岁，1998年5月8日入院。

［病史］患者头痛、头晕、目呆，加重7天。日前曾头部碰伤，无出血及外部血肿，约半月后轻微头痛，逐渐头痛加重，双侧颞部明显，疼痛难忍，不

能入睡。入院后行头颅 CT 检查示：双侧额、颞顶部硬膜下少量积液。给予抗炎、降颅压、利尿、营养脑细胞治疗头痛无减，反对外科行头部引流术，要求保守治疗。现症：头痛头晕，头重如裹，神志时清时寐，低头视物重影，纳差，睡眠差，舌质淡暗、舌苔薄白腻，脉沉涩。

［诊断］头痛，证属瘀血阻络，脑络不通，脾虚湿困。

［治法］活血化瘀，疏通脑络，健脾祛湿。

［方药］佛手散加减。当归 30 克，川芎 30 克，黄芪 30 克，薏苡仁 30 克，丹参 20 克，穿山甲 15 克，水蛭 6 克，白芥子 12 克，白术 12 克，茯苓 12 克，车前子 12 克，每日 1 剂水煎服。

连服 4 剂后头痛减轻，睡眠仍不好，头晕。守上方加炒枣仁 15 克，天麻 10 克。连服 4 剂后，诸症明显减轻，效不更方。继进 10 剂，症状缓解，自觉头脑清醒，轻松如常人。复查脑 CT 示：硬膜下积液明显减少，为巩固疗效，带药 6 剂继续服用。

张秀荣，刘嵩平. 佛手散加减治疗偏头痛 82 例［J］. 河南中医，2002，22（5）：70-71.

按语： 患者曾因外伤致瘀血阻滞，脑络不通，导致头痛不已。故选用《太平惠民和剂局方》佛手散加减治疗。方中以当归、川芎补血活血；水蛭、丹参、穿山甲增强活血化瘀之功；又根据患者头重如裹，舌质淡暗、舌苔薄白腻等象，辨证夹有脾虚湿困，增入黄芪、白术、薏苡仁、茯苓、白芥子、车前子等药益气健脾，渗湿利水，豁痰散结，以助头颅积液吸收，瘀去液行，则诸症好转。

【原文】瘀血在上焦，或发脱不生，或骨膊胸膈顽硬刺痛，目不了了[1]，通窍活血汤治之，小柴胡汤加归、芍、桃仁、红花、大蓟亦治之。

瘀血在中焦，则腹痛胁痛、腰脐间刺痛着滞，血府逐瘀汤治之，小柴胡汤加香附、姜黄、桃仁、大黄亦治之。

瘀血在下焦，则季胁、少腹胀满刺痛，大便黑色，失笑散加醋军、桃仁治之，膈下逐瘀汤亦稳。

【注释】

［1］目不了了：形容看东西模糊不清。

【提要】本节论述瘀血在三焦的证治。

【精解】唐氏于本节以三焦论证。瘀血在上焦，症见发脱不生，或胸膈刺痛、目不了了等，用通窍活血汤或小柴胡汤加减治疗；瘀血在中焦，症见腰腹刺痛，用血府逐瘀汤或小柴胡汤加味治疗；瘀血在下焦，症见少腹胀满刺痛、大便黑色，用膈下逐瘀汤或失笑散加减治疗。

【医案举隅】

瘀血少腹痛案

梅某，男，15岁。

［病史］患者因患急性阑尾炎手术治疗。出院3年，少腹经常疼痛，日渐加剧，多次求医他处，诊断为肠粘连，用抗生素治疗。疼痛时而减轻，时而加剧，遇劳痛甚，于1995年9月就诊。症见少腹疼痛，痛势较剧，痛处固定不移，拒按，遇劳加剧，大便干结，舌紫黯，脉涩而弦。

［诊断］血瘀腹痛证。因手术损伤脉络，血溢于脉外，血瘀气滞，不通则痛，故腹痛；血瘀则气滞，气机不利，肠腑通降失常，则大便干结。痛处固定不移，拒按，舌紫，脉涩均为瘀血之象。

［治法］活血化瘀，和络止痛。

［方药］柴胡、枳壳、当归、川芎、赤芍、五灵脂、没药、元胡、红花、泽兰、桃仁、丹参、大黄，每日1剂，水煎饭后温服，并停服西药。

方中柴胡、枳壳解郁止痛；当归、川芎、赤芍养血活血；五灵脂、没药、元胡逐瘀止痛；红花、泽兰、桃仁、丹参、大黄散瘀破血。连服5剂后，腹痛已减大半，大便正常。二诊继前方去大黄，加生地黄再服15剂后，腹痛消失，随访5年未发。

朱道春．活血化瘀法在内科中的临床应用［J］．中国药物经济学，2014，9（3）：242-243．

按语： 根据患者少腹疼痛、痛势较剧、痛处固定不移的主症，以及舌紫黯、脉涩而弦等舌脉，可诊断本病即唐氏所述"瘀血在中焦"。在治疗瘀血证时，应根据病机变化、病情的轻重深浅、病程长短等作相应的处理，合理选用活血化瘀药，如方中的当归、川芎、五灵脂、桃仁、红花等。在应用活血化瘀药的同时，还应适当加入补气、行气之品，气行则血散，如柴胡、枳壳等。另外，在治疗瘀血证时，还要注意扶正固本，适当加入补气、养阴、补血、健脾、补肾等中药以调理机体，恢复机体的正常功能。

【原文】 瘀血在里，则口渴，所以然者，血与气本不相离，内有瘀血，故气不得通，不能载水津上升，是以发渴，名曰血渴。瘀血去则不渴矣。四物汤加枣仁、丹皮、蒲黄、三七、花粉、云苓、枳壳、甘草，小柴胡汤加桃仁、丹皮、牛膝皆治之。温经汤以温药去瘀，乃能治积久之瘀，数方皆在酌宜而用。

瘀血在腠理，则荣卫不和，发热恶寒。腠理在半表半里之间，为气血往来之路，瘀血在此，伤荣气则恶寒，伤卫气则恶热，是以寒热如疟之状，小柴胡汤加桃仁、红花、当归、荆芥治之。

瘀血在肌肉，则翕翕发热，自汗、盗汗。肌肉为阳明所主，以阳明之燥气而瘀血相蒸郁，故其证象白虎，犀角地黄汤加桃仁、红花治之，血府逐瘀汤加醋炒大黄亦可治之也。

【提要】本节论述瘀血在里、在腠理、在肌肉不同部位的证治。

【精解】若瘀血在里，气化不行，影响津液上行，发为口渴，名曰血渴，治用四物汤或小柴胡汤加味以活血，瘀血去则不渴，积久之瘀宜用温经汤治之；若症见恶寒发热或寒热如疟状，考虑瘀血在腠理，损伤荣卫，宜小柴胡汤加减以和解表里；若见发热汗出等白虎证之象，则考虑瘀血在肌肉，肌肉为阳明所主，阳明之气与瘀血相蒸导致口渴，故用犀角地黄汤或血府逐瘀汤加减以清热化瘀。

【原文】瘀血在经络脏腑之间，则结为癥瘕。瘕者，或聚或散，气为血滞，则聚而成形，血随气散，则没而不见。方其既聚，宜以散气为解血之法，九气丸治之。在胸膈上者加桔梗、枳壳、瓜蒌、生姜、甘草；在右者加苏子、桑皮、陈皮；在左者加青皮、牡蛎、当归；在中焦大腹者加厚朴、枳壳、防己、白芍、甘草；在小腹下者加橘核、小茴、荔核、槟榔、川楝子、灵脂。气散则血随而散，自不至于结聚矣。至其既散之后，则又恐其复聚，宜以调血为和气之法。此时瘕气既散，处于血分之中，但一调血则气自和，而不复聚矣。逍遥散加丹皮、香附治之，归脾汤加柴胡、郁金子亦治之。癥者，常聚不散，血多气少，气不胜血故不散，或纯是血质，或血中裹水，或血积既久亦能化为痰水，水即气也。癥之为病，总是气与血胶结而成，须破血行气，以推除之，元恶大憝[1]，万无姑容。即虚人久积，不便攻治者，亦宜攻补兼施，以求克敌。攻血质宜抵当汤、下瘀血汤、代抵当丸。攻痰水宜十枣汤。若水血兼攻，则宜大黄甘遂汤或秘方化气丸。外治法，贴观音救苦膏。

瘀血在经络脏腑之间，与气相战斗，则郁蒸腐化而变为脓，另详吐脓、便脓、疮脓门，兹不再赘。

瘀血在经络脏腑之间，被气火煎熬，则为干血。气者，肾中之阳，阴虚阳亢，则其气上合心火，是以气盛即是火盛。瘀血凝滞，为火气所熏，则为干血，其证必见骨蒸痨热，肌肤甲错，皮起面屑，名为干血痨。病至此者，十治二三，仲景大黄䗪虫丸治之。盖既系干血，便与气化隔绝，非寻常行血之品所能治也，故用诸虫啮血之物，以消蚀干血。瘀血不去，新血且无生机，况是干血不去，则新血断无生理，故此时虽诸虚毕见，总以去干血为主也。如胆识不及，可以滋补之药送下此丸，亦调停之一术。

瘀血在经络脏腑之间，被风气变化，则生痨虫。气者，肾水之所化也，故气动即为湿。风者，肝阳之所生也，故风动即为热。湿蒸热煽，将瘀血变化为虫，是为痨虫。此犹之草腐为萤，谷飞为虫也。其辨法：面色乍赤乍白，乍青乍黄，唇口生疮，声嗄[2]咽痒，烦梦不宁，遗精白浊，发焦舌燥，寒热盗汗，口出秽气，不知香味，喜见人过，常怀忿怒，梦见亡先，惊悸咳逆，或腹中有块，或脑后两边有小结核，或食豆而香；又用乳香熏其手背，帕覆手心，须臾毛长至寸许；每日平旦精神尚好，日午向后，四肢微热，面无颜色，皆是痨虫之候也，月华丸主之。多食鳗鱼肉，既有滋补，又善杀痨虫。或用鳗鱼骨烧黑，鳖甲炒为末，煎人参、当归、白芍、白薇汤送下，补虚杀虫，相辅而行。若专事杀虫，金蟾丸亦可间服，金线蛙烧服亦妙。黑猫杀取肝，焙干为末，月初五更空心服，大能杀除痨虫，可代獭肝。獭爪为末酒下，痨虫居肺叶间，咯血声嘶者，皆能治之。

痨虫乃血化之虫，最为灵异，其人死后，虫为妖孽，传染家人，为传尸痨。杀三人者，其虫不治。传尸之证，与其所感之病患无异，《金鉴》谓宜服传尸将军丸，方载《丹溪心法》中。今查《丹溪心法》不载此方，然以将军名丸，其主用大黄可知。夫传尸虫孽，袭染人身，亟宜除去，故主攻下，亦如仲景攻干血法，以免留邪为患也。此虫一传人身，便能聚积人身之血以为窠囊[3]，食息生育，变化无穷。吾谓可用移尸灭怪汤，杀其虫而夺其血，斯无遗留之邪矣。

以上二证，大便不溏泄者尚可攻治，溏泄者不能任药，必死。

【注释】

[1] 憝（duì 对）：恶人。

[2] 声嗄（shà 霎）：指声音嘶哑、发声不清的病症。

[3] 窠囊：即囊状物。最早源于宋代许叔微的"湿痰、痰饮成癖囊"说，元代朱丹溪又提出了"痰夹瘀血"的观点。

【提要】本节论述瘀血在经络脏腑之间的证治。

【精解】瘀血在经络脏腑之间，可结为癥瘕。瘕者，气多血少，有聚有散。气为血滞，聚而成形，血随气散，则没而不见。初聚时，应散气解血，用九气丸，再根据瘀血所在部位随证加减。既散之后，调血和气，用逍遥散或归脾汤加味。癥者，血多气少，常聚不散，气血胶结，须破血行气以治，虚人则不可纯攻，要攻补兼施。攻血用抵当汤、下瘀血汤或代抵当丸；攻痰水用十枣汤；若水血兼攻，则宜用大黄甘遂汤或秘方化气丸。外可贴观音救苦膏。

瘀血在经络脏腑之间，遇火煎熬则为干血，遇风风化则生痨虫。前者症见骨蒸痨热、肌肤甲错、皮面起屑，治用大黄䗪虫丸以去干血。后者症见面色乍赤乍白、乍青乍黄、唇口生疮、遗精白浊、寒热盗汗等，或见腹中有块，或脑后两侧有小结核，食豆而香，每日平旦精神好，午后四肢微热，疗以月华丸。此外，鳗鱼骨肉、金线蛙取肝分别烧服，既可滋补，又杀痨虫。若专事杀虫，可间服金蟾丸。

唐氏认为痨虫乃瘀血所化之虫，十分灵异，其人死后，痨虫会传染家人，名传尸痨。可用移尸灭怪汤治疗，既杀其虫又夺其血。

【医案举隅】

气滞血瘀型积聚案

张某，男，58岁。

[病史] 患者乏力，伴水肿、胁痛1年余。患者诉1年前无明显诱因出现疲乏无力，伴双下肢轻度水肿，胁痛，就诊当地医院。查肝功能提示：丙氨酸转氨酶（ALT）200IU/L，天冬氨酸转氨酶（AST）90IU/L。肝穿刺病理提示：G1S4（G是指肝脏组织病理分级，S是指肝脏组织病理分期）。护肝治疗（具体不详），肝功能及症状均有改善出院。今上述症状仍反复，就诊我院，查肝功能：ALT120IU/L，余正常。查体：舌质晦暗，有瘀点，边有齿痕，苔黄，舌下络脉Ⅱ°迂曲，脉沉涩，面色晦暗，皮肤、巩膜无黄染，肝掌、蜘蛛痣，肝肋下未触及，脾肋下1厘米可触及，质中，无触痛，双下肢轻度凹陷性水肿。时下症见：乏力，下肢轻度浮肿，偶有胁部胀痛，口稍干，纳寐尚可，夜尿频，大便难解，三至四日一行。

[诊断] 西医诊断：肝硬化（G1S4）。中医诊断：积聚病（气滞血瘀）。病机：脾失健运，肝肾亏虚，气滞血瘀，瘀血阻络。

[治法] 健脾益气，补益肝肾，活血化瘀通络。

[方药] 大黄䗪虫丸加减。大黄9克，䗪虫6克，黄芪15克，白术10克，黄芩9克，秦皮9克，小蓟10克，杜仲10克，桃仁10克，杏仁6克，芍药15克，柴胡9克，牛膝9克，蛴螬9克，地龙2克，甘草3克。5剂，水煎内服，分早晚两次饭后温服。

1周后复诊，乏力较前缓解，下肢水肿稍消退，大便较前好排出，续前方稍加减。

1个月后复诊，肝功能正常，下肢水消退，乏力诸症明显改善。

洪钰蕾，黄利坚. 金匮大黄䗪虫丸的现代临床应用及医案例举［J］. 按摩与康复医学，2021，12（4）：87-90.

按语：根据患者双下肢轻度水肿、胁痛，可辨证为气聚，又根据舌质晦暗、有瘀点、脉沉涩等舌脉之象，可综合考虑本病为气滞血瘀型积聚。治疗应活血化瘀通络。方中大黄、黄芩、柴胡、蛴螬、䗪虫、地龙、桃仁有涤荡热邪、活血化瘀、疏肝通络之效；黄芪、白术、芍药、杜仲、牛膝健脾益气，补益肝肾，扶固正气；秦皮、小蓟、杏仁利水消肿；甘草调和诸药。全方共奏扶正固本、化瘀通络之功。

蓄 血

【原文】蓄血者，或伤寒传经之邪，或温疫时气之邪，传于血室之中，致周身之血皆为邪所招致而蓄聚胞中，小腹胀痛。其人或寒或热，昼日明了，夜则谵语，甚则发狂，呼叫打骂，《内经》所谓血在上喜忘，血在下如狂是也。癫犬咬伤，毒聚胞中，故令发狂，皆属蓄血之证。仲景抵当汤治之，桃仁承气汤亦治之。若胆识不及，可用膈下逐瘀汤加大黄。若血犹未结，但是热入血室，夜则谵语，用小柴胡汤加桃仁、丹皮治之。

【提要】本节论述蓄血证的证治。

【精解】蓄血证主要表现为小腹胀痛，其人或寒或热，昼日明了，夜则谵语，甚则发狂等。蓄血有两个特定含义，其一是伤寒传经而致，其二是热入血室，瘀热互结所产生。本节以《伤寒论》中"太阳病不解，热结膀胱，其人如狂，血自下，下者愈。其外未解者，尚未可攻，当先解其外……外解已，但少腹急结者，乃可攻之，宜桃核承气汤"和"阳明证，其人喜忘者，必有蓄血。所以然者，本有久瘀血，故令喜忘，屎虽硬，大便反易，其色必黑者，宜抵当汤下之"为依据，提出蓄血可用桃仁承气汤或抵当汤治之。若胆识不及者，可选用膈下逐瘀汤加减治疗。血未结时，选用小柴胡汤加减。

血臌 附：血肿

【原文】血臌之证，胁满小腹胀满，身上有血丝缕，烦躁漱水，小便赤，大便黑，腹上青筋是也。医书俱云是妇人之病，唯喻嘉言谓男子恒有之。面色萎黄，有蟹爪纹路，脉虽虚极，而步履如故，多怒善忘，口燥便秘，胁胀腹疼，迨胀之既成，腹大如箕，遂不可救。东南最多，所以然者，东海饶鱼盐，鱼者甘美之味，多食令人热中。盐者咸苦之味，其性偏于走血。血为阴象，初与热合，不觉其病，日久月增，中焦冲和之气，亦渐为热矣，气热则结，而血不流矣。于是气居血中，血裹气外，一似妇人受孕者然，至弥月时，腹如抱瓮。推而言之，凡五方之膏粱浓味，椒姜桂糈[1]，成热中者，皆其类也。治之之法，以六君子汤加干姜、川芎、防己为末，陈米、荷叶煎汤泛丸，白汤下，执中央以运四旁法也。

谨按：喻氏之论，其言血臌之原，最为详确。惟所主之方，与气热则结而血不流之说未能吻合。盖六君子与所加之药，于治痰臌为宜，且须寒饮，方为切合。如论所谓，宜用清和理气之品，攻剂代抵当丸主之，和剂丹栀逍遥散加姜黄、香附治之。诸书皆用桃奴散或琥珀散治之。第两方用温药，亦血因寒凝之剂，与喻氏所论又有不同，医者审证择用可也。

又有石瘕[2]、肠覃[3]，状如怀子，腹日以大。月事以时下者为肠覃，以寒客于肠外，气病而血不病也，宜橘核丸主之。月事不以时下者为石瘕，乃寒气客于子门[4]，子门闭塞，恶血当下不下，衃以留止，故成石瘕，是气病而血亦病也，宜琥珀散、桃奴散治之，后服温经汤。

单腹胀者为血臌。若四肢皆胀，或先从四肢肿起，其色红者，谓之血肿。亦有不红者，血从水化而为水，故不红也。或得于吐衃之后，瘀血化水而肿。或得于妇人经水不行，血化为水而肿。既化为水，则兼治水，五皮饮加当归、白芍、蒲黄、丹皮、桃仁治之，或用干漆、雄黄，醋丸，麦芽汤下亦可。

又凡臌胀、浮肿，俱要分阴证阳证。阴证脉沉涩弦紧，必有寒痰诸证，宜中满分消汤加桃仁。阳证脉数口渴，便短气逆等症，宜小柴胡汤加知母、石膏、防己、丹皮、桃仁、猪苓、茯苓、车前子治之。另详六卷肿胀门。

【注释】

[1] 糈（xǔ许）：指精米。

[2] 石瘕：症见女子子宫内有块状物形成，日渐增大，如怀孕状，伴有闭经等，类似子宫肌瘤等。

[3] 肠覃：指妇女下腹部有块状物，而月经又能按时来潮的病证，类似肠息肉等。

［4］子门：又名子户，指宫颈口。

【提要】本节论述了血臌的证治。

【精解】血臌病症见腹大胀满，按之坚硬，腹壁青筋怒张，头颈胸臂等处可见红点赤缕，或有肝掌、蜘蛛痣、小便红、大便黑。此前医书中多言血臌为妇人之病，喻嘉言否定了此观点，认为男女皆可有之。其中，东南之地最多见，究其原因，与此地多食鱼盐有关。因多食则有内热，又咸味偏于走血分，起初血热相合，而后气热互结，则血流不行，表现似妇人受孕之状。据此，喻氏提出用六君子汤加减来治疗此证。唐氏认为喻氏所论血臌之因十分详尽，但选方用药和其有所不同，提出攻剂用代抵当丸、和剂用丹栀逍遥散加减以治之。

本节又论及石瘕和肠覃二病，二者均见"腹大状如怀子"之症。月事按时以下者为肠覃，因寒邪客于肠外所致，此为气病而血不病，选用橘核丸；月事不以时下者为石瘕，乃寒邪入侵，恶血停积所致，此为气病而血亦病也，用琥珀散或桃奴散行气下血，再服温经汤。

血肿指血臌合并四肢红肿之病，因血从水化，故亦有不红者，治疗则需化瘀与利水兼顾，可选用五皮饮加减以利水消肿。总言之，臌胀辨证可分阴阳。阴证表现为脉沉涩弦紧，多有寒痰，宜中满分消汤加减治之；阳证多因血热互结，伴见脉数口渴、便短气逆等症，可选小柴胡汤加味。

经 闭

【原文】妇女经闭有四：一寒证，一热证，一实证，一虚证。

寒闭者，积冷结气，经水断绝。至有历年，胞门为寒所伤，经络凝坚，阴中掣痛，少腹恶寒，上引腰脊，绕脐寒疝，或瘀血不行，留为石瘕，皆霜凝冰结之象也。用温经汤主之，或用温药下之，附子理中汤加当归、桃仁、大黄、细辛、牛膝、肉桂，生化汤下之尤稳。经通之后，再服肾气丸收功。

【提要】本节论述闭经的分类和寒证闭经的证治。

【精解】经闭可分寒、热、虚、实四类证。

寒证闭经主要由于积冷结气，经水断绝所致。或见少腹恶寒，绕脐寒疝；或寒邪入侵，瘀血不行，留为石瘕。治疗应以温药下之，宜温经汤或附子理中汤加减。经通之后，虽霜消冰散，但身体正气相对亏虚，需服肾气丸收功。

【医案举隅】

血虚寒凝型经闭案

王某，女，28岁，已婚，1998年4月10日初诊。

[病史] 患者闭经1年，16岁月经初潮，期、量、色、质均不正常，婚后如前。月经周期后延40天左右1次，经量少，色暗黑，经行腹痛，1年前正值经期，因故又急又累，随即闭经，曾多次口服中药，肌内注射黄体酮均无效。曾行西医妇科检查未见器质性改变。刻诊：素感腰酸痛腹冷，经期益甚，白带多质稀，气味腥，舌苔白腻，舌中有裂纹，脉沉细弦无力。

[诊断] 气血素亏，阳虚寒凝，阻滞胞脉。

[方药] 以温经汤加味。桂枝10克，吴茱萸6克，川芎10克，当归20克，白芍10克，牡丹皮10克，炮姜10克，半夏10克，麦冬10克，党参10克，阿胶6克，炙甘草6克，鸡血藤20克，仙灵脾10克，杜仲10克。

服药2剂，月经来潮，色暗黑，质稠，量少，历时3天。继服20剂月经恢复正常。

王彩清. 温经汤在妇科病中的临床应用体会 [J]. 四川中医,2008,26(6): 82-83.

按语： 患者平素腹冷腰痛、带多质稀、舌苔白腻、脉沉细弦无力，提示肾气不足，寒从内生，滞碍血行，又因寒湿之邪阻于胞脉，相互搏结，则经脉不得通，导致月事闭而不行。证属肾气不足，阴寒内盛，寒湿交阻，血瘀阻滞。治以补益肾气，温经化湿，通经养血。选用温经汤加减，既能温经散寒，也能养血祛瘀。

【原文】热证者，胞为血室，血室为肝之所司，肝火横逆，从胞脉上迫于心肺。心肺之气，不得下通，则发寒热，头晕耳鸣，烦躁多怒，咳逆气上。治宜平其肝火，使肺气得下降，心血得下注，斯经通矣。当归芦荟丸加桃仁以攻之，丹栀逍遥散加桃仁以和之。又曰：冲任两脉起于胞中，上属阳明，若胞中火逆，随冲任两脉上冲，头晕颊赤，咽喉不利，发热口渴，咳逆喘息，此乃胞气上逆，合于阳明之气，而为躁动之证。法宜从阳明以折冲逆，使火下降，斯经通矣，玉烛散治之。如脾胃素虚，不便攻治者，玉女煎加桃仁、丹皮治之。《金匮》麦门冬汤尤能逆折冲气。数方皆从阳明降气，使气下达胞中，则经自通。又有从肾中引气下行，以通经之法，用六味地黄汤加知、柏、牛膝、桃仁，此又引冲气下行隔治之法。

【提要】本节论述热证闭经的证治。

【精解】热证闭经可分肝火横逆迫心肺之气不得下降和冲气上逆引动阳明实火两类。前者症见头晕耳鸣、烦躁多怒等，治宜平肝泻火，使肺气下降，心血则得以下注，方用当归芦荟丸或丹栀逍遥散加减以治；后者症见头晕面赤、咽喉不利、发热口渴等燥动之症，治宜滋阴降气，宜用玉烛散治之，脾胃素虚者可用玉女煎或麦门冬汤加减。

又因女子之经，血中有水，此水乃肾中冲阳之气所生，故又可从肾中引冲气下行。方用地黄汤加减，使气下达胞中，气调则水调，水调则血调，其经自通。

【医案举隅】

肝郁血热型经闭案

患者，女，34岁。2014年1月10日初诊。

[病史] 患者末次月经时间是2013年9月13日，已有5个月未曾来潮，有心烦易怒、急躁焦虑表现。患者正常月经周期为20~25天，颜色鲜红，并且夹杂血块，经量多，一般5~7天净。经期腰腹疼痛，经前感觉乳房发胀。生育史记录：1-0-1-1，宫内有节育环放置。B超检查：子宫内膜实际厚度为9mm。近来常觉面部及全身潮热出汗，午后尤著，腰痛隐隐，纳可，口干舌燥，大便时结，小便黄，夜寐欠安。脉细，淡红舌，薄白苔。妇科检查：宫体后位，适中大小，质中，明显压痛，宫颈存在轻微炎症，阴道通畅并且外阴无殊。

[诊断] 西医诊断：慢性盆腔炎，慢性宫颈炎，闭经。中医诊断：闭经，肝郁血热型。

[治法] 化瘀清热，疏肝解郁。

[方药] 丹栀逍遥散加减。醋柴胡6克，赤芍15克，酒当归、枳实各10克，茯神15克，桃仁、牡丹皮、炒栀子各10克，生地黄、丹参各15克，川牛膝30克，大枣5枚，生姜3片。5剂。

二诊（15天后）：患者月经未来潮，腰尻有明显下坠感，胃脘不适。然烦热口干与睡眠情况明显改善，大便已畅，小便转清。性激素检查：雌二醇（E2）为281pmol/L，促黄体生成素（LH）为13.45IU/ml，卵泡刺激素（FSH）为4.05mIU/ml，舌脉如上。

[方药] 上方加用泽兰、香附各10克，益母草30克，7剂。

三诊（15天后）：2014年2月23日来潮，经量中等，色泽暗红，无明显血块，4天净。

曾劲松. 曾介绥经方治疗闭经验案举隅［J］. 实用中医内科杂志，2014，

28（8）：7-9.

按语：患者平素有心烦焦躁等，又觉经前感觉乳房发胀，考虑为气滞血瘀。观察舌脉，乃是肝郁化热，气血不畅，瘀血停滞之象。可选用丹栀逍遥散加养血调经及疏肝清热之品，加桃仁、丹参与川牛膝引热下行。一诊后腰尻下坠明显，经过性激素检查将机体卵巢功能有所衰退之可能排除，于上方基础上加调气活血的泽兰、益母草及香附，如此肝热除，瘀血化，气血通，继续服用几剂后月经自然来潮。

【原文】实证经闭者，妇人少腹如敦状[1]，小便微难而不渴，此为水与血结在血室也，大黄甘遂汤主之。又仲景曰：妇人伤寒中风，经水适断，胸胁满，如结胸状，谵语者，此为热入血室也，小柴胡汤主之。妇人经闭，脏坚癖不止者，中有干血，湿热腐变，化出白物，矾石末纳入阴户。吾谓可用土瓜根汤加黄柏、防己治之。又或小腹结痛，大便黑色，小便不利，明知血欲行而不肯利下，宜抵当汤主之，时方可用膈下逐瘀汤。

【注释】

[1]敦状：指状如球形。

【提要】本节论述实证闭经的证治。

【精解】实证经闭有水结血室和热入血室两类，治法上唐氏宗仲景之法，多以和法与消瘀并用。前者少腹如敦、小便微难不渴，宜用大黄甘遂汤；后者胸胁满如结胸状、谵语，宜用小柴胡汤或抵挡汤。实证经闭多因水血相互交结而致诸多变证，气与水本属一家，治气即是治水，治水即是治气，须将调气、调血与祛瘀相结合，瘀血去则新血生。

【原文】虚证经闭者，或因失血过多，面与爪甲之色俱浅淡黄白。血既从上而脱，更何从再注胞中，以为经水哉？治法宜止其吐衄之血，使其下行，再补其虚，则血生而气顺，下注胞中，斯经得通矣。四物汤加牛膝、枳壳、降香、郁金、血余、童便、茯苓、甘草、阿胶。或因过淫精竭，肾中天癸之水不至胞中，则不能引动冲脉之血，是为阳不倡阴，水不化血，宜滋补其水，以益天癸，左归饮主之，三才汤亦主之。或因生产过多，伤血血枯，圣愈汤主之。或室女[1]血枯，名为童瘵。室女正当血盛之时，而乃经少血枯，以致骨蒸肌热，面色枯白，两颧发赤，懒于饮食，皮干消瘦，咳嗽喘息，此宜大滋其血之化源，使血骤生，而诸病乃退，炙甘草汤主之。又或妇人女子，不得隐曲[2]，心念不遂，脾气抑郁，以致胃病，不思饮食，倦怠少神，怔忡健忘，脾不化汁，心不化赤，是血虚而无经水。血虚则生内热，肌肉干瘦，如风之消物，故又名风消，其证难治，宜归脾汤主之。血虚则火盛无制，心乘肺金，金气不行，不能运布，水津留于胸中，津液尽化为痰，咳嗽不已，日久成痨，经所谓传为息贲，则不能治，谓喘息也。都气丸加人参、麦冬、枣仁、五味子、钟乳石治之，天王补心丹亦治之，保和丸、清燥救肺汤皆可借治息贲，叶氏养胃汤加熟地、五味、云苓亦佳。

经血原委，已于四卷详言之，兹特就经闭大略，出其证治，化裁通变之用，则存乎其人而已。末段所论生血之法，男女略同，治血证者须切究之。

【注释】

[1] 室女：指未婚女子。

[2] 隐曲：指行房。

【提要】本节论述虚证闭经的证治。

【精解】唐氏认为，治疗虚证经闭应在恢复正常血行的基础上补血。若因失血过多，血少不能成经，应止血补虚，用四物汤加减培补元气；若因过淫精竭，阳不倡阴，水不化血，可用左归饮等滋补其水以益天癸；若因生产过多，消耗精血，甚则血枯，以圣愈汤大补气血；若妇人忧思伤及脾胃，无以化血，阴血虚而内热生，用归脾汤加减；若血虚不能制约心火，心火乘肺，金气不行，津液不能输布全身，则津液尽化为痰，咳嗽不已，日久而成肺痨，传为息贲，治以都气丸加减滋肾纳气，或以天王补心丹滋阴清热。此外，保和丸、清燥救肺汤皆可为用。

胎　气

【原文】妇人以血养胎，血或不足，或不和，于是有胎气诸证。此与本书血证不涉，然亦血分中事，不类而类，因并论以启人之悟。

孕妇胎中，只有水血二者而已。水即是气，故生产时，水衣先至，后下血衣，行经时亦先下浆水，后下鲜血。水者气之所化，气属阳，血属阴，水先乎血，是为阳先乎阴也。故行经也，必天癸之水至于胞中，而后冲任之血应之，亦至胞中，于是月事乃下。其受胎也，亦必天癸先交，而冲血后聚，故不曰男女媾血，而曰男女媾精[1]。精者，水与血混合之名也。既成胎后，肾中之阳气，则化水以养胎；胃中之水谷，则取汁化血，从冲任两脉下注胞中以养胎。胎中水足则血不燥，胎中血足则气不亢。水血调合，则胎孕无病。所以有病者，皆水与血不和之故。胎病多端，吾且斩断葛藤，但就水血二者立法，可以通一毕万矣。

【注释】

［1］媾精：男女交合。

【提要】 本节从水血运行机制的角度论述胎气诸证。

【精解】 妇人以血养胎，血不足、不和，则发为胎气诸证。本节主要以水血运行机制为依据来论述妊娠期会出现的一系列合并症。唐氏认为，妇人胎中唯有水血，女子生产或行经时均先行水再下血，以及天癸之水与冲任之血均至胞中时，月事乃下。受胎时男女媾精，是天癸交冲血聚，水血之混合。胎已成，养胎需肾中所化之水和胃中所化之血，水不足则血燥，血不足则气亢，水血调和才能胎孕正常。

【原文】 恶阻者何也？胎中之水火上逆入胃故也。冲任乃胞脉，皆上属于阳明，阳明之气下行为顺。今因有胎，子宫收闭，冲气不得下泄，转而上逆，夹胞中之水以干胃土，则为痰水上溢，因而呕吐。治宜调胃利痰，二陈汤加枳壳、砂仁、生姜、藿香治之，香砂六君子汤亦治之。水降则气降，胃得安而不呕吐矣。又或胞气上逆，上合阳明燥气而为火，亦致吐逆，呕苦呕酸，哕气拒食，胎塞于下，气逆于上，多生火证。故世谓胎前不宜热药，以此之故，法宜清胃降火，小柴胡汤主之，麦门冬汤亦治之。

子呛者何也？胎中之水火上干于肺故也。养胎全赖水与血二者，若水不足以濡血，则血燥；血不足以济水，则气热。燥热相合，是为胎火。胎火循冲脉而上，干犯肺金，则咳喘交作，两颊发赤，咽喉不利，气呛咳嗽，故名子呛。仲景麦门冬汤治之，时方玉女煎加五味子亦妙。方中牛膝正取其降冲逆。半夏降冲逆，降水也；牛膝降冲逆，降火也。皆以堕胎之药安胎，用之得宜，正无畏缩。又有胎中之水上泛为痰，冲肺作咳，以致子呛者，于法又宜去水，苏子降气汤、六君子汤加五味、炮姜、细辛治之。若是水火兼动而致咳嗽，宜泻白散加杏仁、瓜蒌霜、白前、黄芩、枳壳、甘草，或葶苈大枣泻肺汤治之，但葶苈猛，不可多用。

【提要】 本节论述妊娠恶阻和子呛病的证治。

【精解】 妊娠恶阻指妊娠2个月左右出现恶心、呕吐等症状。究其病机，其一是因妇人胞中有胎，冲气不得下降，转而上逆，夹胞中之水，上干胃土，痰水上溢，因而呕吐；其二是胞气上逆，上引阳明燥气为火，而致吐逆。前者用二陈汤或香砂六君子汤加减和胃化痰，后者用小柴胡汤或麦门冬汤清胃降火。总之，水火降则冲气降，胃得安而呕吐止。

子呛指妊娠期出现咳嗽等症，多因胎中水火上逆于肺所致。养胎全赖水与血，水不足以养血则血燥，血不足以济水则气热，燥热相合，则为胎火。胎火循冲脉上犯肺金，症见两颊发红、咽喉不利等，方选麦门冬汤或玉女煎加减；若胎中之水，上泛为痰，冲肺引作咳，宜苏子降气汤、六君子汤加减；若痰火相兼，用泻白散或葶苈大枣泻肺汤加减亦可。

【医案举隅】

妊娠恶阻案

贾某，女，30岁，2010年11月27日就诊。

[病史]患者停经52天，呕吐加剧2天。患者于停经47天即开始出现呕恶、厌食、嗜睡。B超示：宫内早孕。2天前开始呕吐加剧，食入即吐，呕苦吞酸，伴头晕，胸胁胀满，口苦便结。舌红苔薄黄，脉弦滑。尿酮（+），尿蛋白（+）。

[诊断]此乃素体胃虚加之孕后阴血骤虚，肝气横逆，夹冲气上逆犯胃，胃失和降所致。

[治法]清肝和胃，降逆止呕。

[方药]陈皮12克，竹茹6克，半夏10克，砂仁10克，白术10克，茯苓10克，生姜3片，甘草3克，黄连6克，瓜蒌仁12克。3剂，日1剂，浓煎，少量温服。

并嘱其充分休息，以少量多食清淡食物为宜，禁食油炸、高脂肪食品。

二诊：服药3剂后，呕吐减轻，能少量进食，大便得润。

[方药]续服2剂。

三诊：恶心呕吐已止，尿酮检查已转阴性，食纳增加，基本痊愈。

杨秀梅，郭伟光. 马春芬教授治疗妊娠恶阻的经验[J]. 中国民族民间医药，2011，20（11）：127.

按语：中医认为，妊娠恶阻的主要病机是冲气上逆，胃失和降。根据患者食入即吐、呕苦吞酸、胸胁胀满、口苦便结，考虑其为孕后经血停闭。血聚养胎，冲脉气盛，夹胃气、肝火、痰饮上逆犯胃，胃失和降，致恶心呕吐。选用橘皮竹茹汤加减治疗。方中陈皮理气和胃，降逆止呕，合竹茹清热安中为君；臣以白术、茯苓健脾益气；佐以半夏、生姜、砂仁降逆止呕安胎；甘草调和诸药。全方合用，共奏理气和胃、降逆止呕之佳效。

【原文】孕妇少腹痛，仍分水分、血分两端。在水分者，膀胱之气不能化水，则子脏胀满，水不得泄，必见小便短涩，胀喘诸证。审是热结不行者，导赤散加山栀、防己以清之。审系寒结而阳气不化者，五苓散治之，取其水利，则少腹之痛自止，橘核丸加茯苓亦治之。在血分者，胞为肝肾所司，肝阳不达于胞中，则胞血凝滞而痛，四物汤加艾叶、香附、阿胶、茴香。肾阳不达于胞室，则胎冷痛，上连腰脊，四物汤加杜仲、故纸、台乌、艾叶。此名胞阻，谓胞中阴血与阳气阻隔也，重则用肾气丸，轻则用胶艾四物汤。

血与水皆阴也，水为先天阳气所化之阴液，血为后天胃气所化之阴汁。肾阴又转赖胃之水津而生，胃气又实藉肾之生阳而旺。今有肾中之生阳不足者，脉弦发热，愈胀而下坠，腹痛恶寒，子宫欲开。仲景用附子汤治之，保肾之阳以扶胃气，此补阳法也。又有胃中之水津不足者，则子脏干燥，悲伤欲哭，象如神灵所凭，数欠伸。所以然者，以肾水不足，冲血不足，无所润养。肾水在下，则为胞中之天癸，在上则为口中之津液。脏燥，则肺金不得津液之润养，故肺主悲伤。欠伸者，明系肾病。如神所凭者，血燥则心不化液，而神无守也。甘麦大枣汤滋肾之阴，从冲任以输水于肾，而肾阴因藉以生，此补阴法也。视此二条，一切滋阴补阳之法，可以贯通。

【提要】本节论述妊娠腹痛的临床分型及其证治。

【精解】妊娠腹痛分为水分、血分两类。在水分者，其病机为膀胱气化不行，水不得泄，可见小便短涩或不通。对此，唐氏又分两种：一为热结不行，用导赤散加减以清之；一为寒结而阳气不化，用五苓散加减。属血分者，临床又分肝寒血凝和肾阳不足两种。前者治以四物汤加减，后者宜四物汤或肾气丸随证加减。

【医案举隅】

胞阻案

患者，女，32 岁，2013 年 11 月 11 日就诊。

［病史］患者右少腹痛、腰时痛 2 天。现病史：停经 37 天，查已孕，右少腹痛，腰时痛，脉细滑，舌苔薄白。

［诊断］西医诊断：孕期腹痛。中医诊断：胞阻。

［治法］缓急止痛，补益脾肾，调气安胎。

［方药］杭白芍 15 克，炙甘草 6 克，桑寄生 15 克，川续断 12 克，菟丝子 15 克，炒杜仲 10 克，生黄芪 15 克，炒白术 10 克，砂仁（后下）5 克，苏

梗 10 克，黄芩 8 克，艾叶 6 克。7 剂，日 1 剂，水煎服。

患者药后腰痛、右少腹痛止。

薛海军，周忠强，王敏淑. 王敏淑治疗胞阻验案一则［J］. 中国民间疗法，2014，22（10）：11.

按语： 该患者属高龄产妇，孕后月余则右少腹痛、腰时痛，结合脉细滑，可辨为气血两虚证。治以缓急止痛、补益脾肾之法以安胎。本方为习惯性流产经验加减，方中芍药甘草汤缓急止痛，合寿胎丸保肾固冲，其余诸药均为健脾益肾安胎之品。

【原文】胎漏[1]，亦分水与血二证。下血者属血热，因其火甚，故逼血妄行，宜四物汤加阿胶、炒栀子、侧柏叶、黄芩。下水者，或如豆汁，下至升许，名曰孤浆[2]，去水太多，则胎干枯，必倚而坠。水即气也，惟其气泄是以水泄，黄芪、糯米浓煎，补而滋之；茅根、白术、人参、鹿角霜、桑螵蛸、白银，酒水煎服，亦佳。

再按：血统于脾而藏于肝，肝主疏泄，故漏血，治以归脾汤加柴胡、山栀、阿胶，于法尤合。水生于肾而制于肺，肺气不纳，故漏水。今观肺中虚寒，不能制下，则小便遗溺，可知肺气不纳，所以漏水之理矣，宜用白术、人参、海螵蛸、龙骨、牡蛎、百合、诃子、苎根、白银。

【注释】

［1］胎漏：又名胞漏。指妊娠期间出现阴道少量出血，时出时止，或淋漓不断，而无腰酸、腹痛、小腹下坠者。胎漏多发生在妊娠早期，西医称之为"先兆流产"。

［2］孤浆：亦名胞浆、胎浆。指羊水。

【提要】本节论述胎漏的临床分型及证治。

【精解】胎漏指妊娠早期无痛性阴道下血。胎漏分血水二证：若下血，是由于血热火甚，热扰胎元不固所致，宜四物汤加清热之品；若下水，用黄芪、糯米浓煎，水即为气，补气即为补水，或可加补肝肾之药。唐氏又提出，血统于脾而藏于肝，肝失疏泄故漏血，归脾汤加减以治；水生于肾而制于肺，肺气不纳故漏水，出现遗尿等症，宜选用收敛固涩之品。

【医案举隅】

肾虚血热型胎漏案

肖某，女，33 岁，已婚，2018 年 12 月 16 日初诊。

［病史］孕 36 周，阴道淋漓出血 10 余天。现病史：患者 10 余天前无明

显诱因阴道少量出血，淋漓不止，色鲜红，质稠，伴轻度腰酸，无腹痛及小腹下坠感，口苦咽干，心烦不安，便结尿黄，无恶心呕吐，饮食睡眠可，大小便正常。经产史：既往月经规律，周期 30 天，经期 3~4 天，量中等，色红，无痛经。既往史：既往 2 次妊娠均在孕 50 天左右胎停育行清宫术。舌脉：舌质红，苔黄，脉滑数。辅助检查：入院查 B 超示：宫内孕 36 周，头位，宫壁与胎盘之间存在边缘不清楚的低回声区。

［诊断］西医诊断：胎膜剥离；习惯性流产。中医诊断：胎漏，滑胎。肾虚血热证。

［方药］方用寿胎丸联合保阴煎加减方。盐菟丝子 15 克，桑寄生 15 克，续断 15 克，党参 15 克，白术 15 克，黄芩 15 克，黄柏 10 克，熟地黄 15 克，生地黄 10 克，白芍 10 克，丹参 15 克，鸡血藤 15 克，鹿角胶 10 克，麦冬 15 克，紫苏梗 15 克，川芎 10 克，炙甘草 6 克。7 剂，水煎分早晚温服，日 1 剂。

二诊（2018 年 12 月 28 日）：服药 7 剂后，阴道出血停止，腰酸稍减，口干口苦较前明显减轻，大便溏，小便正常。B 超：宫内孕 37 周 +6 天，宫壁与胎盘之间的低回声区较前缩小。

［方药］上方去黄柏，生白术改为炒白术以改善便溏症状，7 剂，水煎服。

三诊（2019 年 1 月 5 日）：患者未诉腰酸，无口干口苦，二便正常。B 超：宫内孕 38 周 +6 天，宫壁与胎盘之间的低回声区较前明显缩小；因患者预产期将至，未继续开药。

患者于 5 天后于当地医院剖宫产 1 男婴。

高帅，陈萍，李明越. 王丽娜教授辨治胎漏验案 2 则［J］. 光明中医，2020，35（15）：2392–2395.

按语：肾虚冲任不固，易发生胎漏，故保胎应以强肾为主，以固肾安胎为本，肾强则任脉亦强，如此才能固胎。另外，现代女性压力大，经常熬夜，容易伤及肾阴，肾阴亏虚，易生内热，故肾虚血热证型较为多见。治疗上强调以补肾安胎、清热凉血为主要治法，提出"清热"之法，故以寿胎丸联合保阴煎加减清热凉血，养血安胎。

【原文】子淋者，小便淋沥。亦分水淋、血淋二者。水淋，病在膀胱，胀闭涩滞，宜五淋散加木通、泽泻。血淋者，病在血室，阴中割痛，下滴血点，四物汤加苁蓉、茅根、藕节、条芩[1]、赤苓、草梢。

子悬者，胎气上逼，悬塞心胸。亦分水分、血分二者。水分之病，由于气虚，水泛为痰，壅凑其胎，浊气上逆，脉必沉滑迟弱，六君子汤加枳壳、紫苏、腹皮、川芎、香附治之。血分之病，由于血虚，胎中厥阴肝经相火上僭，举胎上逼。宜小柴胡合四物汤，再加云苓、黄连、黄柏，六味丸加牛膝、麦冬以引之使下，亦高者抑之之义，毋畏牛膝之堕胎也。

又按：子悬之证，有孕七八月，产母血虚，胎无所养，上行求食者，但用下降之药不能治也。宜大补其血，炙甘草汤去桂枝加怀药、枣仁治之，圣愈汤加白术、云苓、甘草亦治之，甘麦大枣汤皆宜。又当美其饮食，用黄芪、人参、山药、白芷、芡实、猪蹄炖服最佳。

【注释】

［1］条芩：即子芩，为黄芩生长年少的子根。

【提要】本节论述子淋和子悬的证治。

【精解】子淋指小便淋沥涩滞的病症，分为水淋和血淋两类。水淋病位在膀胱，胀闭涩滞，宜五淋散加减；血淋者，病在血室，阴中割痛，下滴血点，治以四物汤加味。

子悬属胎气上逆，壅塞心胸之证，亦分水分和血分两类。水分之病，由于气虚，津液停聚为痰，壅凑其胎，而致浊气上逆，用六君子汤加减；血分之病，由于血虚，肝经相火上举其胎，宜小柴胡合四物汤加减，或六味丸加牛膝、麦冬引火下行。又有孕七八月，产母血虚，胎无所养，炙甘草汤、圣愈汤或甘麦大枣汤皆可大补其血。此外，药食同源，还可从饮食入手调补。

【医案举隅】

子淋案

张某，女，24岁，1987年5月24日就诊。

［病史］患者妊娠已8个月，4天前出现尿频、尿急、尿痛，尿色黄赤，继而发热，腰痛，全身不适，口干不多饮，胸闷纳减。经当地治疗不效而来诊。查体：体温38℃，肾区有叩击痛。舌质红，苔黄腻，脉滑数。血化验白细胞 $12 \times 10^9/L$，中性粒细胞84%，淋巴细胞16%。尿化验混浊，蛋白质（±），白细胞（++），红细胞0~4，白细胞管型（+）。

［诊断］中医诊断：子淋。辨证属湿热下注。

［治法］清热利湿，通淋安胎。

［方药］方用加味五淋散（《医宗金鉴》）化裁。黑栀子、黄芩、当归、木通、苎麻根各10克，茯苓、泽泻、车前子、生地黄、白芍、桑寄生各12克，甘草梢5克。

服药8剂，发热退，腰痛好转，尿频、急、痛减轻，胃纳增加。再服6剂，诸症消除，血、尿化验无异常。

刘胜利. 子淋治验［J］. 江西中医药, 1992, 23（3）: 62.

按语：患者妊娠 8 个月后出现尿频、尿急、尿痛等症状，为淋证。又根据其尿色黄赤、发热、口干、舌红苔黄腻、脉滑数等，辨为湿热蕴结膀胱，导致气化不行，水道不利而成子淋。方中栀子、黄芩、木通清热泻火通淋，茯苓、泽泻、车前子利湿通淋，甘草梢泻火、止淋、缓痛，当归、白芍、生地黄养血安胎，苎麻根、桑寄生凉血固肾安胎。全方功能清热利湿、通淋安胎，如此邪去而正不伤，治病而胎不动。

【原文】子气者，水肿也。胞与膀胱并域而居，胞宫为胎所占，侵逼膀胱，以致膀胱之水不能化行；亦由膀胱之气化先有不足，故能为胎所用，五苓散主之。若是胎火乘肺，化源不清，以致便短水肿者，去桂枝加知母、麦冬、黄芩、杏仁、防己治之。

子烦者，血虚也。血者心之所主，血足则心不烦。胎既耗血，胎中之火又上与心火相合，火扰其心，是以虚烦不能眠，酸枣仁汤治之，朱砂安神丸亦治之。

子眩者，气分之痰也。其证目眩头晕，皆由胎水上逆为痰之所致，二陈汤加紫苏、枳壳、杏仁、姜汁、竹沥治之。

子痫者，血分之风也。其证忽然昏冒，卒倒无知，手足抽掣，过时则醒，口噤反张，乃孕妇血虚，风邪入肝之所致。法宜补血祛风，四物汤加钩藤、防风、茯神、桑寄生、独活、羚羊角，逍遥散、小柴胡皆可借治。

【提要】本节论述子气、子烦、子眩、子痫的证治。

【精解】子气即妊娠期水肿，有水、火气化为病之不同。水肿者，胞宫为胎所占，侵逼膀胱，以致津液不能化行，或是因膀胱气化不足，故被胎占。水肿伴见小便短少者，是胎火乘肺，气化不行，治宜五苓散加减。

子烦指妊娠期出现烦躁、心悸的病症。心主血，胎耗血，见血虚之象，胎中之火上与心火相合，火扰其心，则见虚烦不能眠，酸枣仁汤或朱砂安神丸皆可治之。

子眩因胎水上逆为痰所致，症见妊娠中晚期出现头痛眩晕、耳鸣眼花等，用二陈汤加减。

子痫因孕妇血虚而风邪入肝所致，症见妊娠晚期，突发昏仆，卒倒无知，手足抽掣，须臾复醒等，是产科的急危重症，法宜补血祛风，用四物汤加减，逍遥散、小柴胡汤也可治之。

【原文】小便不通者，气不足也。气化则水能出，今小便点滴不通，是胞系下压其溺窍故也。究其所以下压溺窍之故，则因肾气不足，不能举胎而上，此名转胞[1]，宜肾气丸主之。又或胃气不足，不能升提其胎，补中益气汤主之。

大便不通者，血不足也。孕妇之血足则无病。血既不足，则供胎犹未能给，更何能分给诸脏，是以必现口渴、咳逆、发热、大便不通等症。治宜滋生其血，血足则大便自通，四物汤加杏仁、麻仁、苁蓉、菟丝子治之，逍遥散加麻仁、枳壳、厚朴亦治之。

总而论之，胎气不和者，皆是水分之病，调水则气自和。胎火太旺者，皆是血分之病，调血则火自熄。能知水火血气之故，则治胎不难，治失血之证亦不难，即治杂证更无所难。

此书为失血说法，胎气一门，皆连类而及之者。然胎病之发，尤水火血气之显然者，能参透此条，则于水火血气四字，自无隐匿之情。其他胎病，有未备录者，另有胎产之书可查。

【注释】

[1]转胞：又名胞转、转脬。指脐下急痛，小便不通之证。胞，通脬，指膀胱。

【提要】本节论述妊娠期小便、大便不通的证治。

【精解】唐氏认为，小便不通从肾、胃论治，大便不通从血虚论治。小便不通有二因：或肾气不足，不能举胎而上，胞系下压其尿窍；或胃气不足，不能升提其胎。这体现出唐氏受解剖学影响的特点。大便不通伴见口渴、发热，皆系血不足。前者肾气不足，肾气丸主之；胃气不足，补中益气汤主之。后者大便不通，应补其血，血足则大便通，用四物汤或逍遥散随证加减。总之，治疗胎气，皆可从水、血论治。调水则气自和；胎火太旺者，皆是血分之病，调血则火自熄。

【医案举隅】

妊娠大便不通案

蒋某，女，29岁，2001年5月26日初诊。

[病史]主因妊娠5月余，便秘2个月就诊。患者既往便调，妊娠3个月时出现便秘，需服用麻仁滋脾丸或外用开塞露，方能排便。症见：大便先干后溏，排便时间长达40分钟，腹胀，纳少，心烦，嗳气，舌淡红，苔薄燥，脉缓滑。

[诊断]脾虚不运，气血不足。

〔治法〕益气升阳，补血润便。

〔方药〕方用补中益气汤加味。生黄芪 20 克，党参 12 克，炒白术 10 克，升麻 3 克，柴胡 8 克，当归、郁李仁各 10 克，生地黄 15 克，炒白芍 12 克，木香、陈皮各 6 克，谷芽 10 克，甘草 6 克。

服药 5 剂后，大便已通。又服 5 剂，诸症悉除。再予 3 剂，嘱其隔日 1 剂，以巩固疗效。此后至生产，大便畅通。

杨景霞，闫晓红，杨艳红，等．补中益气汤妇科运用举隅〔J〕．河北中医药学报，2002，17（2）：26–27.

按语： 该患者孕后中气不足，推动无力，又加阴血养胎，肠道失润，故致便秘。脾胃乃气机升降之枢纽，脾气升才能胃气降，胃气下降，才能运送浊气排出体外。故补其中气，使清阳得升，增其推动之力而使浊气下降，兼以补血润便，增水行舟以润其肠道，便秘乃除。

痨　瘵

【原文】痨瘵之证，咯血痰嗽，遗精泄泻，潮热盗汗，瘦削疲倦，梦与鬼交[1]，或梦亡先，喜见人过，常怀忿怨，平旦病减，午后病增，发热心烦，口燥鼻干，脸红唇赤，骨蒸肺痿，咽痛失音，若泻不止则不治矣。其原得于酒色损伤，以及失血之后，瘀血郁热化生痨虫，蚀人脏腑之精血，变生诸般怪证。病人死后，虫气传染家人，名曰传尸，又名尸疰，谓其自上注下，见证与前死之人相似故也。

辨虫之法，或腹中有块，或脑后两边有小结核。或用乳香熏手背，以帛覆手心，良久手上出毛长寸许，白黄者可治，红者稍难，青黑者死。若熏手无毛，非痨虫证也。又或用真安息香，烧烟吸之，不嗽者非传尸，烟入即嗽，真传尸也。

痨虫之形，或似蜣螂，或似红丝马尾，或似虾蟆、猬鼠，或似鞠面，或有足无头，或有头无足，或化精血归于元气之内。若传至三人者，其虫灵怪不可治。凡用药治虫，勿令病者知之，恐虫觉悟，难取下也。

【注释】

[1] 梦与鬼交：即女子梦交。

【提要】本节论述痨瘵的主要临床表现、发病原因以及辨虫之法。

【精解】痨瘵是一种具有传染性的慢性衰弱疾病，又称肺痨、尸注，临床主要表现为咯血痰嗽、潮热盗汗、发热心烦等，类似于西医的肺结核病。唐氏认为，此病得于酒色损伤，以及失血之后，产生瘀血郁热，从而化生痨虫，侵蚀人体脏腑之精血，导致变生诸多怪证。唐氏还介绍了辨别痨虫的方法，包括观察腹部和脑后的异常、熏手背并观察毛的颜色、使用真安息香判断是否传尸等。唐氏描述了痨虫的形态和特征，并强调了治疗时不要让患者知道，以免使虫知觉而难以治疗。受限于当时的认识，部分观点具有一定的神秘主义色彩，当辩证地看待。

【原文】夫痨虫何由而生哉？木必先腐，而后虫生之。人身亦必先有瘀血，虚热郁蒸，乃生痨虫。虫者，风木之气所化。人身肝主风，木又主藏血，肝脏之血若有瘀积，是犹木之先腐也，于是肝脏之风气，郁遏蒸煽[1]，将瘀血化生为虫。既化为虫，即从虫治之，宜天灵盖散治之。然天灵盖不易得，且不宜用，可用虎头骨代，或金蟾丸亦可。余每用干漆、明雄、川椒、楝根皮、白颈蚯蚓、升麻、郁金共为末，白汤五更时服，其虫不吐即下，义固取于杀虫，而尤在干漆、郁金兼治瘀血，以痨虫是瘀血所化，杀虫是治其标，去瘀是治其本也。诸书但言杀虫，而不知虫之所自生，宜乎未得其治也。吾为指出，痨虫是瘀血所化，治瘀血是治其本也。《辨证录》用移尸灭怪汤治痨虫传尸，方以去瘀为主，故效。

痨虫之生，由瘀血所化。而痨虫既生，蚀人精血，人之正气日以消耗，不治其虚，但杀其虫，病终不能愈也，月华丸主之，义取补虚，而去瘀杀虫兼施，其治乃万全之策。鳗鱼肉常食亦佳，或鳗鱼骨、鳖甲、知母、山茱萸、柴胡、当归、青黛、桃枭[2]为丸，人参汤下，亦攻补兼行之术。

又凡湿热积痰，皆能生虫，与小儿疳虫无异，用金蟾丸即愈，不比血化之虫灵怪难治也。

既杀虫后，但当滋补其虚。阴虚者十居八九，琼玉膏主之，加黄柏、知母、紫河车更佳。阳虚者，十之二三，六君子汤主之。

【注释】

[1] 郁遏蒸煽：肝木生风，与郁热相合。

[2] 桃枭（xiāo逍）：即在树上过冬不掉，正月采下来的桃。

【提要】本节论述痨虫的成因及治虫之法。

【精解】唐氏认为痨虫之生有二：一是瘀血风木所化，此虫灵难治；一是湿热积痰所生，此虫蠡易治。由瘀血风木所化之痨虫者，人身必先有瘀血，虚热郁蒸，乃生痨虫，当杀虫祛瘀。虫者乃风木之气所化，肝主风，又主藏血，如果肝脏中有瘀积，就会形成痨虫。治疗上，唐氏提出"杀虫是治其标，祛瘀是治其本"的观点。杀虫选用天灵盖等药，同时，干漆、郁金等草药也可以共用治疗瘀血。本文还提到《辨证录·痨瘵门》中用移尸灭怪汤治痨虫传尸。对于湿热积痰所生之痨虫者，以金蟾丸杀之。

此外，唐氏又提出了扶正补虚的治疗原则。痨虫蚀人精血，耗人正气，应以治虚为本，选用月华丸补虚祛瘀，杀虫兼施。另外，补虚当分阴阳，阴虚者选琼玉膏加减，阳虚者六君子汤主之。

咳　嗽

【原文】杂病咳嗽，另有方书可查，未及备论。兹所论者，虚痨失血之咳嗽也。失血家，十有九咳。所以然者，肺为华盖，肺中常有津液，则肺叶腴润[1]，覆垂向下，将气敛抑，使其气下行。气下则津液随之而降，是以水津四布，水道通调，肝气不逆，肾气不浮，自无咳嗽之病矣。血者火化之阴汁，津者气化之水液，二者本相济相养。水不济火则血伤，血不养气则水竭。水竭则津不润肺，血伤则火来克金。金被火克，不能行其制节，于是在下之气始得逆上。气既逆上，则水津不能随气下布，凝结为痰。在下之水邪，又得随气而升泛为水饮，皆致咳嗽。吾于咳血门已详论之，兹复条列如下，以便查核。

一肺脏津虚，火气乘之，致成燥咳，气呛痰涩，或带血丝，久成肺痿，清燥救肺汤治之。

一痰火凝结，咳逆发渴，喉中痰滞者，由于津液不散，阻塞气道，治宜清利其痰，滋养其津，紫菀散主之。

一水饮冲肺，咳逆倚息不得卧者，由于失血之人，肝经风火太盛，激动其水，上冲肺。卧则肺叶张，水饮愈冲，是以不得卧息，葶苈大枣泻肺汤治之。吾每用二陈汤治饮，加苏子、柴胡、白芥子、黄芩、石膏、杏仁、荆芥、薄荷、枇杷叶，风火兼治尤效。此与杂病咳嗽因寒动水者有异。因寒动水以致水饮冲肺者，宜小青龙及真武汤。血证咳嗽，多是内动风火，激水而上，青龙、真武等又其所忌，医者辨之。

【注释】

[1] 腴润：腴指肥胖、丰腴。润指不干枯、湿燥适中。此处指肺脏以清润为宜。

【提要】本节论述虚劳失血咳嗽的成因及证治。

【精解】阴虚燥咳多由燥热之邪伤肺日久，导致肺阴虚内燥所致。肺为娇脏，喜润而恶燥，肺津亏虚日久，虚热内生，肺失濡养，肃降失司，气火上乘，发为燥咳，甚者火热炽盛，灼伤肺络，日久发为肺痿，以清燥救肺汤治之；若痰火凝结，壅塞肺气，阻塞气道，治疗用紫菀散行清肺化痰之效。肝为风木之脏，主藏血。肝血亏虚，或肝经郁热日久，损耗肝阴，致使肝阳偏亢，木燥而生风火，风火随经上冲，影响肺脏宣发肃降功能，水饮上冲于肺则发为咳嗽。此与寒饮所致的咳嗽症状相似，但治法却不同。血虚致水饮冲肺者，葶苈大枣泻肺汤治之；寒饮咳嗽则选用小青龙汤和真武汤治疗。

【医案举隅】

阴虚燥咳案

张某，女，69 岁，2013 年 4 月 8 日初诊。

[病史]患者咳嗽胸憋 1 年。近 1 年来出现咳嗽胸憋，多于晨起咳嗽重，有少量痰，质黏难咯色黄，口干口渴，舌痛，眼干，鼻干，头晕，心烦，二便可。2013 年 1 月 21 日 CT 示：双肺间质性肺炎伴纤维化，胸膜牵拉，右肺上叶、右肺下叶小结节。肺功能检查：小气道功能障碍，弥散量减低。肿瘤标志物化验：未见异常。舌干红暗少苔，脉细滑，尺脉弱。既往史：10 年前诊为肺纤维化；4 年前诊为干燥综合征。

[诊断]西医诊断：肺纤维化；干燥综合征。中医诊断：咳嗽。肺燥阴伤，痰瘀内停证。

[治法]益气阴，清虚热，化痰瘀，通肺络。

[方药]予清燥救肺汤加减。桑叶 12 克，生石膏 20 克，太子参 15 克，枇杷叶 15 克，阿胶 10 克，杏仁 10 克，桃仁 10 克，生地黄 10 克，南沙参 12 克，菊花 10 克，枸杞 10 克，百合 12 克，川贝母 10 克，葛根 10 克。免煎颗粒。14 剂，开水冲服，日 1 剂。

二诊（2013 年 5 月 15 日）：服药后咳嗽减轻，胸中较前畅快，晨起仍有少量干黄痰，头晕轻，舌干痛减轻，舌暗红少苔。

[方药]上方南沙参加为 15 克，百合加为 15 克，加钩藤 12 克，继服 14 剂。

三诊（2013 年 5 月 29 日）：病情平稳，诸症减轻。

〔方药〕上方继服，免煎颗粒14剂。

四诊（2013年7月1日）：患者诉精神较前佳，咳嗽胸憋明显减轻，口舌干也较前轻，咯痰减少，头晕已去，舌苔已生，纳便正常。

〔方药〕上方去钩藤继服，2天1剂维持治疗，巩固疗效。

秦丽玲，武维屏．武维屏应用清燥救肺汤治疗肺系疾病经验［J］．中医药通报，2014，13（6）：23-24.

按语： 该患者咳嗽憋闷1年，表现为痰黏难咯色黄，口、眼、鼻干等，辨证为肺燥阴伤证，故选用清燥救肺汤加减治疗。加菊花以清肝，百合养心肺之阴，川贝母润肺化痰，葛根升津止渴。该方集清润补泄于一体，既益气阴，又清虚热，临床中只要见到干咳、少痰、舌红、少津的患者，均可选用该方加减化裁。

【原文】夫虚劳咳嗽，原于火克金，水乘肺，而切究其故，则病皆在于胃。胃为水谷之海，化生津血，血不足则火旺，津不生则肺燥，水气不化，则饮邪上干。治胃火，宜白虎汤加生地、百合、五味子，或玉女煎。治胃痰，宜滚痰丸、指迷茯苓丸，轻者用豁痰丸。治胃中水饮，宜二陈汤加苏子、白芥子、防己、枳壳、杏仁、生姜。若水饮夹火者，加柴胡、黄芩、当归、白芍。

《内经》云：五脏六腑皆有咳嗽，而无不聚于胃，关于肺。上条分肺胃，治已详。兹有一方，可以统治肺胃者，则莫如小柴胡汤。肺火盛加麦冬，心火盛加黄连、当归，肝火盛加当归、胡黄连。黄昏咳嗽，为火浮于肺，加五倍子、五味子以敛之；五更咳嗽，为食积之火，至寅时流入肺经，加莱菔子；痰凝气滞者，加瓜蒌霜、旋覆花、杏仁、桔梗、射干、川贝母；水饮上冲者，加葶苈子、桑白皮、细辛、五味子；有寒加干姜、云茯苓。若兼外感，发热恶寒，鼻塞头痛而咳嗽者，宜小柴胡汤加荆芥、紫苏、杏仁、薄荷。盖小柴胡能通水津，散郁火，升清降浊，左宜右有，加减合法，则曲尽其妙。

【提要】本节从肺胃论述虚劳咳嗽的证治。

【精解】唐氏认为，虚劳咳嗽虽多源于火克金，水乘肺，但其根源应责之于胃。胃为水谷之海，气血生化之源，血虚则火旺，津亏则肺燥，从而导致咳嗽，因此提出从胃论治。胃火旺所导致的咳嗽用白虎汤或玉女煎加减治疗；胃中痰火壅盛选用滚痰丸或豁痰丸；治胃中水饮，宜二陈汤加味。《素问·咳论》云："五脏六腑皆令人咳，非独肺也。"其中与肺胃关系最密切，根据各种不同证型，临床可用小柴胡汤加减治疗。此外，由外感寒邪所导致的咳嗽，可选用小柴胡汤合外散风寒药行宣肺散寒之效，又能通水津，散郁火，升清降浊。

【原文】又有瘀血作咳，其证咳逆倚息而不能卧，与水饮冲肺之证相似。盖人身气道，不可有塞滞。内有瘀血则阻碍气道，不得升降，是以壅而为咳。气壅即水壅，气即是水故也。水壅即为痰饮，痰饮为瘀血所阻，则益冲犯肺经，坐立则肺覆，瘀血亦下坠，其气道尚无大碍，故咳亦不甚。卧则瘀血翻转，更为阻塞，肺叶又张，愈难敛戢，是以倚息不得卧也。若仍照水饮冲肺，用葶苈大枣汤，是得治饮之法，而未得治瘀之法矣。须知痰水之壅，由瘀血使然，但去瘀血则痰水自消，宜代抵当丸加云茯苓、法半夏，轻则用血府逐瘀汤加葶苈、苏子。

又有咳嗽侧卧一边，翻身则咳益甚者，诸书皆言侧卧一边乃失血咳嗽不治之证，而不知仍是瘀血为病。盖瘀血偏着一边，以一边气道通，一边气道塞。气道通之半边，可以侧卧，气道塞之半边，侧卧则更闭塞，是以翻身则愈加咳逆也，宜血府逐瘀汤加杏仁、五味子主之。侧卧左边者，以左边有瘀血，故不得右卧也，右卧则瘀血翻动，益加壅塞，宜加青皮、鳖甲、莪术以去左边之瘀血。侧卧右边者，以右边有瘀血，故不得左卧也，宜加郁金、桑皮、姜黄，以去右边之瘀血。凡此瘀血咳嗽之证，诸书少言及者，朱丹溪略引其端，亦未申明，吾于临证有悟，不惜大声疾呼者，正欲起死人而肉白骨，岂敢秘而不传哉。

【提要】本节论述瘀血咳嗽的证治。

【精解】瘀血作咳，其证与水饮冲肺证相似，由痰水上壅而成。瘀血互结之咳嗽，是由于瘀血阻滞，痰饮阻塞气道所致，瘀血去则痰水自消，宜代抵当丸加茯苓、半夏治之，即在祛瘀血的基础上增入清利痰湿之品。轻者用血府逐瘀汤加葶苈子、苏子治疗，即在祛瘀血的基础上增入降气除痰之品，均是在精确化病机的基础上进行方药的再具体。倘若仅用葶苈大枣汤治水饮，则咳不得愈。又有咳嗽侧卧一边，翻身则咳益甚者，是瘀血为病，可用血府逐瘀汤加减主之。唐氏还根据瘀血阻滞部位的不同，提出加减不同药物治之。例如左边有瘀血右卧加重者，宜加青皮、鳖甲、莪术，以去左边之瘀血，右边有瘀血左卧加重者，宜加郁金、桑白皮、姜黄，以去右边之瘀血。

【原文】又有冲气咳逆者，以冲脉起于血海，循行而上丽于阳明。血海受伤，则冲脉气逆，上合阳明，而为火逆燥咳之证，麦门冬汤主之，玉女煎亦治之，二方皆从阳明以抑冲气之颠，使不逆也。

又有冲气夹肝经相火，上乘肺金者，其证目眩口苦，呛咳数十声不止，咳牵小腹作痛，发热频赤，宜四物汤合左金丸，再加人尿、猪胆汁、牡蛎、五味治之。盖血室为肝之所司，冲脉起于血室，故肝经之火得缘冲气而上，小柴胡汤加五味子、青皮、龙骨、牡蛎、丹皮、地骨皮亦治之，重者加胡黄连。

冲脉本属肝经，然其标在阳明，而其根则在于肾。盖冲脉起胞中，而肾气即寄在胞中。肾中之气上于肺而为呼吸，亦借冲脉之路以上循入肺，是以脐旁冲脉之穴，谓之气街[1]。《内经》又明言冲为气街，冲脉之与肾经交合者如是。是以冲脉每夹肾中之虚火上逆而咳，喘促咽干，两颧发赤，宜猪苓汤加五味子、知母、牛膝、黄柏、熟地、龟板，或麦味地黄汤以安之，三才汤加铁落以镇之，或大补阴丸合磁朱丸加五味以吸冲气，使归于肾，则不咳逆矣。又有胞中之水内动，冲气夹水上逆而咳者，其证上热下寒，龙雷火升，面赤浮肿，头晕咽痛，发热心悸，大便反滑，腰痛遗溺，桂苓甘草五味汤治之，肾气丸亦治之。参看吐血、咳血门更详。

【注释】

[1] 气街：肓俞穴。

【提要】本节论述冲气上逆所致咳嗽的证治。

【精解】唐氏在本节讲述了多种冲气上逆的证候及其治疗方法。冲气上逆的起因在于血海受伤，冲脉气逆进入阳明经，导致火燥咳嗽。针对此症状，可以使用麦门冬汤或玉女煎进行治疗，两方均从阳明经入手，以抑制冲气上逆。冲气夹肝火、肾火、胞中之水上升，均可导致咳嗽。冲气上逆夹肝经相火上乘肺经所致咳嗽，宜四物汤合左金丸加减，或小柴胡汤加味治之；冲脉起于胞中，冲脉夹肾中虚火上逆而咳者，治宜滋阴潜阳、引火下行，选用猪苓汤或大补阴丸合磁朱丸之类化裁；冲气亦可夹胞中之水上逆而咳，用肾气丸或桂苓甘草五味汤加味治之。

【医案举隅】

肝火犯肺型咳嗽案

李某，男，43岁，2006年4月5日初诊。

[病史] 咳嗽月余，呈阵发性，咳时满面通红，痰少色黄，质黏难咯，口苦咽干，大便秘结，小便色黄，舌边红，苔薄黄，脉弦数。前医曾以泻白散合贝母瓜蒌散治疗疗效不显。

[诊断] 脉症合参，证属肝火犯肺，肺热津伤，肺气上逆。

　　[治法] 以清肝泻肺为主，辅以润肺化痰，降气疏肝。

　　[方药] 黄连10克，吴茱萸3克，知母10克，生石膏15克，桑白皮10克，川贝母10克，瓜蒌10克，柴胡12克，白芍12克，枳实10克，生甘草6克，青皮10克，大黄3克（后下）。5剂，水煎服而愈。

　　刘炜. 肝火犯肺所致咳嗽的证治 [J]. 四川中医，2008，26（5）：23-24.

　　按语： 该患者咳嗽痰少色黄、黏稠难咯，乃是肺热津伤之象；胁肋灼热是肝经郁热的表现；咳嗽阵作、咳时面红、口苦咽干是肝火冲逆的表现；大便秘结、小便色黄、脉弦数皆为内热的表现。以上症状表明，本案咳嗽既有肺热津伤，又有肝经郁热、肝火冲逆，故应辨为肝火犯肺证。前医用泻白散合贝母瓜蒌散治疗效不显，是因前医只是从肺论治，忽略了治肝，因此改为本方。左金丸有疏肝和胃之效，加石膏、桑白皮可清肺热；瓜蒌、川贝母化痰；柴胡、白芍理肝气。全方肝肺同治，收效甚捷。

　　【原文】 咳嗽之病，其标在肺，其本在肾。血家咳嗽，尤多生于肾虚。肾者，气之根也，肾经阴虚则阳无所附，气不归根，故浮喘咳逆，宜三才汤加五味子、沉香。陈修园用二加龙骨牡蛎汤加阿胶、麦冬、五味子，其附子须少用，只作引导耳。余每用知柏地黄汤少加五味子、肉桂，以为报使，常服都气丸亦佳。又有肾经阳虚，不能化水，腰痛便短，气喘咳逆者，肾气丸加五味治之。更有肾水上泛，脾土不制而为水饮咳嗽者，乃属五饮杂病，非失血家应有之证，自有各书可查，兹不赘及。

　　【提要】 本节从肾论治血证咳嗽。

　　【精解】 唐氏强调"咳嗽之病，其标在肺，其本在肾"，认为血家咳嗽多见于肾虚之证。肾主纳气，为气之根，《医述·咳嗽》谓："肺金之虚，多由肾水之涸，而肾与肺又属子母之脏，呼吸相应，金水相生，苟阴损于下，阳孤于上，肺苦于燥，则咳不已，是咳虽在肺，而根实在肾。"若肾经阴虚阳浮，气不归根，导致咳嗽，治宜三才汤或知柏地黄汤加减；若肾阳虚，不能化水者，宜肾气丸行温肾化水之效。

发　热

　　【原文】 吐血家脉静身凉，不药可愈，以阴虽亏而阳犹不亢，阴与阳尚得其和，故易愈也。或身有微热，皮毛似汗，此为阳来求阴，水来就血，亦可自愈。所谓发热者，与身有微热不同。

失血家阳气郁于血分之中，则身热郁冒，但头汗出。身热者，火闭于内而不得达于外故也。但头汗出者，火性炎上，外有所束，则火不能四达，故愈炎上，而头汗也。治法宜解其郁，使遍身微汗，则气达于外，而阳不乘阴，热止血亦治矣。此如盛暑过热，得汗而解，小柴胡汤主之。

又有瘀血发热者，瘀血在肌肉，则翕翕发热，证象白虎，口渴心烦，肢体刺痛，宜当归补血汤合甲己化土汤加桃仁、红花、柴胡、防风、知母、石膏，血府逐瘀汤亦治之。

瘀血在肌腠，则寒热往来，以肌腠为半表半里，内阴外阳，互相胜复也，宜小柴胡汤加当归、白芍、丹皮、桃仁、荆芥、红花治之，桃奴散加黄芩、柴胡亦治之。

瘀血在腑，则血室主之，症见日晡潮热，昼日明了，暮则谵语，以冲为血海，其脉丽于阳明，故有阳明燥热之证，桃仁承气汤治之，小柴胡汤加桃仁、丹皮、白芍亦治之。

瘀血在脏，则肝主之，以肝司血故也。症见骨蒸痨热，手足心烧，眼目青黑，毛发摧折，世以为难治之证，而不知瘀血在肝脏使然，宜柴胡清骨散加桃仁、琥珀、干漆、丹皮治之。

以上所论，皆属血家发热之实证也。

又有发热之虚证，分血虚、水虚两类，另条如下。

血虚者，发热汗出，以血不配气，则气盛而外泄也。或夜则发热，以夜主血分故也；或寅卯时即发热，以寅卯属少阳。肝血既虚，则少阳之相火当寅卯旺时而发热。地骨皮散加柴胡、青蒿、胡黄连、云茯苓、甘草治之。又或胞中之火，因血不足，上合阳明燥气，日晡潮热者，犀角地黄汤治之。

水虚者，水为气之所化，水津不足则气热，皮毛枯燥，口咽生疮，遗精淋秘，午后发热，大补阴丸以补水济火。或清燥救肺汤，从肺胃以生水津，水足以濡血，则阳气不亢，燥热自除。五蒸汤亦统治之。

复有阴虚于内，阳浮于外而发热者，须大补其阴，而复纳其阳。故产后发热用四物汤加黑姜，失血发热亦可用之。火重者，再加芩、连。若肾阴不足，真阳外浮，发热喘促者，是为阴不恋阳，阳不入阴，宜从阴引阳，用二加龙骨汤加五味子、麦门冬、阿胶，或三才汤加盐炒肉桂少许、桑叶、云苓、白芍、冬虫夏草、山茱萸、牛膝、五味子、知母、沉香、龟板。此外又有食积发热者，手足心腹热，胸满哕呃，大便不调，日晡及夜发烦，宜枳壳、厚朴、大黄消去之，则不壅热矣。勿谓虚人无实证也。

【提要】本节论述血证发热的证治。

【精解】唐氏从虚实两方面论治血证发热。其中，实证发热有阳气郁于血分和瘀血发热两种情况。阳气郁于血分，症见身热郁冒、但头汗出，以火闭于内而不得外达所致，治宜解其郁，使气达于外，宜用小柴胡汤。瘀血发热，又根据瘀血在不同部位提出了不同的治法：若瘀血在肌肉，可见翕翕发热、口渴心烦等热症，宜当归补血汤合甲己化土汤加减治疗；瘀血在肌腠，则营卫不和，发热恶寒，出现寒热如疟状，以小柴胡汤或桃奴散加减治之；瘀血在腑，见日晡潮热等阳明燥热之证，选用桃仁承气汤或小柴胡汤加滋阴凉血、活血化瘀之药以化瘀生新；瘀血在脏，症见骨蒸潮热等，宜柴胡清骨散加减。此外，若失血之人饮食积滞于胃，则食积发热，可用厚朴、大黄之类以泻之。盖肌肉属脾土、腠理属三焦营卫、腑道总属阳明，以上用方体现出唐氏的脏腑用药系统，与本书脏腑病机论的精神相一致。

虚证则分血虚、水虚两类。血虚发热，用地骨皮散加味以滋阴血，清虚热；水虚发热即为阴虚发热，选用大补阴丸滋阴降火或清燥救肺汤滋阴润燥；阴虚于内而阳浮于外者，予四物汤加减。

【医案举隅】

阴虚发热案

熊某，女，26岁，2011年12月9日初诊。

［病史］此次因反复低热6个月就诊。患者诉近6个月来反复低热，未测量体温。自觉发热，以手足心热为主，入夜尤甚，口干，咽干，纳可，夜寐一般。舌红，苔薄，脉细。

［诊断］肝肾阴虚，虚热内扰。

［治法］清虚热。

［方药］清骨散加减。生地黄20克，银柴胡10克，胡黄连5克，地骨皮15克，知母10克，青蒿10克，秦艽10克，炒鳖甲30克，甘草6克。15剂，水煎煮，分两次温服。

2011年12月28日陪其他患者看病时，诉前次就诊服药后低热即退。

张维维，宋银枝，姚欣艳. 国医大师熊继柏治疗不明原因发热临床经验［J］. 湖南中医药大学学报，2020，40（1）：5-8.

按语：《证治汇补·阴虚发热》有言："阴血既伤，阳气独盛，发热不止，向晚更甚。"本患者发热，入夜尤甚，乃是典型的阴虚内热之象。清骨散来自明代王肯堂所著《证治准绳》，主治阴虚内热、虚劳骨蒸，主要针对骨蒸潮热、形体消瘦、盗汗、咽干口渴、舌红、脉细数等。方中银柴胡能清骨髓之热，治虚劳之骨蒸；地骨皮、胡黄连、知母均入阴分，而清伏热于里；青蒿、秦艽均具辛散之用，能宣内伏之热出于表；鳖甲滋阴潜阳，补益肝肾，又引诸药入里；甘草调和脾胃，以免寒凉滋腻之味损伤脾胃之气。诸药共奏清骨退热、滋阴潜阳之功。

厥　冷

【原文】杂病四肢厥冷，为脾肾阳虚不能达于四末，四逆汤主之。若失血之人，而亦间有发厥者，则多是热邪内陷，伏匿在里，外见假寒，身如冷水，目昏神暗，脉伏不见，或冷一阵反而发热，或厥数日反发热数日。其厥多热少者，是阳极似阴，热之至也；厥少热深者，是伏热犹得发泄，热尚浅也。此即《伤寒论·厥阴篇》所谓"热深厥亦深，热微厥亦微"是矣。盖厥阴肝经，内寄胆火，病则火伏阴中而为厥，火出阳分则反热。发热固是火甚，发厥则火伏于内而更盛矣。先宜治其伏火，使火得发，转厥为热，次乃更清其热，斯可愈耳。若误认为杂病发厥，而用热药，是促其命也。其辨法，杂病之厥，吐利不止，脉脱气微，有寒无热。伏火之厥，则厥后微露热形，口不和，便不溏，小便不清，心中疼热，烦躁不宁，恶明喜暗，渴欲得饮，吐衄随厥而发，皆现真热假寒之象。先以清化汤合升降散攻其伏热，或当归芦荟丸攻之，次以五蒸汤清之。厥止热不退者，再用大补阴丸、地黄汤以滋阴。发厥之证，又有寒闭于外而火不得发者，用仲景四逆散加荆芥、黄连、枯芩。审其阳陷于内而不出者，白头翁汤以清达之，升阳散火汤以温发之，二方酌宜而行。

血家发热，固多是真热假寒，然亦有真寒者。去血太多，气随血泄，以致中气虚而不旺，元气损而不足，四肢厥冷，不思饮食，大便溏泻，此乃虚则生寒之证，法宜温补，十全大补汤、参附汤、养荣汤随宜用之。

【提要】本篇论述杂证厥冷与血证厥冷的不同证治。

【精解】唐氏认为，杂病发厥为脾肾阳虚之证，表现为四肢厥冷、脉微气脱等，用四逆汤之类治疗；血证厥冷多为邪热内陷，表现为时厥时热、心烦口渴等里热之证，宜先用清化汤合升降散或当归芦荟丸治其伏火，再以五蒸汤清其余热。另有寒闭于外使火不得发者，治以仲景四逆散加味。此外，血证出血过多，亦可见四肢厥冷、不思饮食等真寒之证，应选用十全大补汤、参附汤、养荣汤等温补之方加减治之。

寒　热

【原文】发热恶寒，多是外感伤其荣卫，伤荣则寒，伤卫则热，平人治法，须用麻桂发散。失血皆阴血大亏，不可再汗，以耗其气分之水液，只可用小柴胡汤加荆芥、防风、紫苏、杏仁、薄荷、前胡、葛根等以和散之，免犯仲景血家忌汗之戒也。若不关外感，系本身荣卫不和，发为寒热，似疟非疟者，不可作疟治之，只用小柴胡或逍遥散和其荣卫而愈。又有瘀血作寒热者，其身必有刺痛之处，血府逐瘀汤治之。此与杂病寒热有异，医者须知。

【提要】本节论述外感与血证寒热的不同证治。

【精解】发热恶寒，多由外感伤及人体营卫之气所致。常人外感多用麻桂等发散解表的药物来治疗，但汗血同源，失血之人，阴血大亏，虽有表证，不可强发其汗，免耗其津，可以小柴胡汤加减和解以治。若内伤导致营卫不和，发为寒热，似疟非疟，不可作疟治之，宜小柴胡汤或逍遥散和其营卫。此外，若症见身有刺痛，乃为瘀血所致寒热，考虑用血府逐瘀汤以活血。

【医案举隅】

血虚感冒案

患者，女，47 岁，1996 年 11 月 7 日初诊。

［病史］患者形体消瘦，面色晦暗，睑结膜及唇甲均色淡，脉浮细无力，舌淡苔白。近因外感而头痛发热，体温 37.8℃，恶寒无汗，头晕心慌，咳痰不爽，偶吐黄色痰。咽不痛，无充血，心肺听诊未闻见异常。贫血病史近 20 年，红细胞常在 3.0×10^{12}/L 以下；血红蛋白多不足 100g/L。有痔疾，时便血。患者诉称，以往也常感冒，多采用西药治疗，往往缠绵月余始瘥，故甚惧怕感寒。近闻中医治外感，法简药廉效速，特来一试。

［诊断］血虚感冒。

［治法］养血解表，兼清热止咳。

［方药］葱白七味饮加味。葱白 30g，生地黄 12g，豆豉 10g，麦冬 10g，葛根 15g，生姜 6g，金银花 15g，连翘 10g，黄芩 10g，荆芥 10g，苏叶 10g，杏仁 10g，瓜蒌皮 10g。

水煎服 3 剂，汗出而病瘳。

张琳. 血虚感冒［J］. 湖南中医杂志，1999，15（2）：44.

按语：本例患者以往取西药治外感常须月余方愈，获效甚缓。此恐与西医多注意抗病毒、杀病菌，只偏重祛邪而忽视扶正有关。根据患者多年贫血病史，红细胞和血红蛋白常常不足，又有痔疾，时便血等表现，辨为血虚，可选方葱白七味饮。本方遵"夺血者无汗""亡血家不可发汗"之戒，以生地黄、麦冬养血滋阴以扶正，葱白、葛根、豆豉、生姜解散表证以祛邪，配伍精当，故用于血虚外感疗效较佳。需要注意的是，唐氏用小柴胡汤加表药旨在稍祛表邪，以和为主，即和中取散。而本例的葱白七味饮则是从扶正解表的思路出发，在滋阴的基础上行解表之法。前者从气化，后者从正形，思路不同，临床需注意区别，不可一概而论。

出　汗

【原文】汗者，气分之水也。血虚则气热，故蒸发其水，而出为汗。但头汗出，身不得汗者，乃阳气内郁，冒于上而为汗，以小柴胡汤解其郁，则通身得汗而愈。蒸蒸汗出者，乃血虚气盛，沸溢为汗，宜用白虎汤加当归、蒲黄、蝉蜕治之。手足濈濈汗出者，以胃中或有瘀血食积，四肢为中州之应，火热中结，故应手足汗出也，宜玉烛散加枳壳、厚朴以攻之，结去而汗自止矣。睡中盗汗者，睡则气归血分，血不足则气无所归，故气泄而汗出，宜当归六黄汤治之，或地骨皮散加枣仁、知母、茯苓、五味子、黄芪、黄柏。

以上所论，皆失血家阴血内虚，阳气过发之病。亦有阴阳两虚，自汗盗汗者，宜归脾汤加麦冬、五味子，或当归六黄汤加附子。

又有大汗亡阳者，在杂病亡阳则单属阳虚，失血家大汗亡阳则兼是阴虚，阳无所附，非大剂参附汤不能回阳，继用独参汤养之而愈。

此论血家出汗，与杂证出汗有别，参看汗血发热门更详。

【提要】本节论述血证汗证的证治。

【精解】《素问·阴阳别论》云："阳加于阴谓之汗。"血证血虚气热，乃阴虚阳亢之证，故蒸发气分之水而为汗。只见头部出汗而身上不出汗的，属于阳气内郁，应选用小柴胡汤解郁通阳；蒸蒸汗出者，属于血虚气盛，宜用白虎汤加减；手足濈濈汗出者，则是由于胃中或有瘀血食积导致火热内结，宜玉烛散加减攻之；睡中盗汗者，当归六黄汤或地骨皮散加味治疗。如阴阳两虚，症见自汗盗汗者，宜选用归脾汤或当归六黄汤加减治疗；如见大汗亡阳的，不能单用参附汤回阳，还需继服独参汤方可。总之，血证发汗和杂证发汗不同，不可用解表药治之，故云"血家不可发汗"。

【医案举隅】

气血不足型汗证案

王某，男，73岁，2017年4月8日初诊。

［病史］患者汗出1个月，加重1周。近1个月，寐中汗出，醒则汗止，未予重视，近1周汗出加重，心前区尤甚，遂来就诊。既往有冠心病、原发性高血压病史。刻诊：寐中汗出，醒则汗止，心前区汗出严重，失眠多梦，偶有心悸怔忡，面色少华。舌质淡，苔白，有紫气，脉细。心脏超声示：左冠状动脉左前降支狭窄约40%。

［诊断］西医诊断：多汗症。中医诊断：汗证（盗汗）。证属心血耗伤，心液不藏。

［治法］补养心血，固涩敛汗。

［方药］予敛汗汤合归脾汤加减。糯稻根15克，麻黄根12克，浮小麦30克，五味子6克，太子参15克，焦白术10克，茯苓10克，茯神10克，酸枣仁30克，龙眼肉12克，木香10克，煅龙骨（先煎）24克，煅牡蛎（先煎）24克，牡丹皮10克，丹参15克，川芎10克，当归10克，焦山楂15克，焦神曲15克，甘草5克。日1剂，水煎2次，取汁300ml，分早、晚饭后30分钟温服，14剂。

原冠心平片、降脂药继续规律服用。

二诊（2017年4月22日）：患者诸症好转，偶有活动后心前区刺痛，可自行缓解。

［方药］初诊方加失笑散（五灵脂、蒲黄各5克，包煎）10克、枳壳10克、枳实10克，继服14剂。

1个月后随访，汗证基本痊愈。

孙晓霞，韩旭. 韩旭教授应用敛汗汤加减治疗汗证验案4则［J］. 河北中医，2019，41（9）：1289-1292.

按语：《医宗必读·汗》云："汗者，心之液也。"故汗出常以心立论。心藏神，血由心主，汗出由神统，失神则汗泄。故血充则汗足，血虚则神不守舍，神气浮越，心液不藏而汗出。根据本患者寐中汗出，醒则汗止，心前区汗出严重，兼有失眠多梦，偶有心悸怔忡，面色少华等表现，结合患者舌苔脉象，四诊合参，考虑心血耗伤，神不守舍，入夜神气浮越致心液不藏。治以补心养血、固涩敛汗为主，方用敛汗汤合归脾汤加减。

发　渴

【原文】血虚则发渴，有瘀血则发渴，水虚亦发渴。

血虚发渴者，血为阴，气为阳，血少则气多，阳亢无阴汁以濡之，故欲饮水也，法宜补血，血足则气不热矣，圣愈汤加天冬、花粉治之，或当归补血汤加花粉、苎麻根、玉竹、麦冬。

瘀血发渴者，以津液之生，其根出于肾水，水与血，交会转运，皆在胞中，胞中有瘀血则气为血阻，不得上升，水津因不能随气上布，但去下焦之瘀，则水津上布，而渴自止，小柴胡加丹皮、桃仁治之，血府逐瘀汤亦治之。夹热蓄血者，桃仁承气汤治之。夹寒瘀滞者，温经汤治之。

水虚发渴者，以肺胃之水津不足，是以引水自救。水津虽由水谷所化，而其气实发源于肾中。肾中天癸之水，至于胞中，循气街，随呼吸而上于肺部，肺金司之，布达其气，是以水津四布，口舌胃咽，皆有津液而不渴也。若肾中之水不足，则不能升达上焦，是以渴欲饮水，宜启下焦之阴，以滋津液，地黄汤加人参、麦冬、诃子，或左归饮加儿茶、人参、玉竹，三才汤加知母治之。夫水津虽生于肾，而实布于肺，又有肾中之水津本足，而肺金郁滞，不能散布，以致水结为痰，咽干口渴，宜小柴胡汤通上焦之滞，使肺气通调，则水津四布矣。又曰：津液虽生于肾，布于肺，而实赖胃中水谷以滋其化源。胃中燥结则津不生，三一承气汤治之；胃中蕴热则津不生，玉泉散治之；胃经肌热则津液被灼，人参白虎汤治之；胃中虚热则津不生，麦冬养荣汤治之。

上分三条，皆失血多有之证，与杂病消渴，水停不化，津气不升者不同，参看可也。水停不化，当用五苓、真武等汤。

【提要】本节论述血证口渴的证治。

【精解】血证之发渴原因有三：血虚、瘀血和水虚。血虚发渴，法应补血。血为阴，气为阳，血虚即阴虚，阴虚即水竭，宜圣愈汤或当归补血汤加减以治。瘀血发渴，法应祛瘀。唐氏明确瘀血发渴的病变机制为"内有瘀血，气不得通，水液不得上布"，认为祛瘀是治疗血渴的根本。因此治疗时强调去下焦之瘀则渴自止，以小柴胡汤和解少阳祛邪外出，加用活血化瘀之药，夹热者选用桃仁承气汤，夹寒者选用温经汤治之。水虚发渴，可从肾、肺、胃三脏论治。肾阴虚所导致的，宜地黄汤或左归饮加味以滋肾阴；肺金郁滞，不能散布水液，所致发渴者，选用小柴胡汤加减；胃为生化之源，胃中燥结、胃中蕴热、胃经肌热、胃中虚热皆可导致津液不生而致发渴，相应选用三一承气汤、玉泉散、人参白虎汤、麦冬养荣汤加减治之。

【医案举隅】

瘀血口渴案

张某，女，47岁，2005年4月1日初诊。

[病史] 近5年来，时自觉口干口渴，黏滞不爽，尤其晨起明显，需饮水数口以缓之，每日不时频饮，也未能止渴，遇外出须自备水以润之，颇感不便，为此多处求医，西医检查均未发现异常，中医予生脉散、沙参麦冬汤等滋阴剂，疗效甚微，今来求治。诊见：颜面及周身肌肤发干，唇干裂色暗，舌暗红苔少，舌下少量瘀点，脉弦略沉。

[诊断] 瘀血内阻，津不上承。

[治法] 活血祛瘀。

[方药] 以血府逐瘀汤加减。生地黄15克，当归10克，赤芍12克，桃仁10克，红花10克，玄参12克，枸杞子10克，石斛10克，桔梗8克，枳壳10克，川牛膝10克，甘草6克。7剂水煎服，日1剂。

药后自觉口中爽快，饮水次数减少，守前方再服7剂，口渴自除，至今未复。

张裕林．从瘀论治验案2则［J］．内蒙古中医药，2013，32（22）：54.

按语： 患者口渴数年，滋阴无效，根据其肌肤发干、唇干裂色暗、舌暗红苔少、舌下少量瘀点、脉弦略沉等表现，可辨为瘀血内阻，津不上承，法当活血祛瘀。方中桃仁、红花、赤芍活血祛瘀；牛膝活血通经，祛瘀止痛，引血下行；生地黄、当归养血益阴，清热活血；玄参、枸杞子、石斛可滋补阴液；桔梗、枳壳，一升一降，理气宽胸，桔梗能载药上行；甘草调和诸药。合而用之，使血活瘀化气行，则诸症可愈，为活血化瘀之良方。

心 烦

【原文】 烦者，心不安也。心为火脏，化生血液，转赖血液以养其火，故心字篆文即是倒火，火降则心宁也。失血家亡血过多，心火失其滋养，故多发烦。火太甚者，舌上黑苔，夜不能寐，黄连阿胶汤主之。心中懊侬者，以火不得宣，故郁而不乐也，宜栀子豉汤加连翘、桔梗、大力、生地、远志、黄连、草梢治之。若火不甚而血太虚者，心中了戾不得[1]，是为虚烦，归脾汤加朱砂、麦冬、炒栀子治之，逍遥散加龙骨、枣仁亦治之。仲景酸枣仁汤尤为治烦要药。若烦而兼躁，手足妄动，此为虚中夹实，内有燥屎，必见二便不调，发热口渴，脉数有力等证，在伤寒为承气证。在失血家，须兼顾其虚，宜玉烛散或用玉女煎加元明粉。烦躁之极，循衣摸床，小便利者，阴尚未尽，犹可救一二。小便不利，死不治矣。此与阴躁[2]不同，阴躁不烦而但躁，且必现阴寒可据之证，须细辨之。

又有产后血虚，心烦短气者，虽同是心烦，然产血下行，气多虚脱，其血之虚，皆由于气虚，故心烦而必兼短气，宜归脾汤、当归补血汤、养荣汤等以补气者生血，而心烦自愈。至吐血家，则其气上逆，多是气实血虚，证见心烦，尤血不养心之甚者也，若再补其气，则气益甚，而血益虚，心愈不得其安矣，治宜补血清火，朱砂安神丸治之。须参看卧寐、怔忡、惊悸门。

【注释】

[1] 了戾不得：指难受不可名状的感觉。

[2] 阴躁：即阴盛格阳所致扰动不宁之证，多属危重症。

【提要】本节论述血证心烦的证治。

【精解】心烦主要由火热所引起。失血之人，虚火扰神则心烦不宁，治当清火养血。若火太甚者，宜用黄连阿胶汤行滋阴降火、除烦安神之效；心中懊恼为火郁于内，应用栀子豉汤加减以宣发郁火；若火不甚而血太虚者，此为虚烦，用归脾汤或逍遥散加减治之。仲景认为，酸枣仁汤为治烦要药。若烦而兼躁，手足妄动，此为虚中夹实，宜玉烛散或玉女煎加减，既泻其实又顾其虚，虚实兼治。

另外，产后心烦者，多是由于气虚而引起血虚，所以又伴见短气之症，宜用归脾汤、当归补血汤、养荣汤等补气生血。吐血心烦则是由于气盛血虚所致，治应补血清火，用朱砂安神丸治之。具体可见本书卷二"吐血"中的"四、补血"。

【医案举隅】

郁热内扰型心烦案

王某，女，19岁，1995年7月22日初诊。

[病史] 患者自认为高考发挥失常，近半月来闷闷不乐，抑郁不舒，坐立不安，心烦易怒，夜不能寐，口干饮水不多，小便黄，舌尖红，苔薄，脉细数。曾服地西泮，虽可暂时入睡，但不能解决根本问题，因而求治于中医。

[诊断] 热扰胸膈，心神不宁。

[治法] 宣泄郁热，安神定志。

［方药］炒山栀 12 克，香豆豉 6 克，百合 10 克，柴胡 6 克，柏子仁 10 克，夜交藤 15 克，淡竹叶 8 克，通草 5 克，六一散 12 克（包煎）。

药服 7 剂，症状明显好转。效不更方，继服 7 剂而愈。

周晓虹. 经方治验 3 则［J］. 国医论坛，1998，13（4）：10.

按语： 本病起于情志不舒，郁而生热，内扰心神。治疗应以宣透郁热为要，故用张仲景栀子豉汤加味。方中山栀苦寒，能清三焦之火，引一身之热下行；豆豉能宣散郁热，配竹叶、通草、六一散可加强泻心火之功；柏子仁、夜交藤养心安神；少佐柴胡既能解郁，又能散热。由于病起于情怀不舒，故在服药的同时还要做好心理疏导工作。

卧寐 附：梦寐

【原文】 卧者，身着席、头就枕之谓也。寐者，神返舍，息归根[1]之谓也。不得卧寐之证，杂病犹少，失血家往往有之。

不得卧有二证：一是胃病，一是肺病。

胃病不得卧者，阴虚则邪并于阳，烦躁不卧，此与《伤寒论·阳明篇》微热喘冒[2]不得卧者，为胃有燥屎之义同，三一承气汤治之。若无燥结，但系烦热者，竹叶石膏汤、白虎汤治之。兼理血分，则宜用玉烛散、玉女煎。又有胃中宿食，胀闷不得卧者，越鞠丸加山楂、麦芽、莱菔子。盖阳明主合，和其胃气，使得还其主合之令，斯能卧矣。

肺病不得卧者，肺为华盖，立则叶垂，卧则叶张。水饮冲肺，面目浮肿，咳逆倚息，卧则肺叶举而气益上，故咳而不得卧，葶苈大枣泻肺汤攻去其水，则得卧矣，或二陈汤加干姜、细辛、五味子，温利水饮亦可。若是火逆之气夹痰上冲者，则又宜水火兼泻。痰甚者，消化丸主之；火甚者，滚痰丸主之；平剂则宜二陈汤加柴胡、瓜蒌、黄芩、旋覆花、杏仁、姜汁、竹沥，保和汤亦治之。若无痰饮，但是火气上冲者，其人昼日不咳，卧则咳逆，气不得息，乃肺痿叶焦，卧则肺叶翘举，气随上冲，咳呛不已，宜清燥救肺汤加生地黄、栝楼根、百合、五味子以敛之，再加钟乳石以镇降之。且肺之津生于肾中，如肾水不能上济上焦，冲气逆上，咳不得卧者，当从肾治之。六味丸加参麦散，再加牛膝以引气下行，加磁石以吸金气，使归于根。

【注释】

[1]息归根：指呼吸归于肾。

〔2〕喘冒：指气喘而头昏目眩。

【提要】 本节论述血证不得卧的证治。

【精解】 本节从肺、胃入手讨论病机。胃病不得卧者，以《伤寒论·辨阳明病脉证并治》"时有微热，喘冒不得卧者，有燥屎也，宜大承气汤"为依据，用三一承气汤治之；若有烦热者，可选竹叶石膏汤和白虎汤以清热；若兼血分者，治以玉烛散、玉女煎活血化瘀；又有胃中宿食所致不得卧者，选方越鞠丸。肺病不得卧者，以《金匮要略·痰饮咳嗽病脉证并治》"支饮不得息，葶苈大枣泻肺汤主之"为依据，提出水饮冲肺而致咳逆倚息不得卧者，用葶苈大枣泻肺汤攻其水饮或用二陈汤加减以温利水饮；若火逆与痰饮相兼者，宜水火兼泻，消化丸或滚痰丸主之；若无痰饮，仅火气上冲，表现为夜卧咳逆者，宜用清燥救肺汤加减滋阴润燥；若肾水无以上济于肺，则冲气上逆不得卧者，当从肾治之，疗以六味丸随证加味。

【原文】 不寐之证有二：一是心病，一是肝病。

心病不寐者，心藏神，血虚火妄动则神不安，烦而不寐，仲景黄连阿胶汤主之。阴虚痰扰神不安者，猪苓汤治之。一清火，一利水。盖以心神不安，非痰即火，余每用朱砂安神丸加茯苓、琥珀，或用天王补心丹。

肝病不寐者，肝藏魂，人寤则魂游于目，寐则魂返于肝。若阳浮于外，魂不入肝则不寐，其证并不烦躁，清睡而不得寐。宜敛其阳魂，使入于肝，二加龙骨汤加五味子、枣仁、阿胶治之。又或肝经有痰，扰其魂而不得寐者，温胆汤加枣仁治之。肝经有火，多梦难寐者，酸枣仁汤治之，或滑氏补肝散去独活加巴戟，四物汤加法夏、枣仁、冬虫夏草、龙骨、夜合皮亦佳。

又按：魂虽藏于肝，于昼游于目，目在面部，乃肺胃之所司。肺胃之气扰而不静，亦能格魂于外，使不得返也，宜生地黄、百合、麦冬、知母、枳壳、五味子、白芍、甘草、枣仁、天花粉、茯苓治之，人参清肺汤亦治之。又有虚悸恐怖不寐之证，仁熟散治之。思虑终夜不寐者，归脾汤加五味治之。须参看怔忡烦悸门。

【提要】 本节论述血证不寐的证治。

【精解】 唐氏认为不寐证病位主要在心、肝两脏。心藏神，心神不安则发为不寐。其中，血虚致使不寐者，宜黄连阿胶汤主之；阴虚痰扰者，用猪苓汤治之；痰火兼备者，用朱砂安神丸或天王补心丹加减以清热养血安神。肝藏魂，所以肝脏与睡眠之间也息息相关。其临床分型有肝阳浮于外，清睡而不烦者；有肝经有痰，扰其魂使其不寐者；又有肝火致多梦者。分别选用二加龙骨汤、温胆汤或酸枣仁汤加减以治。魂昼游于目，目乃肺胃之所司，因此不寐也与肺胃有关联，可加百合、麦冬等药以养肺胃之阴，亦可用人参清肺汤治之。思虑太多，终夜心悸者，治以归脾汤加味。

【医案举隅】

一、阴虚火旺型不寐案

患者，男，68岁，2017年10月初诊。

［病史］患者失眠间断发作5余年，加重1周。2012年退休后出现失眠，时轻时重，以入睡困难为主，凌晨早醒难以再次入睡，经常睡前口服艾司唑仑片1mg（1片）助眠。1周前因家庭纠纷导致几乎彻夜不眠，伴心烦，时有心慌，面部潮红，饮食尚可，小便频多，大便调，口干欲饮，舌暗红苔少有裂纹，脉弦细。

［诊断］不寐，阴虚火旺。

［治法］养阴清热，交通心肾。

［方药］予黄连阿胶汤原方。黄连20克，黄芩10克，白芍10克，阿胶15克，鸡子黄2颗。3剂。

先煎黄连、黄芩和白芍两遍，取药汁100ml混合后，趁热将阿胶烊化，将鸡子黄于药汤晾温时冲入，睡前1次顿服。

1剂下后心烦减轻，入睡仍有困难，口服艾司唑仑1mg可入睡，入睡后整夜未醒，睡眠时间约5小时。2剂服后患者可轻松入睡，夜尿1次后很快能睡，睡眠时间约6小时。3剂服后患者自诉睡眠已正常，偶有心烦。守方继服7剂，患者诸症改善，睡眠良好。嘱其放松心情、适当运动，未再复诊。

赵晓东，杨承之，肖狄，等.黄连阿胶汤治疗不寐机制探讨及验案举隅［J］.中华中医药杂志，2019，34（11）：5253-5255.

按语： 本案患者见严重失眠、心中烦、口干、面部潮红、舌质红、有裂纹、脉弦细等，辨证为阴虚火旺型不寐，符合黄连阿胶汤的主治证。本方有黄连、黄芩可泻心火，使心气下交于肾；酸甘之芍药养血滋阴，助阿胶滋补肾水；鸡子黄入通于心，滋阴润燥，治心烦不得眠，为本方之精髓。诸药合用，共奏滋阴泻火、交通心肾之功，则心烦自除，夜寐自安。另外，本方还重视其煎服法，在睡前服用。此方中药物浓煎取汁100ml晾温时，冲入鸡子黄，睡前顿服，疗效显著。

二、痰热内扰型不寐案

陈某，男，33岁。

［病史］患者入睡困难长达2年。近2年因工作压力大导致精神紧张，常常每晚凌晨1：00~2：00感到精神相对亢奋，无法入睡，即便入睡，入睡时间也不足5小时。同时梦多，早晨感到恶心。舌质红，脉弦数无力。

［诊断］痰热扰心，肝郁化火。

［治法］清化痰热，疏肝解郁，同时养心安神，益气补血。

［方药］采用温胆汤加减治疗。陈皮9克，茯苓15克，枳实10克，半夏12克，甘草5克，竹茹10克，太子参30克，大枣4枚，丹参15克，酸枣仁15克，珍珠母20克，远志6克，柴胡9克。用温水煎服，每日1剂，连服3剂。

二诊：患者心情舒畅，可以安然入睡。

嘱咐其继续服数剂以对疗效进行巩固，随访后睡眠质量好。

许会忠. 温胆汤加减治疗不寐的临床应用体会［J］. 内蒙古中医药，2016，35（15）：75.

按语： 患者因工作、学习等原因面临较大的压力，导致心情抑郁，影响肝之疏泄，肝失条达，引发肝气郁结，进而导致气郁化火，痰火交蒸，从而扰乱神明，引发失眠多梦的症状。因此，治疗以养心安神为主的同时，也要清化痰热、疏肝解郁。温胆汤方中的竹茹、半夏具有化痰降逆的功效，能清热除烦；陈皮、枳实可理气化痰，使气顺痰消；茯苓健脾利湿；甘草益气和中；柴胡疏肝解郁；珍珠母镇静安神；丹参、酸枣仁具有活血安神的功效；太子参以及大枣起益气补中之用。多药合用，能够疏肝解郁、化痰清热、宁心安神，最终失眠得愈。

【原文】又有昏沉多睡之证，在杂病为邪入阴分，在失血虚劳乃血脱之后元气不支，是以昏睡，如汗出气喘，危急之候也，参附汤救之。寐属阳，故不寐为阳虚，人参养荣汤亦治之。若身体沉重，倦怠嗜卧者，乃脾经有湿，平胃散加猪苓、泽泻治之，六君子汤加防己、薏苡仁，补中益气汤亦治之。此论多睡，多是阳虚，然亦有胆经火甚，而多昏睡者，龙胆泻肝汤治之。

梦乃魂魄役物，恍有所见之故也。魂为病，则梦女子、花草、神仙、欢喜之事，酸枣仁汤治之。魄为病，则梦惊怪、鬼物、争斗之事，人参清肺汤加琥珀治之。梦中所见即是魂魄，魂善魄恶，故魂梦多善，魄梦多恶。然魂魄之所主者，神也，故安神为治梦要诀，益气安神汤治之。又有痨虫生梦，照痨虫法治之。又有梦而遗精，详遗精门。

再按：睡而恶明喜暗者，火邪也。侧卧不得转身者，少阳之枢机不利也。侧卧一边者，详咳嗽门。

【提要】本节论述血证多寐的证治。

【精解】昏沉多睡之证多由邪入阴分所致。失血之人，元气无以依附，则产生昏睡表现，治以参附汤。《灵枢·口问》云："阳气尽，阴气盛，则目瞑；阴气尽而阳气盛，则寤矣。"寤属阳，若不寤则为阳虚，可用人参养荣汤补气养血以安神。若多寐伴见身体沉重，乃脾虚生湿，宜平胃散、六君子汤或补中益气汤加味以健脾祛湿。梦境反映了神、魂、魄在机体的变化，从而对人体睡眠产生影响。魂梦多善，梦女子、花草等，酸枣仁汤治之；魄梦多恶，梦鬼物、争斗之事，则以人参清肺汤加减治疗。安神为治梦之要，可用益气安神汤治之。此外，唐氏还提出睡而恶明喜暗者应从火邪论治，喜侧卧而睡者应从和解少阳枢机而治。

【医案举隅】

痰湿内阻型多寐案

患者，女，61岁，2012年6月16日初诊。

[病史]患者嗜睡反复发作1年余。其倦怠嗜卧，肢体酸重，胸闷食少，食后即困倦欲睡。经颅脑CT、核磁共振、心电图检查均未见明显异常。患者体胖，舌体胖大苔白腻，脉象濡缓。

[诊断]痰湿内阻，脾阳不振。

[治法]健脾祛湿，益气振阳。

[方药]黄芪30克，防风15克，防己15克，白术15克，苍术15克，川厚朴15克，陈皮10克，半夏10克，藿香10克，佩兰10克，甘草3克，水煎服，每日1剂，7剂。

服上方后自觉精神好转，嗜睡基本解除。继服7剂后病愈。

李怀生，吕海英，薛超军，等. 嗜睡验案2则 [J]. 世界睡眠医学杂志，2014，1（4）：225.

按语：患者嗜睡，倦怠嗜卧，肢体酸重，午后加重，考虑为湿邪困脾，运化失常。舌体胖大、苔白腻、脉濡缓等为痰湿内阻，脾阳不振之象。故选方防己黄芪汤合二陈平胃散加减，又结合风药胜湿、建中化湿、芳香化湿三法于中。方中黄芪、防风、防己合用益气走表，健脾散湿；黄芪、苍术、白术相辅，通利脾阳，宣化内湿。诸药合用，使脾气通，荣卫和，内外湿除。

喘 息

【原文】人不喘息，则气平静，血何由随之吐出哉？故失血家，未有不喘息者。有实喘，有虚喘。实喘之证有二：一是郁闭，一是奔迫。

郁闭者，气不达于外而壅郁于内也。失血家阳来乘阴，此证为多。伤寒喘息者，用麻桂发之。血家忌汗，又忌升发以动其血，与伤寒开郁闭之法不同，宜小柴胡汤加杏仁，以转枢外达，使腠理通，荣卫和，斯达气于外，不壅于内而为喘矣。如果有外感闭束，不得不疏解者，宜香苏饮加杏仁、枯芩、甘草；或千金麦门冬汤，借麻黄以解外，而兼用清里之药，不致过汗亡阴，乃为调剂得宜。

奔迫者，上气喘息，由于气盛于下而逆于上。失血家火盛逼血，往往其气粗贲[1]，宜大泻其火，火平则气平，用厚朴、枳壳、大黄，使地道通，气下泻则不上逆矣。若内有瘀血，气道阻塞，不得升降而喘者，亦宜上三味加当归、白芍、桃仁、丹皮治之。若是痰气阻塞者，清化丸主之。若小便闭者，下窍塞，故上窍壅也，宜五淋散加防己、杏仁、桑白皮、葶苈子。

虚喘亦有二证：一是肺虚，一是肾虚。

肺虚作喘者，以肺居上焦，制节五脏，开窍于鼻，以通外气，以敛内气。血虚则火盛津伤，肺叶痿而不下垂，故气不得降，喘息鼻张，甚则鼻敞若无关阑[2]，乃肺痿之重证也。生津补肺，宜清燥救肺汤。兼治郁火痰滞者，宜保和汤或太平丸。吾谓肺叶下坠，宜兼用镇敛之法，三才汤合生脉散再加百合、五倍子、白及、花粉、杏仁、川贝母、钟乳石治之。又有喘息由于鼻窒不通者，以肺中之火郁闭鼻管，故气并于口而为喘也，太平丸加麝香，即是上通鼻窍之妙药，与伤寒鼻塞有异，毋误治也。

肾虚喘息者，以气之根源于肾。失血家，火甚水枯，不能化气，是以气短而喘，咳逆喘息，颊赤咽干，宜大补阴丸加牛膝、五味以潜降之。若是阴虚，阳无所附，气不归根者，地黄汤合生脉散加磁石、牛膝、沉香以滋纳之。若小水不化，兼腰痛者，乃是肾中之阳不能化气，宜肾气丸治之，参附汤加五味、茯苓亦可。

上系肺肾分治之法，如欲兼而治之，即从诸方化裁可也。此外如苏子降气汤、四磨汤，皆肺肾兼治，但未能照顾血证，用者须知加减。

又曰：中宫虚则气少，人参主之；中宫实则气粗，大黄主之。

【注释】

［1］粗贲（bēn 犇）：粗大急迫，此处指呼吸急促。

［2］关阑：指拦阻之物。

【提要】本节论述血证喘息的证治。

【精解】血证之喘息当从虚实两方面辨证。实喘分郁闭、奔迫两种，虚喘分肺虚和肾虚两种。

在实喘中，郁闭作喘者多由气机不能畅达于外，郁闭于内所导致。伤寒喘息当用麻桂剂透发，但唐氏又提出血家忌汗又忌升发以免动其血，所以治疗的时候就需要与伤寒透发之法区别开来，选用小柴胡汤加杏仁以复其枢机，和其营卫。此外，若兼有外感，以香苏饮或千金麦门冬汤代麻桂解外邪。奔迫是指气盛于下，上逆作喘。由于气盛于下而逆于上，从而造成火盛迫血的血证。往往其气粗大，治疗宜大泻其火，火平则气平，常用厚朴、大黄等泻火降逆。若瘀血阻塞气道而喘，可加桃仁、牡丹皮等药活血化瘀。若痰气阻塞，可用清化丸。若伴见小便不通，乃因下窍闭塞，所以上窍亦壅滞也，宜五淋散加减。

在虚喘中，肺虚作喘者多因血虚火盛伤阴，肺叶痿用不降，同时肺气不降而致喘，治以生津补肺，宜用清燥救肺汤。若兼有郁火痰滞，宜用保和汤或太平丸。唐氏认为此证急需镇敛，肺叶才能下坠，方用三才汤合生脉散加减。又有鼻室不通而致喘息者，乃肺中郁火郁闭鼻窍而为喘，疗以太平丸加味以通鼻窍。此证与伤寒外感鼻塞有异，不可误治。肾主纳气，肾虚作喘者多由于气之根难系于肾，失血之人往往水枯不能化气，临床出现喘息、咽干等表现，治疗宜用大补阴丸加减以治。若肾阴虚，阳无所附，气不归根，需用地黄汤合生脉散加减以纳气。若肾阳虚无以化气，则肾气丸主之。唐氏又提到，中宫虚属气虚之证，用人参补中气；中宫实属实证，用大黄泻其实。

【医案举隅】

肾虚作喘案

柯某，男，60岁，1985年11月4日初诊。

［病史］患喘咳30余年，每年10月入院，次年5月出院。喘促气短，动则尤甚，畏寒肢冷，腰膝酸软，面青唇紫，舌淡、苔薄白，脉沉细弱。X线摄片：双肺气肿征，左肋膈角变钝。

［治法］补肾固气平喘。

［方药］党参、麦冬、五味子、茯苓、菟丝子各15克，黄芪30克，补骨脂、淫羊藿、赤芍各10克，柴胡3克，制附子5克，核桃仁1枚。

此方加减服用2月余，喘平，诸症悉除。后改用生脉饮，冬春配服金匮肾气丸，秋季配服麦味地黄丸，夏季配服六味地黄丸。至 1993 年喘证再作，用调补肝肾法治疗月余而愈。今年已 70 余岁，冬季未再住院，能正常活动。

成德方，李成文. 虚喘汤治疗老年虚喘验案 5 则 ［J］. 新中医，2001，33（9）：68.

按语：本患者患喘咳 30 余年，根据喘促气短，动则加剧等表现，可诊断为喘证，又因畏寒肢冷、腰膝酸软、脉沉细弱可辨证为肾虚喘证，属虚喘。处方中麦冬、五味子有收敛固涩、益气生津的功效；菟丝子、补骨脂、淫羊藿有补肾纳气平喘之用。此外，本案还提出了可随季节变化更服他方，收效甚捷。

呃 哕

【原文】久病闻呃为胃绝，须审脉证断之，不得但据呃逆，遂断其死也。失血家气不顺利，多有呃逆。新病形实者，为伏热攻发，火性炎上，气逆而呃，清热导气，宜三物汤，或柴胡梅连散加枳壳、槟榔。若膈间有痰闭滞者，宜滚痰丸、指迷茯苓丸。又有瘀血阻滞而发呃者，必见刺痛逆满之证，大柴胡汤加桃仁、丹皮、苏木治之，血府逐瘀汤亦治之。若久病发呃，形虚气弱者，为胃中空虚，客气动膈，所谓客，即痰火气也。治痰气宜旋覆代赭石汤，或二陈汤加丁香、枳壳。治火气，宜玉女煎加旋覆花、赭石、柿蒂，或用梅连散加柿蒂、枳壳、五味子。俗治呃逆但用丁香、柿蒂，丁香性温降痰，柿蒂性寒清火，二物骑墙之见[1]，故多不效，须分寒热用之。

哕者，吐气也。血家气盛，此证最多，其治法与呃逆同。惟有伤食，胃中壅塞而发哕者，宜越鞠丸加旋覆花、枳壳、莱菔子。

以上皆治胃之法。而心气不舒，亦有发呃哕者。常见人有抑郁，心气不畅，则胸中喉间常如有物哽塞，时发哕呃，不得快利。治法当清其心，调其气，宜二陈汤加黄连、连翘、牛蒡子、桔梗、瓜蒌霜、当归、川贝母治之。余详痰饮门。

【注释】

［1］骑墙之见：原比喻心存观望，立场模棱两可。此处指丁香、柿蒂均可治疗呃逆，但寒温有别，临床使用需区别寒热，不可混淆。

【提要】本节论述血证呃哕的证治。

【精解】呃为气逆，是膈肌痉挛，胃气上冲咽喉所致，临床表现为不自主的呃声，呃声清凉而短暂，是胃气不降的结果。哕是吐气，指的是胃中秽气停滞，蠢蠢欲动，人主动向外排气以减轻压力，其声稍长而浑浊。呃逆不单单是久病胃虚的情况，也分新病形实和久病形虚。新病形实有伏热攻发、膈间痰闭、瘀血阻滞等证型，分别用清热导气的三物汤或柴胡梅连散加减、豁痰开闭的滚痰丸或指迷茯苓丸加减、活血化瘀的大柴胡汤或血府逐瘀汤加减治疗。久病形虚为痰火内扰所致，治痰气用旋覆代赭汤或二陈汤加减，治火气用玉女煎或梅连散加减。

哕的治法与呃逆同，食滞胃中可用越鞠丸加减。针对心气不舒的呃哕，可清心调气，用二陈汤加减。

【医案举隅】

胃虚肝乘型呃逆案

张某，男，56 岁，2010 年 5 月 23 日初诊。

［病史］患者呃逆频作 2 个月余。2 个月前因原发性肝癌放疗后出现呃逆，始则发作较轻，未做特殊治疗，后渐渐发作频繁，甚至连续发作，妨碍呼吸，经多方治疗，效果不佳。刻诊：呃逆连声，声短而频，不能自制，有时呕吐，全身乏力，腹部胀闷，纳呆，反酸，心烦，夜寐不宁，大便干结难排，每 3 日 1 次，舌淡，苔薄白，脉细弦。

［诊断］胃虚肝乘，胃失和降。

［治法］镇肝降逆止呃。

［方药］方选旋覆代赭汤加减。旋覆花（包煎）20 克，代赭石、生龙骨、煅牡蛎（均先煎）各 30 克，柿蒂 15 克，党参 30 克，姜半夏 20 克，大枣 15 克，生姜 3 片，炒酸枣仁 20 克，厚朴 15 克，芦荟 1 克。每日 1 剂，水煎服。

药进 1 剂，呃逆明显改善。3 剂后，呃逆基本不作。5 剂呃逆已止。

史彦章，杨倩，邱贝，等.《伤寒论》经方治疗顽固性呃逆验案［J］. 河北中医，2012，34（6）：856-857.

按语：呃逆为胃气上逆，冲于咽喉所致。本案患者呃逆因放化疗而起，呃逆、呕吐、腹胀、纳呆、反酸、大便干结难排，皆是胃失和降的表现。旋覆代赭汤是治疗胃虚气逆代表方，旋覆花下气除痰，代赭石重镇上逆之气，生姜、姜半夏辛散痞逆之气，党参、大枣、甘草补益脾胃之虚。加生龙骨、煅牡蛎重镇降逆，柿蒂降逆止呃，炒酸枣仁养心安神，厚朴宽中下气，芦荟清肝泻下。诸药联用，胃虚得补，痞硬得散，逆气得降，诸症均除。

痰 饮

【原文】痰饮之证，已详于咳血、咯血、咳嗽诸条。兹因失血诸人，无不兼痰饮者，故更言之，不惮烦复。

痰饮者，水之所聚也。人身饮食之水，由口入，由膀胱出，肺气布散之，脾气渗利之，肾气蒸化之，是以泻而不留也。此水不留，则无饮邪矣。人身津液之水，生于肾中，寄居胞室，随气而上，布于肺经，是为津液。津液散布，则不凝结而为痰矣。

上焦血虚火盛，则炼结津液，凝聚成痰，肺为之枯，咳逆、发热，稠黏滞塞。此由血虚不能养心，则心火亢甚，克制肺金，津液不得散布，因凝结而为痰也。豁痰丸治之，二陈汤加黄连、黄芩、柴胡、瓜蒌霜亦治之，玉女煎加茯苓、白前、旋覆花，或保和丸以滋肺。胃为燥土，燥气甚则津结为痰，指迷茯苓丸主之；顽痰壅塞者，滚痰丸治之。

痰黏喉中哽塞不下者，名梅核气证，仲景用七气汤[1]，理气除痰。血家病此，多兼郁火，宜指迷茯苓丸加甘草、桔梗、紫苏、香附、旋覆花、薄荷、射干、瓜蒌霜、牛蒡子。余按：咽中乃少阴脉所绕，心经火甚往往结聚成痰，发为梅核，宜甘桔汤加射干、山栀子、茯神、连翘、薄荷，再用生半夏一大枚切片，醋煮三沸，去半夏，入麝香少许，冲前药服。又冲脉亦夹咽中，若是冲气上逆，壅于咽中而为梅核，必见颊赤、气喘等证。审其夹水饮而上者，桂苓甘草五味汤治之；审其夹痰火而上者，猪苓汤加海粉、瓜蒌霜、旋覆花治之。

夫痰为津液所凝，而津液之生原于肾。下焦血虚气热，津液不升，火沸为痰，猪苓汤、地黄汤加川贝母、五味子、麦冬、旋覆花、款冬花、海粉、牛膝、白前、龙骨、牡蛎、黄柏、知母等药。

饮由水气停蓄，其责在于膀胱。若膀胱之水因寒上泛，胸腹漉漉有声，喉中潮响，咳嗽哮吼等，此为土不治水，肺受其愆，通用二陈汤治之，六君子汤、真武汤、小青龙汤治之。

按：失血之人，由于阴虚火旺，少病寒饮者，即或咳吐涎水，审其脉滑数，心烦热者，仍是火盛水溢。火逆之至，是以水逆之甚也。其治法清火泻水，兼而行之，宜葶苈大枣泻肺汤、消化丸及二陈汤加芩、连、柴胡、白前根。参看咳嗽诸条乃详。

【注释】

[1] 七气汤：即半夏厚朴汤。

【提要】本节论述血证痰饮的证治。

【精解】失血之人，多阴虚火旺，易煎熬津液而为痰。痰饮为水聚而成，饮食之水能正常气化则痰饮不生。上焦血虚，心火亢盛，乘金较甚，肺受火乘，布津失司，又受火灼，炼津为痰，治以豁痰丸或二陈汤加减。阳明胃土燥气甚所致痰者则用指迷茯苓丸。顽痰壅塞者，滚痰丸治之。梅核气常用半夏厚朴汤治疗，而血证梅核气则不同，因其兼有郁火，故用指迷茯苓丸加味。咽喉为少阴经和冲脉所过，少阴心经火盛所致梅核气可用甘桔汤加味。冲气上逆所致梅核气，兼有颊赤、气喘等。若夹水饮而上者，用桂苓甘草五味汤治之；若夹痰火而上者，用猪苓汤加味。下焦血虚气热，肾所生之津液为热所灼而为痰，治以猪苓汤、地黄汤加味。膀胱气化不利，则水停为饮。中焦脾虚，土不治水，水饮上泛胸腹，则漉漉有声，凌心则心悸，射肺则咳嗽，上冲咽喉则喉中潮响，分别用二陈汤、六君子汤、真武汤、小青龙汤等加减治疗。失血之人，阴虚火旺，少病寒饮，可凭脉象诊断，以防火极似水的假象。治以清火泻水，可用葶苈大枣泻肺汤、消化丸及二陈汤加味。

痞满_{积聚、癥瘕}

【原文】心下为阳明之部分，乃心火宣布其化之地。君火之气，化血下行，随冲脉以藏于肝，即从心下而起。肾水之阳，化气上行，随冲脉以交于肺，由肺散布以达肌肤，亦从心下而出。盖此地为阳明中土，乃水火血气上下往来之都会也。火降血下，气升水布，则此地廓然[1]。设若火不降，则血不下，而滞于此矣。设若气不布，则水不散，而结于此矣。观《伤寒论》治心下痞满之证，用泻心汤以泻火，用十枣汤以泻水，甘草泻心汤、生姜泻心汤水火兼泻。五苓散解水结，柴胡汤解火结，可知此地须水升火降，斯为既济之形。设上火下水，阻于中宫，遂成天地否象，故名曰痞。血家火浮于上，与水不交，往往见痞满之象。审系火气不得下降者，泻心汤治之，或加生附子以开其痞。审系膀胱水中之阳，逆于心下，不得外出者，以小柴胡汤转其枢机，而水火皆通达矣。如水火交结，轻者为结胸，小结胸汤主之；重者为陷胸，大陷胸汤治之。若单是水气结聚者，二陈汤、枳术丸治之。今医但知停食痞满，而不知痞满之证，不一而足。此外尚有胸痹等证，皆未论列。兹所论者，乃失血家兼有之证也。凡遇以上诸证，再能酌加当归、地黄、川芎、赤芍、丹皮等，以照顾血证，斯为面面俱到。

又有积聚之证，或横亘心下，或盘踞腹中，此非凝痰，即是裹血，通以化滞丸主之。凝痰用清茶送下，裹血用醋、酒送下，无论脐上脐下，左右兼治。又凡在脐下多是血积，抵当丸治之。

又有癥瘕见于脐下，或见或没为瘕，常见不没为癥。癥宜膈下逐瘀汤、抵当丸，瘕宜橘核丸。

按：痞满者，胸膈间病，积聚者，大腹之病，癥瘕者，下焦之病，统以真人化铁汤加吴萸治之，统以逍遥散和之。另详瘀血门。

【注释】

[1] 廓然：形容空旷的样子。这里指水升火降正常，则中土不郁滞。

【提要】本节论述血证痞满的证治，并和积聚、癥瘕进行区分。

【精解】本节所论痞满为失血家痞满，痞满一证不仅停食可致，胸痹也可伴随痞满。阳明位于心下，是气血水火交汇之处，水升火降则不病。君火之气化血，从此处起，随冲脉下藏于肝；肾水之阳化气，从此处出，随冲脉上交于肺。火不降水不升，水火不济，遂成痞象，则心下生痞满。仲景用泻心汤泻火消痞，用十枣汤泻水逐饮，甘草泻心汤、生姜泻心汤则水火兼泻。失血家火不济水，需辨明火气不降和水气不出，分别治以泻心汤和小柴胡汤。水火交结，依据病情轻重治以小结（陷）胸汤或大陷胸汤。水气结聚者，则用二陈汤、枳术丸治之。失血家患痞满，需在辨证的基础上稍加活血养血之品。

积聚位于心下大腹之间，用化滞丸治疗，需辨凝痰和里血，分别用清茶或醋冲服。癥瘕见于脐下，治癥宜膈下逐瘀汤、抵当丸，治瘕宜橘核丸。此外，唐氏认为痞满病在膈间，积聚病在大腹，癥瘕病在下焦。

【医案举隅】

肝胃不和型痞满案

周某，女，32岁，2019年12月12日初诊。

[病史] 患者胸腹痞胀满闷不适持续半年，时轻时重，10天前加重，伴口苦咽干，不欲饮食，体重下降。面色稍黄，形体较瘦，寐差，舌边尖红苔薄黄，脉弦。既往情志不舒，喜嗳气，善叹息。10天前因与人争吵上症复发加重，现被工作关系、家庭关系困扰。

[诊断] 郁证性痞满，肝胃不和证。

[治法] 疏肝行气，和胃消痞。

[方药] 方用小柴胡汤加减。柴胡20克，半夏12克，太子参12克，甘

草 6 克，黄芩 20 克，生姜 12 克，酸枣仁 20 克，乌梅 12 克，麸炒枳壳 20 克。

二诊（12 月 26 日）：诉前证皆明显好转，偶有多梦易醒，舌红苔黄，脉弦数。

［诊断］呈现出热象的趋势。

［方药］守原方加酸枣仁 10 克，黄连 9 克，炒川楝子 10 克，木香 12 克。7 剂后，诸症基本已无。

患者再诊，要求以原方继服 1 周，以巩固疗效。后电话随访诉痊愈，情志舒畅，体质量增加。

陆文文，梁京京，张超，等．董湘玉运用小柴胡汤加减治疗郁证性痞满验案赏析［J］．临床医药文献电子杂志，2020，7（44）：69-70.

按语：痞满病机为中焦气机阻滞，脾胃升降失职。本案患者情志不畅，胸腹痞胀满闷，不欲饮食，是肝郁气滞，肝气犯胃的表现。舌边尖红苔薄黄，表明已郁而化热。口苦、咽干、脉弦，属典型少阳不和的表现。少阳枢机不利，胆火内郁，上扰心神，则寐差。治以小柴胡汤加减，和解少阳枢机，使肝胆之气调畅，六腑之气通达。加乌梅生津，以促其胃口，加枳壳理气宽胸、行气解郁、导滞消痞，加酸枣仁养心安神、生津，以助其睡眠。本案也可使用丹栀逍遥散加减或半夏泻心汤加减进行治疗。

肿　胀

【原文】肿胀者，水病也，气病也。失血家往往水肿、气肿，抑又何哉？盖以血之与气，水之与火，互相倚伏，是二是一。吾于水火血气论及调经、去瘀诸条已言之，兹复不惮烦劳曰：气即水也，血中有气即有水，故肌肉中有汗，口鼻中有津，胞中有水，是水与血，原并行不悖。失血家，其血既病，则亦累及于水。水蓄胞中，则为尿结；水淫脾胃，则为胀满；水浸皮肤，则为水肿。治法：皮肤水肿者，宜从肺治之，以肺主皮毛故也。肺为水之上原，肺气行则水行，宜泻白散加杏仁、桔梗、紫苏、茯苓，五皮饮亦治之。大腹胀满者，宜从脾治之，补土利水，则水行而土敦[1]，胃苓汤主之，六君子汤加苡仁、防己亦主之。胞中水结，小腹胀满者，五苓散治之，猪苓汤亦治之。诸水又皆肾之所主，肾气化则上下内外之水俱化，宜六味地黄丸。

以上所举之方，皆平剂也。医者又须审别阴阳，随加寒热之品，乃能奏效。审其口渴溺赤，喜凉脉数者，为阳水，则知、柏、芩、连、山栀、石膏、天冬、麦冬可加入。审其口和溺清，喜热脉濡，为阴水，则桂、附、干姜、吴萸、细辛可加入。失血家阳水居多，阴水最少，医者须临时细审。

又有瘀血流注亦发肿胀者，乃血变成水之证。此如女子胞水之变血，男子胞血之变精，疮科血积之变脓也。血既变水，即从水治之。宜照上所举诸方，分寒热加减，再加琥珀、三七、当归、川芎、桃奴[2]、蒲黄，以兼理其血，斯水与血源流俱治矣。古称妇人错经而肿者，为水化为血，名曰水分。经水闭绝而肿者，为血化为水，名曰血分。其实治法，总宜从水治之，方证加减，举不外此也。观于妇人水分、血分之说，则知血家所以多肿胀者，亦是水分、血分之病也。此与杂证水肿有别，勿妄用舟车丸及消水圣愈汤等。另详血臌门。

【注释】

[1] 土敦：表示脾的运化功能强。敦是敦厚、敦实之意。

[2] 桃奴：蔷薇科植物桃或山桃自落的干燥幼果，具有止汗、止痛的功效。用于治疗胃痛、疝痛、盗汗。

【提要】本节论述血证肿胀的证治。

【精解】在唐氏理论中，气水本是一家，血中有气即血中有水，血证肿胀的病机是血中之水病。唐氏从肺脾肾三脏入手治疗肿胀，以泻白散加减行肺气，消皮肤水肿；以胃苓汤、六君子加减健脾利水，治疗大腹胀满；以五苓散、猪苓汤加减通利膀胱，治疗小腹胀满；亦可用六味地黄汤从肾论治全身水肿。对于血证肿胀者，要注意血和水的关系，在遣方中注重治水与理血的关系，不能用峻猛之剂孟浪行事。

【医案举隅】

阳虚饮停型水肿案

吴某，女，65岁，2013年5月10日初诊。

[病史]患者双下肢及面目水肿10余年。每于午后加重，尿少色清。实验室检查肾功能、尿常规等均正常。舌淡红、苔薄腻，脉细弦。

[诊断]阳虚饮停。

[治法]温阳化饮，利水渗湿。

[方药]方拟苓桂术甘汤、泽泻汤合二子七皮饮加减。桂枝12克，猪苓15克，茯苓15克，茯苓皮30克，炒白术12克，泽泻12克，车前子15克，陈皮12克，五加皮12克，大腹皮12克，桑白皮15克，葶苈子10克，玉米须30克，鸭跖草50克。3剂。

二诊（5月14日）：浮肿减轻。

［方药］原方再加生黄芪30克，丹参30克。7剂。

三诊（6月20日）：下肢及面目肿退，身轻。

［方药］原方续服7剂。

随访未再复发。

张烨，张涛，李威，等. 蒋健辨治水肿验案6则［J］. 江苏中医药，2020，52（1）：61-63.

按语： 水肿为体内水液滞留，泛溢肌肤的疾病。双下肢及面目水肿、脉弦、苔腻为水饮内停之表现。本案患者午后加重，尿少色清，为阳气虚衰不能温化水湿之阴水证，以苓桂术甘汤合泽泻汤温阳化饮、健脾利水，辅以二子七皮饮加强利水消肿之功。二诊时重用黄芪、丹参补气活血，以行气利水消肿。本案亦可使用真武汤加减，温肾阳以利水，加杏仁宣肺行水。

怔 忡

【原文】俗名心跳。心为火脏，无血以养之则火气冲动，是以心跳，安神丸清之，归脾汤加麦冬、五味子以补之。凡思虑过度及失血家去血过多者，乃有此虚证，否则多夹痰瘀，宜细辨之。

心中有痰者，痰入心中，阻其心气，是以心跳动不安，宜指迷茯苓丸加远志、菖蒲、黄连、川贝母、枣仁、当归治之，朱砂安神丸加龙骨、远志、金箔、牛黄、麝香治之。

又有胃火强梁[1]，上攻于心而跳跃者，其心下如筑墙然，听之有声，以手按其心下，复有气来抵拒，此为心下有动气。治宜大泻心胃之火，火平则气平也，泻心汤主之，或玉女煎加枳壳、厚朴、代赭石、旋覆花以降之，再加郁金、莪术以攻之，使血、气、火三者皆平，自不强梁矣。

【注释】

［1］强梁：强横之意。

【提要】本节论述血证怔忡的证治。

【精解】怔忡是以阵发性、突发性或持续性发作为特点，心跳有力度和节律上改变的病证，发作程度比惊悸重。仲景炙甘草汤证所述"心动悸，脉结代"即属此。唐氏认为怔忡与俗称的"心跳"一致，分三证论治。血不养心，火气上冲者，以安神丸清心火，归脾汤加麦冬、五味子补益气血为治。痰阻心气者，用指迷茯苓丸或朱砂安神丸加开窍、化痰、养血、安神之品治疗。胃火冲心者，用泻心汤、玉女煎加枳壳、厚朴等降气之品和郁金、莪术等疏肝破气之品以平复气血。

惊 悸

【原文】悸者，惧怯之谓。心为君火，君火宣明，则不忧不惧，何悸之有。心火不足则气虚而悸，血不养心则神浮而悸。仲景建中汤治心气虚悸，炙甘草汤治心血不足而悸。今则以养荣汤代建中，以归脾汤代炙甘草，一治气虚，一治血虚。又有饮邪上干，水气凌心，火畏水克而悸者，桂苓术甘汤治之。失血家多是气血虚悸，水气凌心者绝少。又曰：正虚者，邪必凑之。凡是怔忡、惊悸、健忘、恍惚，一切多是痰火沃心，扰其神明所致，统用金箔镇心丸主之。

惊者，猝然恐惕之谓。肝与胆连，司相火。君火虚则悸，相火虚则惊。盖人之胆壮则不惊，胆气不壮，故发惊惕，桂枝龙骨牡蛎甘草汤治之。恐畏不敢独卧者，虚之甚也，仁熟散治之。又凡胆经有痰，则胆火上越，此胆气不得内守，所以惊也，温胆汤加龙骨、牛黄、枣仁、琥珀、柴胡、白芍治之。复有阳明火盛，恶闻人声，闻木音则惊者，此《内经》所谓气并于阳，故发惊狂者也，乃肝胆木火脾土。法宜大泻阳明之火，大柴胡汤治之，当归芦荟丸亦治之。血家病惊，多是阳明火盛，病虚惊者，亦复不少。用以上诸方须兼顾血证，以尽其化裁，勿执桂甘龙牡等汤，而不知宜忌也。

【提要】本节论述血证惊悸的证治。

【精解】惊悸是指由于劳累或七情不节，心胆气虚，导致心跳力度和频率改变。唐氏认为，"君火虚则悸，相火虚则惊"，悸分为血不养心、气虚和水气凌心三类，分别治以归脾汤、炙甘草汤和苓桂术甘汤。惊分为胆气虚、痰火内扰和胆火过旺三种，分别治以桂枝龙骨牡蛎甘草汤、温胆汤和大柴胡汤、当归芦荟丸。此外，唐氏指出的诊断标志，如惊者"恐畏不敢独卧"为胆虚甚，对临床有很好的指导作用。

【医案举隅】

血虚心悸案

王某，女，48岁，2010年11月9日初诊。

[病史]患者心悸气短伴乏力3月余，加重1周。3个月前劳累后出现心悸气短，伴乏力，偶有头晕，未予重视，自服参松养心胶囊，症状缓解。1周

前又感风寒，自觉心悸气短乏力较前加重，伴头晕，精神倦怠，语声低微，少气懒言，行动迟缓，纳寐差，多梦，盗汗。舌黯淡、舌体胖大、苔白腻，脉沉细弱。心电图检查示：窦性心律，偶发室早。

［诊断］心悸，证属心脾气血两虚。

［治法］益气养血，健脾宁心。

［方药］方用归脾汤加减。黄芪30克，人参、当归各12克，茯苓、白术、龙眼肉各15克，远志、酸枣仁、柏子仁、木香、炙甘草、生姜各10克，五味子6克，大枣3枚。每日1剂，水煎分两次服。

连服7剂后，诸症减轻。效不更方，继服7剂，病愈。随访未复发。

郭放，毛静远. 归脾汤治疗心悸验案1则［J］. 山西中医，2011，27（7）：58.

按语： 心悸辨证先分虚实。本案患者心悸气短伴乏力，遇劳加重，语声低微，少气懒言，行动迟缓，提示气虚。头晕、精神倦怠、寐差、脉沉细弱，提示阴血有亏损。综上，诊属气血两虚型心悸，治以补益气血，安神定志，选用归脾汤加减。方中人参、黄芪、白术、甘草补脾益气以生血，使气旺而血生；当归、龙眼肉补血养心；茯苓、酸枣仁、柏子仁、远志宁心安神；木香辛香而散，理气醒脾，与大量益气健脾药配伍，复中焦运化之功，又能防大量益气补血药滋腻碍胃，使补而不滞，滋而不腻；姜枣调和脾胃，以资化源。全方共奏益气补血、健脾宁心之效。

健　忘

【原文】健忘者，适然[1]而忘其事，尽心力思量不来，凡所言行，往往不知首尾，病主心脾二经。盖心之官则思，脾之官亦主思，此由思虑过多，心血耗散而神不守舍，脾气衰惫而意不强，二者皆令人猝然忘事也。治法必先养其心血，理其脾气，以凝神定志之剂补之。亦当处以幽闲之地，使绝其思虑，则日渐以安也，归脾汤主之。若心经火旺者，是火邪扰其心神，治宜清火宁心，天王补心丹治之。亦有痰涎留于心包，沃塞心窍，以致精神恍惚，凡事多不记忆者，宜温胆汤合金箔镇心丹治之，朱砂安神丸加龙骨、远志、菖蒲、茯神、炒黄丹亦治之。失血家心脾血虚，每易动痰生火，健忘之证尤多。又凡心有瘀血，亦令健忘，《内经》所谓血在下如狂，血在上喜忘是也。夫人之所以不忘者，神清故也。神为何物，即心中数点血液湛然朗润，故能照物以为明。血在上则浊蔽而不明矣。凡失血家猝得健忘者，每有瘀血，血府逐瘀汤加郁金、菖蒲，或朱砂安神丸加桃仁、丹皮、郁金、远志。

【注释】

［1］适然：偶然。

【提要】本节论述血证健忘的证治。

【精解】《素问·灵兰秘典论》云："心者，君主之官，神明出焉。"心主神志，心神以清明为要。心又主血，血是神志活动的主要物质基础，脾为气血化生之源。心脾两虚，气血不足，不能养神，多生健忘，治以归脾汤养心健脾，亦可居清幽之处绝其杂念。心火扰神，痰蒙心包，也可出现健忘，分别治以清火宁心的天王补心丹和豁痰开窍的温胆汤、金箔镇心丹、朱砂安神丸加减。治瘀血导致的健忘，宜用血府逐瘀汤加减。

恍惚癫狂、见鬼

【原文】大病伤寒之后，欲食不食，欲卧不卧，欲行不行，精神恍惚，若有鬼神附其体中者，名曰百合病。谓百脉一宗，合致其病。肺主百脉，肺魄不宁，故病如此。诸多恍惚，未尽名状，必见溺赤脉数之证，乃肺金受克之验也，仲景用生地、百合、滑石治之。此专言杂病余邪为患者也。失血家阴脉受伤，凡是恍惚不宁皆百合病之类，总宜清金定魄为主，清燥救肺汤加百合、茯神、琥珀、滑石、生地、金箔治之，地魂汤亦治之，或琼玉膏加龙骨、羚羊角、百合，或人参清肺汤加百合、滑石。

大凡夜寐不宁者，魂不安也。魂为阳，夜则魂藏而不用，魂不能藏，故夜寐不宁。寤时恍惚者，魄不安也。魄为阴，寤时而阴气不足，故恍惚不定。治魂以肝为主，治魄以肺为主，二者对勘自明。然恍惚、惊悸、惑乱、怔忡、癫狂，皆是神不清明之证。人身有魂魄，而所以主是魂魄者，则神也。故凡诸证，总以安神为主。安神丸、金箔镇心丹治之。

语言错乱为癫，多由丧心失魄，痰迷心窍所致，统以金箔镇心丸治之。怒骂飞走为狂，由于火邪逼迫，心神迷乱，四肢躁扰，滚痰丸治之。

见鬼者，癫狂之类也。阳明病，胃有燥屎，则目中见鬼，宜三一承气汤下之。失血家瘀血在内，亦谵语见鬼，以其同为实邪，故俱能扰目之明也，桃仁承气汤治之。

【提要】本节论述血证恍惚的证治，并和癫狂、见鬼作区分。

【精解】杂病之余邪未尽会出现精神恍惚等百合病的症状，仲景以百合、生地黄、滑石治之。失血家也会出现百合病之类证，可用清燥救肺汤、地魄汤、琼玉膏或人参清肺汤加减治之，以清金定魄。肝藏血，血为魂之舍，肝血不足或受邪扰可导致魂不守舍，出现夜寐不安的症状。肺藏气，气为魄之处，肺气虚或肺受邪扰致使肺魄不宁，出现精神恍惚的症状。心主神明，《类经·疾病类》云："心为五脏六腑之大主，而总统魂魄，兼赅意志。"故魂魄病变应以安神为主。

癫为痰迷心窍所致，治以金箔镇心丹；狂为痰火扰心诱发，疗以滚痰丸。阳明燥屎和瘀血俱可出现见鬼症状，分别投以三一承气汤、桃仁承气汤。

【医案举隅】

百合病案

黄某，女，62岁。

［病史］精神恍惚，全身不适年余。经多方治疗，收效甚微。患者早年丧夫，现儿女皆已成家另居，只身独居，孤寂难耐，整日精神恍惚，坐立不安，欲行不能行，欲卧不能卧，欲食不能食，自觉全身上下不适，又说不清到底哪里不舒服，苦不堪言，两目干涩，舌红少苔，脉细微数。

［诊断］百合病，肝肾阴虚证。

［方药］方用百合地黄汤合杞菊地黄汤。百合30克，生地黄15克，枸杞15克，菊花15克，熟地黄15克，枣皮10克，怀山药12克，云苓10克，牡丹皮10克，泽泻10克，服药10剂病愈。

数月后，因与子女口角，旧病复发，又邀余诊治，病证同前，继予原方15剂，病好如初。

陶杏云. 百合病治验［J］. 湖南中医杂志，1997，13（2）：38-39.

按语：本案患者因长期独居，情志不疏，积久成疾。心主神明，肺主治节，心伤则神气无所依附，故精神恍惚迷乱不定；肺伤则治节不行，故行坐住卧饮食皆不能自主。患者虽病久，但经治效果甚微，病情如初，故用百合地黄汤治疗。以百合润肺清心，益气安神，生地黄养阴清热。两目干涩，说明兼有肝肾阴虚，故合杞菊地黄汤滋补肝肾以明目。

晕　痛

【原文】伤寒杂病头晕痛者，风寒也。血家晕痛，则多是痰火，误用发散药，鲜不增剧。

痰气上攻，头目沉重昏花，兀兀[1]欲吐，首如裹物，右手脉实，阴雨增痛，是痰候也。二陈汤加防风、川芎、黄芩、薄荷、细辛、石膏治之。病重者，消化丹治之。

火逆晕痛者，烦渴引饮，见火增剧，掉头更痛，口苦嗌干，溺赤便闭，左手脉数，是火证也，大柴胡汤治之，当归芦荟丸亦治之，轻则小柴胡汤加菊花。

以上所论皆晕痛之实证。又有晕痛之虚证，须分晕与痛之两门，而后施治有别也。肝虚则头晕，《内经》云："诸风掉眩，皆属于肝。"肝血不足则生风，风主动，故掉眩。失血之人，血虚生风者多，逍遥散加川芎、青葙子、夏枯草治之。或但滋肝脏，以为息风之本，左归饮加牛膝、巴戟天、杭菊花、细辛、枸杞。肾虚则头痛，《内经》所谓"头痛巅疾，下虚上实，过在少阴是也"。六味地黄丸加细辛、葱白、麝香治之。若是肾厥头痛，乃肾中浊阴上逆于头，上实下虚，手足厥冷，宜肾气丸加细辛、葱白。此证之痛，连齿入脑，与寻常微痛者不同，血家头痛似此者少，宜用六味丸者多。

又曰：头晕、痛虽是两病，失血之人，往往兼见二证。由于血虚，则风动而晕，火动而痛。吾谓不分晕、痛，亦不分治肝、治肾，总以四物汤加元参、枸杞、肉苁蓉、玉竹、天麻、细辛、知母、黄柏、山茱萸、牛膝。

【注释】

［1］兀兀：郁郁不舒之态。

【提要】本节论述血证晕痛的证治。

【精解】唐氏认为血家晕痛有别于伤寒表证，多是痰火为患，不可用汗法解之，临证需分虚实。实证多痰多火。右手脉实多为痰气上攻，轻者宜二陈汤加味，重者用消化丹治疗；左手脉数多为肝火上逆，轻则用小柴胡汤加味，重则用大柴胡汤、当归芦荟丸加味。虚证多肝肾虚，肝血虚多头晕，宜逍遥散或左归饮加味；肾精虚多头痛，用六味地黄丸或肾气丸加味。血家晕痛亦可选四物汤加味。

【医案举隅】

肝血虚型眩晕案

患者，女，46岁，2017年10月10日初诊。

［病史］患者反复眩晕2年。2年前因劳累后遂感眩晕，伴肢体麻木，胁痛，就诊于贵阳市某医院，未能作出明确诊断。叠进中西药治疗罔效。刻下症见：眩晕，每因劳累即作，肢体麻木，胁痛，疲乏无力，面色苍白，口唇指甲

淡白，舌稍淡苔薄，脉细。

［诊断］眩晕，证属肝血不足。

［治法］补肝养血。

［方药］四物汤加味。川芎10克，生地黄25克，当归25克，黄芪20克，白芍20克，鸡血藤30克，白术15克，香附9克，7剂，水煎服，每日1剂。

二诊（2017年10月18日）：患者诉服完上方后，眩晕明显减轻，余症改善，舌淡苔薄，脉细。

［诊断］血虚渐复，清空得荣。

［方药］续予前方化裁进治。川芎10克，熟地黄20克，当归20克，白芍20克，鸡血藤30克，香附6克，制首乌15克，阿胶20克，黄芪20克，陈皮6克，白术15克，10剂，水煎服，每日1剂。

半年后随访，患者眩晕已愈。

黄世珍. 从肝论治眩晕3例病例报告［J］. 医学理论与实践，2019，32（5）：724，752.

按语：本案患者遇劳则眩晕，疲乏无力，面色苍白，口唇指甲淡白，舌稍淡苔薄，脉细，证属血虚型眩晕。血虚不能濡养清窍则眩晕，劳则耗伤气血，故遇劳则发作。肢体麻木、胁痛为肝血失养所致。治以补肝养血，予四物汤加味。四物汤补血调血，加黄芪补气生血，加白术健脾化血，加鸡血藤补血活血，加香附疏肝行气止痛，又可使补而不滞。二诊时加何首乌、阿胶以增强补血之力，药证相投，故二诊即愈。

眼目 目黄、出火、见鬼、昏花目珠红

【原文】眼为肝窍，又阳明脉络所绕，故其为病，皆肝胃两经之咎。

眼珠黄者，在胃经属湿热，甚则通身皆黄，小便必然不利，宜五苓散加茵陈、栀子、秦皮、黄柏、知母治之。在肝经是瘀热，仲景云：衄家目黄者，衄未止，是血中有热故也。凡是血热者，其目多黄，四物汤加柴胡、黄芩、丹皮、苏木、茵陈、红花治之。目珠红亦是瘀血，治与上同。

目中出火者，一是胃火亢甚，必兼口渴身热等症，犀角地黄汤加石膏、天花粉、金银花、枳壳治之；一是肝火外越，必兼口苦、耳鸣等症，当归芦荟丸治之。

目中见鬼者，一是胃有燥屎，目神昏花，三一承气汤治之；一是肝经血室蓄有瘀热，夜则谵语，大柴胡汤加桃仁、牡丹皮治之。

目运者，肝之风火也，观羊角风可悟，宜小柴胡汤加当归、白芍、防风、菊花治之。

眼花者，肾之阴虚，瞳神属肾，客热犯之，时见黑花，或成五色，宜地黄汤加枸杞、朱砂、磁石、肉苁蓉、石决明、元参、知母、细辛治之。

又有阳虚，血大吐后，目光散大，不能见者，必小便多也，宜肾气丸。

以上所举，皆血家间有之病，其余目疾，非血家兼有者，不赘。

【提要】本节论述血证眼病的证治。

【精解】肝开窍于目，目又为阳明脉络所绕，故眼睛的病变和肝、胃的病变密切相关。胃经湿热和肝经瘀热皆可导致目黄、目红，分别以五苓散和四物汤加味治之。胃火亢盛和肝火外越都能引发目中出火，用犀角地黄汤加减清胃火，当归龙荟丸加减泻肝火。阳明腑实证和肝经血室有瘀热俱会出现见鬼症状，分别治以三一承气汤和大柴胡汤加味。肝经火盛动风所致目晕宜小柴胡汤加味。肾阴虚所致眼花可选地黄汤加减。阳虚目光散大者用肾气丸治疗。

耳 病

【原文】陈修园曰，肾开窍于耳，而肾脉却不上头，肾与心交，假道于心腑小肠之脉，以入耳中，名曰听宫，为司听之神所居，其形如珠。皮膜[1]包裹真水，若真水破，而耳立聋。有为大声所震而聋者，皮膜破也。或聋或不聋者，心肾不交也，宜磁朱丸以交心肾。有先耳鸣而后聋者，肾虚不能闭藏，阴气窒塞于阳窍也，宜六味丸去丹皮加磁石、五味、龟板，令阴气自盛于本宫，不触于阳窍而愈。若外感暴聋，总不外少阳一经。足少阳胆脉绕耳叶，手少阳三焦脉入于耳。邪气壅塞，听宫为其所掩，宜逍遥散去白术加黄芩、半夏、生姜、竹黄、羚羊角、玉竹治之。风火交煽，宜防风通圣散；肝火炽甚，宜当归芦荟丸；尺脉弱者，宜桂附地黄丸；尺脉数者，宜大补阴丸。俱加磁石、菖蒲、肉苁蓉。神而明之，存乎其人，非笔楮所能尽。

按：上陈修园说最明，但又有久病之人，以及产妇，中宫大虚，不能堵塞肝肾之气，以致虚火上冲，而发耳鸣者。虽系胆与肾中之火，却要填补脾胃，以堵塞之，归脾汤加柴胡、山栀子、鱼鳔、莲子、五味子治之，四君子汤加莲米、芡实、薏苡仁、黄精、白芍、怀山药亦治之。

【注释】

［1］皮膜：即鼓膜。

【提要】 本节论述耳病的证治。

【精解】 唐氏引用陈修园的观点，认为肾与心交，通过小肠经和耳相连，从心肾关系、经络循行等方面讨论耳病之治。心肾不交者，或聋或不聋，用磁朱丸交通心肾。肾虚不能闭藏阴气者，先耳鸣而后聋，用六味丸去牡丹皮加磁石、五味子、龟板，大补阴气。外感暴聋者，责之于三焦经，用逍遥散去白术加黄芩、半夏、生姜、竹黄、玉竹，暗合仲景少阳法。风火相煽者，用防风通圣散表里双解。肝火炽盛者，用当归芦荟丸清之。肾弱者，审其尺脉以治之。尺弱者，为肾气虚弱，以桂附地黄丸治疗；尺数者，为阴虚火旺，以大补阴丸滋阴敛火。脾胃虚弱者，中轴乏力，肝肾之阴气无以制衡，虚火上冲，发为耳鸣，以归脾汤加减治疗。要之，浊阴与火气均属病理，当调节脏腑，使浊阴下行，清阳上升，上窍可治。

【医案举隅】

肝郁化火型耳聋案

李某，女，56岁。

［病史］患者双耳听力下降2年余。2年前因琐事与媳妇吵架后出现两耳听力下降，生气时尤甚。刻诊：神志清，精神可，面色红润，听力下降，生气尤甚，纳尚可，口苦咽干，大便偏干，夜寐欠安，舌红、苔薄黄，脉弦细数。

［方药］拟丹栀逍遥散加减。当归、炒白芍、生白术各30克，柴胡、茯苓、泽泻各6克，薄荷（后下）5克，牡丹皮、栀子、石菖蒲、路路通各10克。7剂。

间断服用2个月，电话回访明显改善。

刘延庆. 从五脏论治耳聋验案五则［J］. 浙江中医杂志，2021，56（12）：915.

按语： 肝主疏泄，调畅情志，怒伤肝，肝胆相表里，肝火可影响到胆的功能，胆经入耳，故怒后会出现耳聋。肝藏血，怒伤肝血，肝血亏损则寐欠安。舌红、苔薄黄，脉弦细数为肝郁化火所致，肝火横逆则口苦咽干、大便秘结。治以疏肝解郁，清热凉血。方中逍遥散疏肝健脾，理气通络，牡丹皮、焦栀子清肝泻火散郁热，石菖蒲、路路通通络利耳窍。

口 舌

【原文】五脏六腑皆秉气于胃，五脏六腑之气亦皆发见于胃。口者，胃之门户，故五脏六腑之气皆见于此。口苦是胆热，小柴胡汤加黄连治之。口甘是脾热，甲己化土汤加天花粉、茵陈蒿、炒栀子、茯苓、枳壳、厚朴、黄芩、石膏治之。口酸是湿热，观炎天羹肉过夜则酸，便知酸是湿热所化，葛根黄连黄芩汤加防己、茵陈、木通、滑石、花粉、云苓治之，或苍术、黄柏、黄连、吴茱萸亦治之。口咸是脾湿，润下作咸，脾不化水故咸也，二陈汤加旋覆花、藿香、白芍、檀香、吴茱萸治之，胃苓汤亦治之，或六味地黄汤加旋覆花、牛膝、白前根，从肾中化水，纳之下行，以隔治之。口淡是胃虚，六君子汤随寒热加减治之。口涩是风热，通圣散去芒硝、大黄治之。口麻是血虚，圣愈汤加薄荷治之。口臭是食积之火，平胃散加山楂、神曲、麦芽、黄芩、石膏治之。口中糜烂是膀胱遗热于小肠，热气不得下泄，故糜及于口，导赤散加天花粉、天门冬、麦门冬、金银花、灯心、车前子、栀子治之。喉腥是肺火痰滞，泻白散合甘桔汤再加射干、马兜铃、黄芩、杏仁、川贝母、天冬、麦冬、百合、瓜蒌霜治之。总而论之，口乃胃之门户，总以治胃为主，宜分舌热，用甘露饮、平胃散加减治之。

舌为心之苗而居口中，脏腑之气发见于口者，多着于舌。故即舌苔，可以诊知脏腑诸病。伤寒邪在表者，舌无苔；在半表半里者，舌乃有苔；入里则苔结矣。故凡有苔，皆系内证。苔白为湿热，小柴胡汤加花粉、石膏、滑石、木通治之。苔黄为燥热，犀角地黄汤加知母、石膏、天花粉、大黄、枳壳治之。黑苔芒刺为实热，大承气汤治之。若苔黑而舌滑润者，乃水极似火，真寒假热之证，四逆汤加猪胆汁、人尿、葱白治之。血家虚火，又宜地黄汤加肉桂、牛膝、五味子、龙骨以引导之。

又凡舌肿舌裂，痛疮等证，均是心脾火毒，泻心汤治之，大清凉散亦治之。若舌根木强或舌短缩者，皆是少阴经风邪内动，阴火上腾之候，地黄饮子加羚羊角治之。

上所论口舌诸证，血家间亦有之，要宜以血证为主，参以上各法，斯为本末兼权之术。

【提要】本节论述口舌诸证的证治。

【精解】脾胃为后天之本，气血化生之源，五脏六腑之气皆源于此。又脾开窍于口，口为胃之门户，故五脏六腑的证候在口均有所体现。胆热则口苦，用小柴胡汤加味。脾热则口甘，宜甲己化土汤加味。口酸是湿热，用葛根黄连黄芩汤、左金丸加减。脾湿则口咸，以二陈汤、胃苓汤、六味地黄汤加味。胃虚则口淡，方选六君子汤加减。风热可导致口涩，宜防风通圣散加减。血虚则口麻，用圣愈汤加减。食积有热则口臭，用平胃散加减。膀胱遗热于小肠则口中糜烂，用导赤散加味。喉腥为肺火痰滞，用泻白散合甘桔汤加减。邪在表则少苔，入里则苔结。苔白为湿热，小柴胡汤加减；苔黄为燥热，犀角地黄汤加减；苔黑有芒刺为实热，大承气汤加减；苔黑而滑为真寒假热，四逆汤加减。血家虚火，宜地黄汤加减。心脾有火毒，则舌肿裂生疮，泻心汤、大清凉散加减。少阴风火内动，阴火上腾，则舌根木强或短缩，宜地黄饮子加减。

【医案举隅】

胃肠积热型口臭案

患者，女，28岁。

[病史] 患者平素便秘，口干口臭1年余，伴大便干结，脘腹胀满，面红身热，心烦不宁，时欲饮冷水，小便短赤。舌红，苔焦黄，脉弦数。

[诊断] 肠胃积热。

[治法] 泄热导滞，润肠通便。

[方药] 方用麻子仁丸加减。火麻仁20克，大黄10克（后下），白芍10克，枳实10克，厚朴10克，苦杏仁10克，栀子10克。7剂，水煎服，日1剂。

二诊：口干口臭明显好转，仍有大便干结。

[方药] 守上方加玄参10克、生地黄10克、麦冬10克，增水行舟。

继服7剂，诸症痊愈，大便通畅。

姚飞. 口臭辨治验案 [J]. 山东中医杂志，2010，29（11）：795.

按语：阳明腑实证有脘腹胀满、大便干结、小便短赤、面红身热。胃热扰心则心烦不宁，热伤津液则口干欲冷饮。舌红、苔焦黄、脉弦数皆是实热表现。口干口臭为肠胃积热所致，积热熏蒸于上，故见口干口臭。以麻子仁丸加栀子泄热导滞，润肠通便，使腑气通顺，积热得除，故诸症自愈。本案亦可使用大柴胡汤加减进行治疗。

咽　喉

【原文】咽喉为肺之关，胃之门，少阴心脉之所络，肝经冲脉之所夹。

凡此四经，皆血之所司也，故失血家往往有咽痛之证。凡咽痛而声不清利者，为肺火。肺主气，气管中痛，故声不清利，甘桔汤加马兜铃、黄芩、杏仁、川贝母、黄连、麦冬、百合、薄荷治之。凡咽痛而饮食不利者，胃火也。胃上口为食管，食管痛故饮食不利，白虎汤加金银花、大黄、桔梗、枳壳治之。咽喉作痛，而上气颊赤者，肝经冲脉逆上之火也，宜玉女煎加旋覆花、射干，再用盐炒安桂[1]少许以引火下行。喉中塞肿及溃烂，皆为少阴心经之火，宜泻心汤加豆根、牛蒡子、桔梗、甘草、薄荷、细辛、胆南星、牛黄治之。肿塞者，外用人爪甲、鸡内金、急性子、全蝎合巴豆炒过，去巴豆，再加火硝、硼砂、冰片、胆矾、青黛、黄连、枯矾吹上，吐痰血即愈。溃烂者，外用雄黄、黄连、珍珠、桑螵蛸、寒水石、牛黄、硼砂、麝香吹之。又有梅核证，在痰饮门参看。

再按：血家咽痛多是肺胃虚火及冲脉火逆，吾于咳嗽诸条言之甚详。痨虫蚀咽见声音门，宜参汇。

【注释】

［1］安桂：越南进口的肉桂。

【提要】本篇论述血证咽痛的证治。

【精解】咽喉为肺胃之门户，心肝脉络循行之处，又心生血，肝藏血，肺助心行血，故血的病变可能会影响到咽喉。肺火导致的咽痛多伴有声音不利的表现，治以甘桔汤加味。胃火咽痛伴有饮食不利的症状，选用白虎汤加味。肝火上冲所致咽痛兼见颊赤，可用玉女煎加减。心火引发的咽痛会出现喉中塞肿及溃烂，宜泻心汤加减。

【医案举隅】

少阴咽痛案

李某，男，40 岁，2014 年 6 月 5 日初诊。

［病史］患者反复出现咽干、咽痛 1 年。2 年来因工作繁忙，常至半夜，近 1 年反复出现咽干、咽痛，辗转多地救治，曾以抗生素及清热解毒、疏散风热药治之，疗效甚微，甚者咽痛更剧。刻诊：形体消瘦，咽痛、咽干，时有心烦易怒，夜间时有盗汗。舌红少苔，脉细。

［诊断］西医诊断：慢性咽炎。中医诊断：慢喉痹。辨证为心肾不交，虚热上扰。

［治法］滋阴清热，生津利咽。

［方药］生鳖甲 24 克，玄参 30 克，天冬 15 克，生地黄 15 克，知母 12 克，天花粉 30 克，芦根 30 克，木通 3 克，淡竹叶 12 克，生甘草 10 克，桔梗

10 克，安南子 6 克。7 剂，水煎，日 2 服。

二诊（6 月 12 日）：诉咽痛明显好转，无腹泻、肠鸣等症状。

[方药] 给予生地黄加量至 20 克，加强清热凉血、养阴生津的作用。

继服 7 剂以巩固善后。后随访至今未再复发。

潘艺芳. 滋阴清热法临证验案 4 则 [J]. 江苏中医药，2018，50（8）：52-53.

按语：少阴之脉循咽夹喉，少阴心肾出现病变易导致咽痛。《素问·阴阳应象大论》云："年四十，而阴气自半，起居衰矣。"本案患者已到 40 岁，脏腑精气有所亏损，加之长期熬夜工作，劳心伤神耗血，致心肾阴亏。盗汗、舌红少苔、脉细为阴虚之象。虚火上扰，则咽痛、咽干；心肝血虚，则心烦易怒。治以滋阴清热，养阴生津，利咽开音。方中生鳖甲、玄参、天冬、生地黄、天花粉、芦根、知母等滋阴润燥，养阴生津，加桔梗宣肺利咽，又可载药上行，再加安南子利咽开音，加导赤散清心利水，导热下行。全方共奏滋阴润燥、泻火生津、利咽开音之效。

声 音

【原文】失血家初病失音，多是风火。声音者，肺之所主，肺金清朗则声音显明。失血家，肺金阴虚，为火所克，肺窍不通，鼻塞声闭。若系外感闭其气者，宜小柴胡汤加杏仁、桔梗、荆芥、薄荷治之。若是肺中实热，壅遏其窍而声音闭者，人参泻肺汤治之。又有津液干枯，肺痿叶焦，声音嘶小者，乃失血之虚弱证，人参清肺汤、清燥救肺汤治之，常用白蜜、川贝母、人参、胡桃、百合蒸服。又有痨虫居于肺间，啮坏肺脏，金蚀不鸣，喉中痒咳，喘热难已，此为痨瘵难治之证，宜百部、人参、明雄[1]、獭爪、白及、百合、蚕沙、麝香、桔梗、甘草、獭肝、鳗鱼骨治之。又凡痨瘵而咽喉破烂者，均在不治。总宜上方，外用珍珠、人参、牛黄、明雄吹之。

夫声音者，气所从出也。气根于肾，故声音之出，实由肾生，气不归元则咳愈甚。气愈乏而声愈干，宜以都气丸主之，加人参、沉香、诃子，肾气丸亦治之。

【注释】

[1] 明雄：即明雄黄，一般是指品质优良的雄黄。

【提要】本篇论述血证失音的证治。

【精解】肺主声音，失血家肺阴有所亏损，多为风火所扰，治以小柴胡汤加减。肺中实热所致失音用人参泻肺汤加减。肺津干枯，肺痿叶焦，宜用人参清肺汤或清燥救肺汤加减治疗。痨虫蚀肺所致失音，兼见喉中痒咳、喘热，用百部、人参、明雄、獭爪、白及、百合等药治疗。肾为气之根，气不归元致咳嗽失音，宜用都气丸加减。

【医案举隅】

肺肾阴虚型失音案

张某，女，42岁，1999年5月16日就诊。

［病史］患者咽喉干燥1年余，经常声音嘶哑，多言则不能发音，咽干，常感头晕脑胀，寐差，醒后咽喉发痒，口苦内热，二便正常，苔白，脉细。

［诊断］肺肾两虚，津液亏耗不能上润咽喉。

［治法］益气养阴，敛肺润燥补肾。

［方药］党参15克，麦冬10克，天花粉12克，生地黄、玄参各9克，竹茹6克，五味子6克，百部10克，女贞子12克。服7剂。

二诊：咽喉干燥明显减轻，咳嗽无痰，仍感头晕头胀，睡眠差，多言则气促乏津，苔白，脉细。

［方药］继服上方加枸杞子10克、款冬花12克、地骨皮9克。

又服7剂，声音渐恢复，诸症悉除。为巩固疗效，再进7剂以调理善后。

徐连英. 临证验案三则［J］. 甘肃中医，2004，17（12）：27.

按语： 喉为肺之门户，肺经循喉咙，肾经过喉，肺肾阴虚，不能滋养喉咙，则咽干咽痒，甚至失音。本案患者咽干、脉细为阴虚所致，阴虚火旺则口苦。治以益气养阴润燥，以生脉散合增液汤加味治之。天花粉、女贞子、百部，滋养肺肾之阴，加竹茹清热化痰。辨证用药得当，故奏效。

腹　痛

【原文】血家腹痛多是瘀血，另详瘀血门。然亦有气痛者，以失血之人，气先不和，是以血不平而吐衄。但血家气痛与杂病气痛有别，杂病气痛则痛之甚，血家气痛不甚，但觉胸腹之中不得和畅，有郁滞结聚之形，宜逍遥散加姜黄、香附子、槟榔、天台乌药治之。再参瘀血、痞满门更详。

【提要】本节论述血证气滞腹痛的证治。

【精解】本节讨论因失血导致的气分失和之腹痛。唐氏认为，杂病气痛多痛甚，血证气痛多痛缓，可用逍遥散加理气之品为治。

痹　痛

【原文】身体不仁，四肢疼痛，今名痛风，古曰痹证。虚人感受外风，客于脉分则为血痹。仲景用黄芪五物汤，以桂枝入血分，行风最效。失血家血脉既虚，往往感受外风发为痹痛，或游走不定，或滞着一处，宜黄芪五物汤重加当归、丹皮、红花。如血虚火旺之人，风中兼火，外风痹证，内见便短、脉数、口渴等症，则不宜桂枝之辛温，宜四物汤加防风、柴胡、黄芩、丹皮、血通[1]、秦艽、续断、羚羊角、桑寄生、玉竹、麦冬治之。血虚生风，往往而然，当归、红花、荆芥，酒水煎服。瘀血窜走四肢，亦发疼痛，证似血痹。惟瘀血之痛多如锥刺，脉不浮，不拘急，此略不同，另详瘀血门。

又有周痹脚气，痰湿走注者，皆系杂证，此不具论。

【注释】

[1]血通：即大血藤。

【提要】本节论述血证痹痛的证治。

【精解】唐氏认为，痹证是外邪侵犯人体导致的肌肤不仁、四肢疼痛之证。血虚感受外风，常发为痹痛，用黄芪五物汤加当归、牡丹皮、红花治疗，体现出在气血营卫同调的过程中，注重凉血活血的学术思想。血虚火旺者，见便短、口渴、脉数等证，本就有虚火上扰，故不用桂枝，而以四物汤益阴血，加防风、柴胡、黄芩、玉竹等补中寓发，清中寓通为治。血虚生风者，大略同此。盖血虚为其基础病机，在此基础上结合从化特点进行加减即可。

【医案举隅】

腰痛案

谢某，女，65岁，2019年3月11日初诊。

[病史]患者腰背酸胀伴皮肤麻木8年，加重10天。患者诉近8年来常出现腰背酸胀及皮肤麻木，遇冷加重，易出汗，恶风。10天前受凉后上述症状加重，尤以夜间为甚，现腰背部酸胀，皮肤上有蚁行感，无双下肢疼痛，纳寐可，二便调。否认外伤史。查体：腰部活动受限，棘突间隙无压痛，椎旁肌肉紧张，可触及条索状，双侧直腿抬高试验（－），下肢肌力及皮肤感觉正常。其面色苍白，精神欠佳，舌质淡红、苔白，脉弦细。X线片示：腰椎退行性改变。

［诊断］西医诊断：腰肌劳损。中医诊断：腰痛，辨证为气血虚痹。

［治法］益气养血，祛风除痹。

［方药］方选黄芪桂枝五物汤加味。黄芪20克，川芎、白芍、延胡索、鸡血藤各15克，片姜黄12克，石菖蒲、桂枝各10克，三七粉（冲服）6克，大枣3枚。7剂，每日1剂，水煎早晚分服。

二诊（3月18日）：患者麻木减轻，酸胀缓解，腰部活动自如，能入睡。仍面色苍白，精神可，舌淡红、苔白，脉细缓。

［方药］初诊方去三七，加当归15克，继服7剂。

三诊：诸症皆消，腰背部活动正常。

［方药］守方再服7剂巩固疗效。

刘凯，孙绍裘. 孙达武从血痹论治腰痛验案举隅［J］. 山西中医，2020，36（8）：42-43.

按语： 患者易出汗、恶风，属肺卫不固，故风寒易侵袭肌表，与血相搏，血行不畅，郁遏阳气，形成血痹。经脉闭阻不通，故腰背酸胀不适。内有瘀血，故入夜疼痛尤甚。脉络不通，肌肤失养，又受风侵，故皮肤麻木如蚁行。患者年老久病，多兼有气血亏虚，而气虚血少，易留滞成瘀，阻滞脉络。治疗以益气养血、活血通络为主。选用黄芪桂枝五物汤加减。黄芪益卫固表，桂枝祛风解表，配白芍、大枣调和营卫，加川芎、延胡索活血行气止痛，加鸡血藤、姜黄、三七活血化瘀，加石菖蒲祛风止痛。

痿　废

【原文】痿者，足废不能行之谓，分五痿治之。心气热则脉痿，筋纵而不任地，天王补心丹加丹皮治之。肝气热为筋痿，则筋急而挛，四物汤加羚羊角、续断、山茱萸、黄柏、地骨皮治之。脾气热为肉痿，胃干而渴，肌肉不仁，四物汤加人参、山药、黄芩、黄柏、泽泻、云苓治之。肾气热则骨痿，腰脊不举，地黄汤及大补阴丸治之。肺气热则津痿，不能灌溉于足，疲乏不行，清燥救肺汤治之。以上治法，虽分五脏，而总系阴虚热灼，筋骨不用之所致。欲热之退莫如滋阴，欲阴之生莫如独取阳明。阳明者，五脏六腑之海，主润宗筋，宗筋主束骨而利机关，阳明虚则宗筋纵，带脉不引，故足痿不用也，宜琼玉膏加玉竹、煅石膏、石斛、花粉、珍珠、竹茹治之，玉女煎加犀角亦治之。然痿废之原虽在于胃，而其病之发见则在于筋骨，凡虎骨、龟板、鹿筋、猪脊髓、牛骨髓、狗脊、骨碎补、牛膝、苡仁、枸杞子、菟丝子、续断皆可加入，以为向导。

痿证与脚气有异，切不可误用风药。

【提要】本节论述五痿的证治。

【精解】阳明胃腑为五脏六腑之海，主润筋骨，胃虚则不能濡润筋骨，出现痿证。痿证包括脉痿、筋痿、肉痿、骨痿、津痿，虽分属五脏，但均发于阴虚热灼，通过益胃生阴法治疗，选用琼玉膏或玉女煎加味。其加减，多用大补肝肾之品。

【医案举隅】

足痿案

患者，女，46岁，2009年11月6日初诊。

[病史]左腿肌肉萎缩、乏力，不可远行，且日渐加重，有时转筋，伴左上肢麻木（日发10余次），兼腰酸，时而盗汗。舌红紫，苔薄黄，脉细略数。

[诊断]肝肾不足，阴虚内热。

[治法]补益肝肾，滋阴清热。

[方药]虎潜丸加减。黄柏5克，炒龟板15克，知母10克，熟地黄15克，陈皮10克，白芍10克，锁阳15克，怀牛膝20克，当归10克，桃仁10克，木瓜15克，地龙10克，炒鹿筋10克。10剂，水煎服，日1剂。

二诊：腿力增强，上肢麻木次数减少。舌红紫，苔薄黄，脉细略数。

坚持服用前方1月余，痿证基本获愈。

李点．熊继柏教授辨治痿证验案5则［J］．中华中医药杂志，2013，28（11）：3272-3274.

按语：患者腰酸、盗汗、舌红紫、苔薄黄、脉细略数，属肝肾阴虚之证。腰为肾之府，肾阴虚不能荣养腰则腰酸。肝主筋，肾主骨，肝肾不足，则筋骨不强，肢体麻木、乏力，不可远行，有时转筋。治疗以虎潜丸加减补益肝肾，加当归、桃仁补血活血，加牛膝、鹿筋壮腰膝强筋骨，加木瓜、地龙舒筋活络。

遗　精

【原文】世谓上吐血下遗精，其病不治。谓其上逆下竭，立见消耗也。然病此者，但未沉久，犹可图治。盖遗精失血，虽是两病，其实一而已矣。精者，肾中阳气所化，乃天一所生之癸水也。女子十四，则癸水至于胞中，而冲任两脉即通，将心火所化之血转输入胞，与癸水交合，水从血化，是为月信。男子十六，则癸水亦至于胞中，而冲任两脉亦输血入胞，与癸水合，血从水化，是谓之精。胞者，精之舍，即血之室也。吐衄者，是胞中血分之病，遗精者，是胞中水分之病。血与水，上下内外，皆相济而行，吾已言之屡矣。故病血者，未尝不病水，病水者，亦未尝不病血也。是以吐血多兼痰饮，血亦变水肿，淋秘亦有下鲜血者，以血与水原相倚伏耳。精者，水之所化，遗精者，水病也，而又吐衄，是血亦病也。先吐血而后遗精是血病累及于水，先遗精而后吐血是水病累及于血。治法无论先后，总以治肝为主。胞宫乃肝之所司，精与血皆藏于此。治血者必治胞，治精者亦必治胞，胞为肝所司，故皆以治肝为主，肝寄相火，气主疏泄，火炽气盛，则上吐血而下遗精，地骨皮散加柴胡、胡黄连、知母、黄柏、牡蛎、龙骨、茯苓、蒲黄、血余治之，丹栀逍遥散加阿胶、龙骨、牡蛎、蒲黄以平之。吐血甚而遗精轻者，以治吐血为主，生地黄散加金樱子、牡蛎治之。遗精甚而吐血轻者，以遗精为主，地黄汤加血余、龙骨、牡蛎治之。

仲景治遗精，有用天雄附子法。肾气不纳，心火不下交于肾，有用肉桂法，皆阳虚之证也。若失血家，则多是火遗，即心肾不交，亦是水不济火，其为梦遗，十之八九。盖肝经火旺，则魂不内守，恍惚有见。亦有无梦而遗，仍属相火之甚者，火甚则神不清，是以昏沉迷闷，不觉精之走失，此较有梦而遗者，其火更甚，毋得误认为阳虚之证也，大补阴丸加生枣仁、牡蛎、龙骨、茯神治之。若气不摄精者，其人必见虚寒之状，不徒以有梦、无梦为别也。

【提要】本节从血与水的关系论述遗精的证治。

【精解】经血与遗精虽属于不同的两个病，但疾病本质却是一致的。精、血皆为天癸所化，只是表现形式不同，在男子表现为精液，在女子表现为月经。胞为精舍和血室，吐衄乃胞之血分病，遗精则为胞之水分病，而胞宫为肝所司，故治疗胞之病变应从肝论治，用地骨皮散或丹栀逍遥散加减。吐血重于遗精的用生地黄散加减，遗精重于吐血的用地黄汤加减。失血家所患遗精多为肝肾相火妄动所致，用大补阴丸加减治疗。

【医案举隅】

肝郁化火遗精案

何某，男，32岁，1982年5月初诊。

［病史］自述半年前，因父病故而悲痛忧伤过度，其后渐觉纳差乏力，睡眠欠佳，头昏晕。近3个月以来，遗精频作。经医院门诊及住院治疗，服中西

药罔效而求治于余。诊得患者面色无华，神倦懒言，食欲差，头晕失眠，遗精每天一次，或几天一次，脉寸弱，关稍弦，尺微数，舌质淡红，苔少微黄腻。

[诊断] 肝郁化火证。

[治法] 疏肝解郁，兼清心养神。

[方药] 方用逍遥散加味。柴胡 9 克，当归 12 克，白芍 20 克，白术 12 克，茯苓 15 克，甘草 3 克，薄荷 10 克，黄连 6 克，枣仁 30 克。

服上方 3 剂，病痊愈返厂恢复工作，随访 1 年未见复发。

赵昌宋. 遗精案 [J]. 成都中医学院学报，1984，7（4）：27.

按语：悲则气消，患者因悲痛忧伤过度损伤气，故寸脉弱，神倦懒言。肝主疏泄，悲忧过极则伤肝，不利于肝的疏泄，形成气机郁滞。肝郁不利于脾的运化，则食欲差、面色无华、头晕失眠，肝郁化火，火扰精室，则遗精。关稍弦即是肝气郁的表现，尺微数说明遗精与郁火相关。

淋 浊

【原文】淋者，小便短数，淋沥不通之谓也。单病此者，自有诸书可考。血家病此，特其兼见者耳。然二便为消息之门户[1]，若一闭塞，则上、中焦不得消息，故《伤寒论》有言急下者，有言当利其小便者，有言有小便则生，无小便死者，无一不吃紧于此。此水病也，水与血相为倚伏，吾已言之屡屡。单病血不病水者易愈，以水调，则其血虽病，犹有水以濡之也。若病血而又累及于水，则上而喘咳，外而肿热，下而淋浊，均不能免。水病则无以濡血，而血证亦因以难愈矣。吾于尿血、肿、咳诸条，已详言之，可以参看。

血家病淋，多是肺痿。肺主制节，下调水道，肺痿则津液不流，气不得下，而制节不达于州都，是以小便不利，宜生地、百合、天花粉、知母、杏仁、桑白皮、滑石、桔梗、猪苓、阿胶、甘草梢治之。

血家血虚火旺，心遗热于小肠，不能泌别清浊，则小便赤短淋沥，导赤饮加炒栀子、车前子、黄连、白芍、灯心。

脾土不化亦能壅湿，使小水不利，五苓散治之。湿中夹热者，去桂尖加茵陈蒿、防己、黄柏、炒栀子。

前阴属肝，肝火怒动，茎中不利，甚则割痛，或兼血淋，宜龙胆泻肝汤加肉苁蓉，或地黄汤加肉苁蓉、黄柏、车前子治之。若血淋，则加地榆、蒲黄。

肾为水脏，膀胱为水府，肾中阴虚，水源枯竭，则小便不化，知柏地黄汤少加肉桂以反佐之。若是阳虚不能化水者，金匮肾气丸治之。

以上分别脏腑施治，即三焦为决渎之义也。陈修园用五淋散统治三焦，吾谓不如分别上中下，而又各区脏腑以施治，尤为精细。

浊者小水不清，或白或黄，或青或赤，此如暑天，洪水泥潦之类，乃湿热为之也。湿甚用胃苓汤加黄芩、黄连、黄柏、白芍治之；热甚用茵陈蒿、栀子、黄柏、秦皮、木通、车前子、防己、甘草梢治之。

又有败精为浊者，或由思淫不遂，或由淫而精停，宜草薢分清饮加鹿角屑、桑螵蛸、白芍、肉苁蓉治之。

又有中气虚弱，小便滴在地上即变色者，宜六君子、归脾汤治之。

【注释】

［1］消息之门户：水液和糟粕排泄的必由之路。

【提要】 本节论述血证淋浊的证治。

【精解】 淋为小便不通，浊为小便不清，二者皆属水病，血家患此病则为血水同病。肺通调水道的功能失常，则小便不通，治以生地黄、百合、天花粉、知母、杏仁等滋肺阴药为主。心火下移小肠，小便淋沥不通，则选用导赤散加减。脾虚不化湿所致小便不利，用五苓散加减。肝火旺应选择龙胆泻肝汤加减。肾阴虚，不化小便，用知柏地黄汤加味，肾阳虚者用金匮肾气丸。浊淋为湿热所致，湿重者用胃苓汤加味，热甚者以茵陈蒿汤加减。败精为浊者用草薢分清饮加减，中气虚者宜选六君子汤、归脾汤化裁。

【医案举隅】

肾气虚型淋证案

患者，女，76岁。

［病史］患者尿频、尿急、尿路灼热感1月余。自诉无明显诱因出现尿频、尿急、尿路灼热感1月余，伴有小腹拘急不适，每日小便10余次不等，尿量可，尿色黄，无异味，便后淋漓不尽，无发热。曾于某院就诊，肝肾功能、血常规、尿常规、尿培养均无异常，B超显示肝、胆、胰、脾、肾无异常，妇科检查亦未发现明显异常。查其既往就医经历，知其曾于当地诊断为中医淋证之湿热淋证，用八正散做汤服用10余剂，不效；继因小腹拘急，按气淋证给予沉香散加减，服用5剂，亦未显效。患者病情愈发加重，遂来我处就诊。查其舌淡红，脉沉细滑。

［诊断］西医诊断：尿道综合征。中医诊断：淋证，辨证为肾气亏虚，膀胱湿热。

　　[治法] 补肾益气，清利湿热。

　　[方药] 处以金匮肾气丸方作汤加减。熟地黄 30 克，山药 15 克，泽泻 15 克，山茱萸 12 克，茯苓 15 克，牡丹皮 12 克，制附子 10 克，桂枝 9 克，黄柏 12 克，知母 6 克。5 剂，水煎服，每日 1 剂。

　　服药 5 剂后，诸症明显缓解。效不更方，继服 5 剂而愈。

　　卢文超，程永香，袁成民. 袁成民应用肾气丸验案举隅 [J]. 山东中医杂志，2019，38（10）：982-985.

　　按语： 患者尿频、尿急、尿道灼热，属淋证。患者年老，阳气衰减，肾气不足，便后淋漓不尽为肾气不足的表现。脉沉属阳虚，细是阴虚，尿色黄是阴虚煎灼津液所致。治以补益肾气，兼清虚热，以肾气丸补肾温阳，加知母、黄柏滋阴清热。

便　闭

　　【原文】二便皆脾胃之出路。小便是清道属气，大便是浊道属血。失血家，血虚便燥，尤其应得，四物汤加麻仁主之。血燥者加桃仁、川军，气燥者加杏仁、枳壳，风燥者加皂角仁、白芷、防风，火燥者宜加枳壳、厚朴、大黄、芒硝。大肠乃胃之关门。胃为燥土，若胃有燥屎而不下者，其责不在大肠而在胃，其证口渴，手足潮热，或发谵语，三一承气汤下之，或四物汤加麻仁、枳壳、厚朴、大黄以滋降之。

　　又小便数而不禁，大便反闭者，名为脾约。谓脾津下泄，无以润肠故也，仲景用脾约丸治之。丹溪谓宜清肺燥，肺清则小水有制，而脾得灌溉，宜用清燥救肺汤治之。

　　肾开窍于二阴。肾虚阴不足，无以润肠者，宜左归饮加黑芝麻、肉苁蓉治之。

　　肺与大肠相表里。肺遗热于大肠则便结，肺津不润则便结，肺气不降则便结。肺遗热者，人参泻肺汤治之；肺津不润者，清燥救肺汤治之；肺气不降者，清燥救肺汤合四磨汤，再重加杏仁或少加葶苈子治之。与便血条合看自明。

　　此外又有瘀血闭结之证。或失血之后血积未去；或跌打损伤，内有瘀血，停积不行，大便闭结；或时通利仍不多下，所下之粪又带黑色。腹中时时刺痛，口渴发热，脉带涩象，宜用桃仁承气汤治之，或失笑散加杏仁、桃仁、当归、白芍。

【提要】本节论述大便秘结的证治。

【精解】血证便秘多由血虚引起，根据气燥、血燥、风燥、火燥的不同，选用四物汤加味。血瘀所致者，以桃仁承气汤或失笑散治之。便结谵语属阳明，可用三一承气汤下之。此外，还可根据肺、脾、肾病变引起的便秘进行相应治疗。肺热传大肠者，用人参泻肺汤、清燥救肺汤加减。脾约证，用麻子仁丸或清燥救肺汤。肾虚阴便秘，用左归饮加减。

泻 泄

【原文】失血虚劳最忌泻泄，以脾胃败坏不能任药，且少纳谷，胃气将绝故也。杂病泻泄，用参、术、姜、苓，应手取效。此则姜、术补胃转伤其阴，下咽之后立见喘热，竟成枯骨矣。然使用滋阴之药，则脾已泻泄，益阴则愈动其泻，势必土崩不救矣。病至此者，吾莫如之何也已，拟用黄土汤作调停之计，效否不敢必也。

以上所论，乃虚极胃将绝之泻也，如非胃气将绝之泻，便当按证治之，毋得误断其死，以恐骇病人。

湿泻者，如水倾下，肠鸣身重，其腹不痛，胃苓汤主之。

风泄者，大便不聚，或带清血，八珍汤加粉葛根、丹皮、防风、白芷。

寒泄者，腹中切痛，雷鸣鸭溏，下痢清白色，附子理中汤主之，六君子汤加姜、附亦治之。

暑泄者，烦渴尿赤，暴泻如水，越鞠丸加竹茹、粉葛根、连翘、车前子、牛蒡子、白芍、黄连、扁豆、枳壳、厚朴、生姜、藿香。

飧泄者，米谷不化，香砂六君子治之。此与暴注完谷为肺气迫下者不同。暴注则水与谷食入即下，为热迫，三一承气汤。

食积泄者，泻后痛减，臭如抱坏鸡子，嗳气作酸。失血虚人，停食作泻者尤多，宜逍遥散或小柴胡汤加山楂、神曲、麦芽、莱菔子治之，越鞠丸、平胃散皆治之。

又有泄血、泄痢者，另详便血门。

又有肾泄，五更作泄，一名晨泄。乃色欲过度，足冷气虚所致，宜四君子汤加熟地黄、枸杞子、菟丝子、巴戟天、杜仲、破故纸、肉豆蔻、五味子、山茱萸治之，猪肾一枚，加故纸、小茴香、青盐烧服亦可。

【提要】本节论述血证泄泻的证治。

【精解】唐氏认为，失血虚劳者最忌泄泻，盖脾胃为气血生化之源，泄泻则水谷生化失源，血更难复。失血之人已有阴血不足在前，若患泄泻则更伤其阴。此证用干姜、白术等温药则更伤阴，用滋阴之品又加重泄泻，故宜用黄土汤调停。对于胃气尚足者，唐氏根据风、寒、暑、湿、食积、肾泻进行分型并给出方治，均为常用方剂，读者参看自明。

饮　食

【原文】水谷入胃，其浊者为渣滓，下出幽门，达大小肠而为粪，以出于谷道。其清者倏然而化，依脾气而上升于肺，其至清而至精者，由肺而灌溉乎四体，为汗液、津唾，助血脉，益气力，为生生不息之运用也。其清中之浊者，下入膀胱而为溺，此虞天民《医学正传》所论，其言水谷消化之道甚明，故全录之。凡食不化者，责之于脾，六君子汤主之。水不化者，责之于肺，二陈汤加防己、桑皮、桔梗、木通治之。消渴者，肺火也，甘露饮加花粉治之。消谷者，胃火也，白虎汤加黄连、人参、枳壳、厚朴、生地黄治之。饮一溲二为下消，肾虚也，肾气丸主之。食入即吐为火逆，泻心汤加生姜、竹沥治之。但用水漱口，而不欲饮者，多是经脉中有瘀血，宜四物汤加红花、血通、干漆、冰片、葱白、桃仁治之。食入良久，翻胃吐出，或不化而飧泄者，为脾不磨食，六君子汤加肉豆蔻、破故纸、吴茱萸、五味子治之。

夫人之所以能化食思食者，全赖胃中之津液，吾于总论已详言之。有津液则能化食，能纳食，无津液则食停不化。观停食病，食入反吐，粪如羊屎，可知无津液则食不能化之故矣。观噤口痢，咽干、津竭，食不得下，可知无津液则食不能纳之故矣。痢证噤口者，另详便血门。膈食不化以及血虚津枯，不思饮食者，宜用左归饮加天花粉、人参、玉竹、党参、莲米、白芍、芝麻治之。

一凡平人内伤饮食，多是中寒洞泄，治宜理中汤、平胃散以温燥之。若失血之人，内伤饮食，则反多壅实生热之证，往往手足潮热，口干气逆，冲脉作咳。若用温燥之药，不惟饮食不化，且更加壅热矣。用小柴胡汤加枳壳、厚朴、大黄，轻则加莱菔子、麦芽，越鞠丸加减亦治之。

【提要】本节论述饮食不化的证治。

【精解】饮食水谷经胃的受纳，脾的运化，肺的通调水道，再经过大小肠的吸收后排出体外。食而不化者，责之于脾，以六君子汤治疗。饮水不化者，责之于肺，用二陈汤加味。肺火盛可致消渴，用甘露饮治疗。胃火强则消谷，选白虎汤加减治疗。下消为肾虚，以肾气丸治疗。食入即吐用泻心汤治疗。渴不欲饮为瘀血所致者，治以四物汤加减。失血之人食伤，宜选择小柴胡汤加味。

感　冒

【原文】血家最忌感冒，以阴血受伤，不可发汗故也。然血家又易感冒，以人身卫外之气生于太阳膀胱，而散布于肺，血家肺阴不足，壮火食气，不能散达于外，故卫气虚索[1]，易召外邪。偶有感冒，即为头痛、寒热、身痛等症。若照常人治法，而用麻、桂、羌、独，愈伤肺津，肺气益束而不能达，不惟涸血分之阴，愈以助气分之邪矣。治惟和解一法，为能补正祛邪，宜先生其津，使津足而火不食气，则肺气能达于皮毛，而卫气充矣。次宜疏理其气，使血分和，则不留邪为患，而外邪自解矣，宜小柴胡汤加杏仁、荆芥、防风、紫苏主之。口渴，加花粉，去半夏；身痛，加粉葛根；内动痰火者，再加茯苓、旋覆花；内动寒水者，另用苏子降气汤治之。

外感风寒客于肺中，外证已退，久咳不愈者，失血家往往有之，宜千金麦门冬汤，其麻黄捣茸蜜炙，变峻为缓，以搜陈寒。寒客肺中，久则变而为热，故用此方。或小柴胡加苏子、薄荷、细辛，亦与麦门冬汤仿佛。

感冒甚重，传变为热者，宜照伤寒法治之，清热攻里，可以任量。惟失血家不得轻用吐法，戒之。

失血之人有状似感冒而实非感冒者，由于肺痿气虚，时时洒淅恶寒，鼻塞流清涕，乃金被火克，内壅外闭，卫气不布之故。只宜清养肺金，毋得妄用发散，以张火焰也。太平丸补散兼行以治之，千金麦门冬汤、小柴胡汤皆宜。小柴胡汤通上焦之津液，以调和荣卫，尤平稳而神奇。

【注释】

[1] 索：空，尽。

【提要】本节论述血证感冒的证治。

【精解】血证最忌感冒，因汗血同源，失血家当慎用汗法。唐氏对此，以小柴胡汤加杏仁、荆芥、防风、紫苏等辛散力小之品以图和解，盖气血和，则营卫自调。对于外感风寒客肺所致久咳者，用麦门冬汤，化热者亦可用小柴胡汤。血家由于肺痿气虚会出现类似感冒的症状，可以用太平丸治之。

痉瘛拘急

【原文】痉者，角弓反张；瘛者，手足抽扯；拘急者。头勾足局，肘膝相构。伤寒中风，凡遇此等，分三面治之，失血家亦宜分三面施治，而用药略有不同，眉列如下。

角弓反张者，太阳经病也。无汗用葛根汤，有汗用桂枝加葛根汤。血家病此，多是血燥生风，筋灼而挛，麻桂皆其所忌，前方不中与也。宜四物汤加葛根、防风、荆芥、独活、羚羊角、桑寄生、续断、杏仁治之。

手足抽瘛，口目斜引者，少阳经病也。伤寒中风，用大秦艽汤，此方风药虽多，尚兼滋补。血家病此，亦可借用，再加阿胶、羚羊角、人参、天花粉，以柔润息风，则与血家更宜。而前拘急属阳明经，伤寒中风得此者，三一承气汤治之。血家得此为阳明津液大虚，筋为之缩，法宜大生津液，玉女煎加天花粉、玉竹、葛根、竹茹、人参、麦门冬、白芍、枳壳治之。

又曰：肝主筋，肝病则惊骇、筋挛。今且不必缕分，总以治肝为主，四物汤加羚羊角、酸枣仁、木瓜、荆芥、黄芩治之。

此乃血家发痉之治法，非通治诸痉之法，读者须知。

【提要】本节论述血证之痉、瘛、拘急的证治。

【精解】痉者，角弓反张，属太阳经病变，仲景有汗用桂枝汤、无汗用葛根汤。然血证病此者，多因血虚生风而致，以四物汤补血治其本，用葛根、防风、荆芥、独活等祛风以和太阳经。

瘛者，手足抽扯，属少阳经病变，选择大秦艽汤加入阿胶等养血润燥息风之品为用。

拘急者，头勾足局，属阳明经病变，宜玉女煎增入玉竹、天花粉、白芍等滋润津液之品为用。

总的来说，唐氏是在顾护血虚基本病机的基础上加减为治，体现了标本同治的思想。

暑 疫

【原文】暑者，湿热合气之谓也。热蒸则湿动，湿郁则热遏，湿热合化，是为暑气，月令所谓土润溽暑，此之谓矣。热甚则心烦口渴，脉数溺赤；湿甚则泄痢肿满，喘急闭闷。病状不一，总系热湿二气而已。血家阴虚，湿热之邪尤易感受，宜统以大清凉饮治之。湿甚者再加防己，虽不能尽暑之治法，然本此方以推展之，可以得变通之妙。

又有阴暑，实非暑也，乃夏月伏阴内动之寒证，毋循名而失实。疫者，四时不正恶戾臭秽之气，触人为病，病气又能传染，是名曰疫。沉冬则无，夏秋常有。其气触人皆从口鼻而入，内伏脏腑之中。发作则壮热头痛，变疟动痢，狂躁肿急，不一其形。虽有外证，不得发表，但解其里，则表气自和，清瘟败毒饮加酒大黄治之。血家阴虚，疫邪易发，故并言之。另有瘟疫专书，详明者多，宜细查阅，此第举其大意耳。

【提要】本节论述血家暑疫的证治。

【精解】暑是由湿热二气交合而成。疫是四时不正之病气，具有传染性，其发于夏秋则为暑疫。暑疫分为阳暑和阴暑。血家阴虚，最易感受暑疫，可用大清凉饮加味治疗阳暑，清温败毒饮加味治疗阴暑。

食 复

【原文】失血家，胃气清和，津液自生，火自降，痰自顺，而病亦自愈矣。若伤饮食，则中宫壅滞，气与火不得顺利，上冲于肺则为咳嗽，外蒸肌肉则发热，内郁于心则为烦。由是血不得宁，因之复发，名为食复，宜甲己化土汤加枳壳、厚朴、炒栀子、麦芽为主。咳者加紫菀、麦冬、五味子、杏仁；发热者加石膏、知母；心烦者加黄连、当归；腹痛者加酒大黄；已动血者，加桃仁、苏木，或用逍遥散，照上加减法，亦调和胃气善方，小柴胡汤亦可。仲景治食复，言有宿食者，皆主芍药、大黄，义取二物力能推荡。盖宿食不去，不独阻新食之进，且伤气壅邪，转生诸疾。故主大黄以速去之，以免伤其正气，胜楂、曲之功千万。医者须知此理，临证庶有胆识。

夫失血之人，所以易于停食者，多是胃中有热，贪多饮食，既食之后，脾津枯少，不能糜烂消化，是以易于停食，宜四君子汤加黄精、山药、玉竹、天花粉、麦芽、白芍、生地黄、枸杞子、当归、麦冬、山楂、莱菔汁煎服。此等治法，但读东垣《脾胃论》者，断不能知。

【提要】本节论述血证食复的证治。

【精解】血家因宿食导致血证复发称为食复。仲景治食复之宿食用芍药、大黄推陈积，以免因食积脾胃导致新病。失血之人胃气清和则病自愈。血虚之人脾胃积弱，易于停食发为胃热，临床表现为消谷贪食，又因脾阴不足，消化无力，所以食停胃中，致使气与火上冲于肺则咳嗽，外蒸肌肉则发热，内郁于心则烦躁，用甲己化土汤随证加减。

劳复怒复

【原文】静则气平而生阴，动则气躁而生阳，烦热喘咳，随之而作。失血病，因劳动而复发者十之五六，亟宜调息瞑目，以收敛浮动之气，使阴生阳秘，而血乃不复动矣，人参固本汤加蒲黄、苏木治之。烦热甚者，宜用地骨皮散加炒栀子、蒲黄。喘咳甚者，宜人参清肺汤治之，或三才汤加五味子、云茯苓、沉香、甘草，清燥救肺汤亦治之。血复止后，多饮独参汤，熟睡以息之。

怒复者，怒气伤肝，相火暴发，而血因奋兴，当归芦荟丸以泻之，龙胆泻肝汤以清之，丹栀逍遥散以和之，小柴胡汤加牡蛎、青皮以抑。血潮不止者，泻心汤加当归、白芍、沉香、香附子、降真香以止之，十灰散用香附子、槟榔、童便，醋调服以止之。去血过多，则阴愈伤，阳愈亢，怒气愈不能平，宜当归、人参、沉香、香附子、生地黄、五味子以大补之，少与之食，以消息之。

总之，失血之人，戒劳更要戒怒。《医学考辨》有戒怒诗云：病家误，戒忿怒，忿怒无非些小故，血随气上不循经，犹如轻车就熟路。吾临血证多矣，每有十剂之功败于一怒。病家自误，医士徒劳，堪发一叹。

【提要】本节论述血证劳复的证治。

【精解】失血之人要戒劳忌怒。《素问·五脏生成》王冰注云："肝藏血，心行之，人动则血运于诸经，人静则血归于肝脏。"失血之人劳动则易耗伤肝血，致使血证复发，治疗以人参固本汤随证加味。怒则气上，血随气逆，肝失所藏，故怒易伤肝。血证患者忿怒易使血证复发，治用当归芦荟丸或龙胆泻肝汤以清泻肝火，或用丹栀逍遥散以和之，小柴胡汤加味以抑之。血出不止者，用泻心汤或十灰散以止血。血虚者，以当归、生地黄、香附、五味子等补之。

时　复

【原文】时复者，谓血家春夏得病，至次年春夏复发；秋冬得病，至次年秋冬其病复发，值其时而仍病，故曰时复。夫人身五脏六腑，与天之气运呼吸相通，原是一体，故天之阴阳能媾人之疾病。其实非天病人也，乃人身气血先有偏盛，故感天气之偏盛而病遂作焉。

血家病得于春者，乃肝经血虚火旺，春木之气内通于肝，肝经感木气，而风动火发，故值春时，旧病复发。其已发吐血者，宜地骨皮饮加蒲黄、黄芩、龙胆草、杏仁、柴胡、荆芥、醋炒大黄治之。尚未发作者，须服五味逍遥散加牡蛎、阿胶、龙骨、香附子、五味子，或用左归饮加阿胶、龟板、牡蛎、五味子以滋养之，使肝肾阴足，则火伏而不动矣。凡冬日春时得血病者，均宜用此法以养肝肾，使阳气封谧而不泄，斯病不发矣。又凡肝经火动者，必先有热蒸口苦、魂梦不宁诸症，柴胡清骨散亦治之。

失血之病得于夏者，乃心经火旺，次逢夏月复发，宜泻心汤加丹皮、蒲黄、生地黄、木通、甘草梢、降香、牛膝。其未发时，若见烦热，即宜预服生地黄散以遏止之，或天王补心丹以养之。又按：夏月暑盛，病多发于阳明，以阳明主燥热，暑热相合，故多属阳明。病在阳明者，口渴身热，烦躁便闭，恶闻人声，脉势洪大，以此为辨。其吐出之血亦必甚多，宜犀角地黄汤加葛根、金银花、知母、蒲黄、大黄、枳壳。若尚未动血，初觉发热口渴者，玉女煎加蝉蜕、秦皮、茵陈、枳壳，或先服甘露饮以养胃阴，免动燥气。

秋乃金令，肺气主之。凡失血家至秋时皮毛收敛，未能秘密，往往外合风气，内壅热邪，发咳动血，尤为容易。病家医家，皆须善为调理，庶可补天再造也。若是秋时得病，是病本得于肺，次逢秋月，本脏不润，复发痿燥而咳血者，清燥救肺汤加生地、蒲黄治之，人参清肺汤加紫菀、当归、蒲黄亦可。葛可久太平丸既滋肺阴，兼清风痰，尤治肺良方。若肺气郁而不布，卫阳不外达，津液不下降，皮毛洒渐，寒热作咳者，宜小柴胡加荆芥、防风、桔梗、杏仁、蒲黄、苏木、栝楼根、麦冬、桑皮、陈皮、枇杷叶治之。风寒客于肺中，久咳不止者，宜千金麦门冬汤，其麻黄捣茸炙过，以搜陈寒，或重用太平丸重加薄荷，亦和散之法。

冬令属水，肾气主之。此时阴气坚凝，则阳气潜藏，龙雷不作。若阴气不足，则阳气不潜，况此时阳气皆入于内，人身阴虚者，既多内热，加以阳气入内，两热相合，致失冬令寒热之象，此与冬行夏令无异，是以火迫血动而复发也。治法宜滋肾阴，泄内热，使其阴凝阳秘，复成为大冬之令，斯病愈矣。已动血者，玉女煎加蒲黄、丹皮、苏木，继服大补阴丸、六味丸以收功。乘其未发，先用麦味地黄汤滋之。火之不藏，如三冬不雪，腊月鸣雷。潜纳阳气，皆可加龙骨、牡蛎。吾于冲脉言之甚详，须参看。

凡物有根者，逢时必发。失血何根？瘀血即其根也。故凡复发者，其中多伏瘀血，以及遇节气，遇阴雨而即蒸热发动者，均是瘀血为病，宜血府逐瘀汤加干漆、桃奴治之，或用仲景大黄䗪虫丸少少与之。此理须知，方不为血证所瞒。

【提要】本节论述血证时复的证治。

【精解】血证应时而复发为时复。《素问·宝命全形论》云："夫人生于地，悬命于天，天地合气，命之曰人。"人生天地气交之中，时刻受天地之气的影响，四时阴阳之气发生变化，人之脏腑经络、气血阴阳皆随之发生适应性调控。若人之阴阳有所偏失，则感时气而自病。

春季的血证多由肝经血虚引起，已发吐血的用地骨皮散加味治疗，未发作的以五味逍遥散或左归饮加减治疗。肝经火动者，用柴胡清骨散治疗。

夏季发作的血证多因心经火旺诱发，可用泻心汤化裁治疗，以生地黄散或天王补心丹预防未发作的血证。阳明吐血者，用犀角地黄汤加减治疗。若未吐血可以用玉女煎或甘露饮加减进行预防。

秋季的血证和肺气有密切关系，失血家腠理不固易感风气，加之内壅热邪易发咳血，补天再造丸治之；痿燥咳血的，用清燥救肺汤，或人参清肺汤，或太平丸治疗；小柴胡汤加味可以治疗肺气郁闭所致咳嗽；风寒客肺，久咳不止，用麦门冬汤或太平丸和散寒气。

冬季血证为肾气所主，肾阴虚生内热，加之阳气潜藏，两阳相劫易发血证，治以六味地黄丸、大补阴丸滋阴泄热。已发血证者，玉女煎加味治之，未发者，用麦味地黄汤进行预防。

瘀血是血证适时而发的根源，宜血府逐瘀汤或大黄䗪虫丸治之。

房劳复

【原文】血之营运，听命于气。气乃先天肾水之中一点生阳，静而复动，化生精血。若以房劳伤其精血，则水虚而火发，气动而血升，乌有病之不发乎？宜都气丸加麦冬、龟鹿胶治之。火盛者，大补阴丸加鹿胶、桑螵蛸治之，或加味虎潜丸，脾肾兼治，或三才汤加桑螵蛸、秋石、海粉、黄柏、紫梢花治之。失血之人，以养息为第一，若不忌房劳，是自促命期，于医何咎。

【提要】本节论述血证房劳复的证治。

【精解】肾藏精，精化血。房事不节，损伤肾精，导致肾精亏虚，化生血液减少，滋养心火之力减弱，则心火易亢，影响心主血脉的功能。治以都气丸补肾纳气，肾气降则火不亢、血不升，加麦冬以清心火。火盛者治以大补阴丸加减，或加味虎潜丸，或三才汤加减。血证患者应该以休养为主，忌房事。

附：抱儿痨论

【原文】世谓妇人有胎，复得咳嗽，发热骨蒸，或吐血，或梦交，名为抱儿痨。其胎不能孕满十月，或七八月，或五六月，胎便萎堕，儿不长成。其母坐产之后，不得满月，定然废命。古书不见名论，俗医又无治法，世皆以死证目之，而死者果相接踵，良可哀也。

夫妇人怀孕，其气血既结养胞胎，又加以病，再耗其气血，一身之气血无多，那堪两件消耗，是以其胎不能长养。而母被胎困，又受病侵，双斧伐枯树，不死何待。顾其受命之重，诚如所云，而果得治法，何难起死回生哉？吾妻病此，亲手调治，竟得保全，始知抱儿痨之所以不起者，失治之咎耳。

夫妇人血和，然后有子，血病于是胎病，治之之法，总视其证。有时以安胎为主，胎安则母自安；有时以治病为主，病去则胎自固。据其见证，照病用药，自无不愈者也。

【提要】本节论述抱儿痨的概念、危害、病因及治法。

【精解】妇人患抱儿痨可使胎儿萎堕，又会危及母亲生命，危害极大。其原因为气血损耗太过，妇人养胎既耗气血，患病再损气血，终使孕妇因气血亏虚而丧命。治疗该病当随证施治，或安胎，或治病，灵活用药，方能奏效。

【原文】大旨此病，世皆谓为极虚之证，而不知此病多是实邪。何以言之？盖人身除肠胃中，皆不可有物塞碍。是以针砭刺穴，停住片时，即能堵塞其气。况胎乃顽然一大物，塞于下部则气实而喘，气逆而呕，气盛而为火，皆以其壅塞故也。夫人之怀孕，不啻藏珍，而胎之病人，有如积块。是以怀孕之脉，沉分搏指，亦与下焦积块之脉相似。第积块攻而通之，则实邪去而人安，胎则无攻通之法，是以不便施治。然有逆实之证，亦须消息，以补兼攻，斯不至留病为患。盖必摆脱一切拘禁，而后可救皆不能救之死证。

【提要】本节认为抱儿痨多属实证。

【精解】肠胃属腑，泻而不藏，倘有物塞则气滞不通。唐氏以此类比，认为抱儿痨是因有形之胎儿滞于胞宫，亦属实证，可致喘、咳、火证等。胎病之脉与下焦积块之脉相似，积块可用攻法祛邪而愈，治疗胎病不可拘泥禁忌，才能治病。

【原文】《内经》云：有故无殒也。则知不拘禁例，一意治病为安胎最上之法。故抱儿痨，吐血逆满，不须顾胎，直宜凉血泄瘀，丹皮、桃仁，所以不忌。瘀血既去，则不壅热，去旧生新，胎反得新血之养。若气逆火甚，非寻常杏仁、枳壳、枯芩等药所能治者，酒炒大黄亦间可用。

【提要】本节认为抱儿痨亦可用活血化瘀药。

【精解】本节依据"有故无殒也"认为，抱儿痨患者同时患血证，可用凉血化瘀之品。祛瘀生新不仅不会影响胎儿生命，还会有助于保养胎儿，故酒大黄亦可随证使用。

【原文】又凡此病，皆胎气壅于下部，反而上熏肺金，直当其气，故治抱儿痨以保养肺金为第一要法，清燥救肺汤、紫菀散主之。痰凝气阻，咳逆不休者，豁痰丸治之。水饮冲肺，肺胀咳嗽，不得卧息者，葶苈大枣泻肺汤主之。桔梗宁肺汤补泻兼行，保和汤多补少泻，皆宜酌用。此病发于胞中，其本在下，清理肺金不过治标之法耳。然胎在下部，既不能攻治其本，则不得不重治其标，保助肺金，以敌病气，虽病气上熏，亦无碍也。且肺为华盖，位虽居上，而通调水道，下输膀胱，又主制节，下达大肠。肺调则大肠不滞，气得从大肠而泄，则胎虽阻之，而上熏之势亦稍杀矣。肺调则小水通利，气得从小水而泄，则胎中之气，亦得从小水泄下。盖膀胱者，胞之室，膀胱畅则胞气可借之得舒，而上熏之热亦少杀矣。若大便燥结者，急宜用清燥救肺汤加火麻仁、白芍、肉苁蓉、枳壳、厚朴、当归治之。若小便不利者，急宜用清燥救肺汤加草梢、生地、木通、防己、知母、桑皮治之。且小便出膀胱，属太阳经，主皮毛；大便出大肠，属阳明经，主肌肉。二经调达，则肌肉皮毛之气皆清理而不滞，自不发寒蒸热矣。第皮毛肌肉之属气分者，既可以免，而膝理之热属血分者，并不关于二经。

【提要】本节从养肺论述抱儿痨的证治。

【精解】治抱儿痨以养肺为先，根据痰、饮不同，分别用豁痰丸、葶苈大枣泻肺汤治之。肺为华盖，通调水道，下输膀胱，又主制节，和大肠相表里。肺气和则大肠气顺，胎阻所致之气可从大肠泻出，减轻对肺气的熏蒸之害。膀胱属胞室，膀胱畅则气亦可出，亦可减轻对肺的熏灼。故治大便燥结、小便不利，可用清燥救肺汤加润肠通便、利尿通淋之品。太阳主表，"三焦膀胱者，腠理毫毛其应"（《灵枢·本脏》），太阳经调达则无恶寒发热等症。"阳明主肌亦表也"（《医学实在易·表证条》），阳明经顺畅亦无蒸热之象。

【原文】人身腠理之气，乃三焦所司，三焦属相火，内寄于肝胆，而下藏于胞室。今胞室既为胎所占，则相火上壅而为呕吐，失血者往往而然。相火之气循经外达，壅于腠理则生寒热，甚则骨蒸。推原其故，以胞室为胎所占，相火不得任意游行，是以壅遏。此时不能夺去其胎，只得清泄胞中之气，使相火有所泄，斯不与大壅耳，宜四物汤加黄柏、知母、赤茯苓、泽泻、山萸肉、甘草梢、肉苁蓉，此是治胞室以滋相火之本也。外用小柴胡汤以和其腠理。蒸热之甚者，可用清骨散以泻之，此是治少阳以清相火之标也。是时胞宫不便重治，只合多清少阳以重治其标，即不痊愈，而亦杀其病气矣。如欲胞室腠理面面兼治，则宜四物汤合柴胡清骨散治之。

【提要】本节论述抱儿痨所致相火壅遏的证治。

【精解】相火寄于肝胆，藏于胞室，通过三焦发于腠理。胎儿居胞室则壅遏相火，致使相火不得正常宣散，逆于上则呕吐，壅于腠理则生寒热。治以清少阳、滋相火、和腠理，方选四物汤合小柴胡汤加味。热甚者可用清骨散泻其标。由于胞室有胎儿，不能重治，故以治标为主。

【原文】夫抱儿痨之病根虽在胞，而其受病则在于肺。惟其肺金津虚，无以转输于下，是以胞中之水，皆得泛上而为病。无论咳热诸证，总宜大滋其肺，使肺津得调，肺气得降，则胞中之水火虽欲上逆而亦不为害，救肺汤、紫菀散、太平丸、保和汤、人参清肺汤、阿胶泻白散可常服之。

第胞宫之水火上逆，则病见肺，而水火之实，又实根于肾中。胞宫之相火，肾中之阳也，胞宫之水阴，天癸之水也。须极力滋补其肾，使水化则不为痰，阴足则不动火，此为正本清源之治。肾中阴虚而火动者，则水结为痰、为咳、为肿、为淋闭、骨蒸，地黄汤加杏仁、五味子、麦冬、桑皮、黄柏、知母以清之。肾中阳虚不化水者，则水停为饮、为咳、为肿、为淋闭，清谷不化，宜地黄汤加故纸、杜仲、艾叶、附片、台乌药、沉香、木通以温其阳。若肾中痰火上逆之至，喘咳不止，胎亦上逼，照上用六味地黄汤加龙骨、牡蛎、钟乳石、牛膝、半夏、五味子、麦门冬、川贝母治之。此坠降之药，各书俱云堕胎，然无病之胎固忌此等，今既有肾气逆上之病，高者抑之，有病受坠而下之，乃适当其胎之正位，胎反其位而不上逼，何堕之有？至于气逆之极，发动吐血，呕咳呃哕，诸般上逆之证，宜降气者，枳壳、厚朴、葶苈子、槟榔任量而施；宜降火者，酒大黄、胡黄连、知母、黄柏、龙胆草随宜取用亦所不妨。况乎胎中吐血，多因素有瘀血阻滞胎气，两不兼容，是以动血。欲去瘀血，凡桃仁、丹皮、五灵脂、红花、延胡索等皆宜用之。若徒守拘禁，与养痈成患无异。医者果能破除俗见，而参透其所以然，于治抱儿痨，何难起死回生哉。

又曰：用药虽不必徒守拘禁，然亦须审病，中病而止，勿毫无顾忌而不知轻重也，慎之。

【提要】本节从肾论述抱儿痨的证治。

【精解】抱儿痨之病根在胞室，胞宫之水火上逆，煎灼于肺，则肺病，应服救肺汤等滋肺。而水火之源为肾，肾阴足则无妄动之相火，肾阳充则无不化之水饮。肾阴虚者，地黄汤加滋阴之物以清之；肾阳虚者，地黄汤加温阳之辈以温之；痰火上逆，可选六味地黄汤加降气止咳之属。无病之胎当禁用降气止品，有病之胎用之以治胎，临证应活用经旨之意，不可胶柱鼓瑟。

【原文】产母之所以系胎者，带脉也。带脉解[1]则胎坠矣。若见腰痛之证，则早用当归、白术、熟地、怀山药、杜仲、故纸、山萸肉、龟胶、黄柏、黄芪、知母、菟丝子、甘枸杞、续断、云茯苓治之。其余带脉治法，详经血、产血门。产母既病抱儿痨，困惫之极，胎不能保，则亦无须存胎，但以安保产母为急，归芎汤加人参、糯米、苎根、阿胶，听其安可也，堕亦可也。胎既下后，但照正产，按法治之，去瘀生新，自无不愈。

【注释】

[1]带脉解：指带脉虚弱不能约束其他经脉。

【提要】本节从保胎和保母角度论述抱儿痨的证治。

【精解】带脉横行腰腹一周，如束带一般约束诸经，且可维系胎儿。带脉松懈可致胎坠，或见腰痛、经血、产血等症。治以安胎为要，用白术、黄芪补气，当归、枸杞养血，熟地黄、龟胶滋肾填精，杜仲、补骨脂温肾壮阳，强腰健骨，黄柏、知母清热。若产母困惫不能保胎，则以保母为急，方选归芎汤加味。

【原文】再按：抱儿痨，产前已大虚耗，一旦产后，必见危险之证，较之寻常正产更宜预防。

一汗出不止，独参汤救之。浮热脉大者，加附子，以引阳入阴。此虽胎前常病，火燥而至，是阳气欲脱，不得仍照火燥治法。四物汤加炮姜，亦是从阴引阳之法，皆可审用。

一喘促为气脱之候，参附汤加五味、沉香治之。

一血崩为血脱之候，归脾汤加血余灰、棕灰、海螵蛸、鱼胶治之。亦有怒动肝火而血崩者，归脾汤加柴胡、栀子治之。

此三危证，正产有之，病抱儿痨者在所必有，医家、病家皆宜预防。

【提要】本节论述产后抱儿痨三危证的证治。

【精解】一般孕妇产后多见漏汗、喘证、血崩，抱儿痨患者亦难避免。漏汗可致亡阴亡阳。亡阴者，治以独参汤，或加附子引阳入阴；亡阳者，用四物汤加炮姜，从阴引阳。治喘以参附汤加味，治血崩用归脾汤加味。

【原文】夫胎前属实热，产后属虚寒，平人大抵然也。至于病抱儿痨者，胎前之病，无一非热，至于产后，则不尽虚寒。盖胎前已病阴虚，而产后去血过多，其阴愈虚，发热发咳，尤属痿燥之极，若徒守产后宜温补之说，鲜不促命，宜左归饮加阿胶、天花粉、百部、人参、麦门冬、玉竹、五味子治之。骨蒸咳逆者，团鱼丸治之。阴虚火动，夹水饮而上干者，四物汤合二陈汤，再加柴胡、黄芩、姜汁、竹沥、竺黄、胆南星、金箔、牛黄治之。

其余杂证均照产科治法，自无不愈。兹所论者，乃抱儿痨产后之治法，与正产略异，然亦第举其端，尚待医士扩而充之。

【提要】本节论述抱儿痨产后治法。

【精解】一般孕妇产前多患实热证，产后多虚热证。抱儿痨患者产前多虚热，产后由于失血，其阴更虚，不宜温补，只可养阴，用左归饮加味。阴虚火旺携水饮上逆者，用四物汤合二陈汤加减。

【原文】一凡治抱儿痨，必先熟吾书中经血、胎血、产血诸门，而于各女科又有参酌，庶克有济。

一凡抱儿痨，须在初病时即行调治。治或未愈而用药不错，庶几产后可以治愈。如不知治法，则产后必亡。医家、病家两宜慎之。

以上所论抱儿痨治法，已具大略。而内中又或加外感，则宜照血家感冒之法加减治之；或加内伤，则宜照血证饮食诸法加减治之；或添怒气而病增，则宜照怒复条内所用诸药治之；或加房劳而病剧，则宜照房劳复条内所用诸药治之。法外有法，难以笔传。

【提要】本节对抱儿痨的证治进行总结。

【精解】抱儿痨需要及早进行救治，否则产后会危及生命。治疗抱儿痨需知本书经血、胎血、产血的内容和妇科的知识，更需临证变化，或加外感治法，或配内伤疗法，或辅怒复、房劳之法，灵活变通。

方解上

仲景泻心汤

大黄（酒炒，二钱） 黄连（三钱） 黄芩（四钱）

心为君火，化生血液。是血即火之魄，火即血之魂。火升故血升，火降即血降也。知血生于火，火主于心，则知泻心即是泻火，泻火即是止血。得力大黄一味，逆折而下，兼能破瘀逐陈，使不为患。此味今人多不敢用，不知气逆血升，得此猛降之药，以损阳和阴，真圣药也。且非徒下胃中之气而已，即外而经脉、肌肤，凡属气逆于血分之中者，大黄之性，亦无不达。盖其气最盛，凡人身气血凝聚，彼皆能以其药气克而治之，使气之逆者，不敢不顺。今人不敢用，往往留邪为患，惜哉！方名泻心，乃仲景探源之治。能从此悟得血生于心，心即是火之义，于血证思过半矣。

【主治】本方具有清泄火热、消痞通便之功，主治气逆火升之吐血。

【精解】本方出自《金匮要略·惊悸吐衄下血胸满瘀血病脉证治》。方以黄连、黄芩苦寒泄热，祛邪安正。《神农本草经》言大黄"主下瘀血、血闭、寒热，破癥瘕、积聚"，用于气逆火升之血证恰到好处，大黄攻瘀之效也在此得以妙用。以酒炒制，更添其畅行经脉、折降逆气之效。诸药合用，为火热旺盛，迫血妄行而致吐血、衄血之良方。

十灰散

大蓟　小蓟　茅根　棕皮　侧柏　大黄　丹皮　荷叶　茜草　栀子（各等分）

上药烧存性为末，铺地出火气，童便酒水随引。黑为水之色，红见黑即止，水胜火之义也，故烧灰取黑。得力全在山栀之清，大黄之降，火清气降，而血自宁。余药皆行血之品，只借以向导耳。吹鼻止衄，刃伤止血，皆可用之。

【主治】本方具有凉血止血的功效，主治气逆火炽诸血证。

【精解】本方出自《十药神书》，主治因火热炽盛，气火上冲，损伤血络，离经妄行所致出血诸证。方中大蓟、小蓟性凉，功善凉血止血，兼可祛瘀，为君药；白茅根、侧柏叶、荷叶、茜草亦能凉血止血，棕榈皮收涩止血，可增强全方的止血之功，皆为臣药；大黄、栀子清热泻火，平热邪乖张之势，使邪热从大小便而去，给邪以出路，火降血自不溢，故为佐药；牡丹皮、栀子合用，功能清泄心包、溃火之源，火消血止，亦为佐药。古今用法中，皆用藕汁或萝卜汁磨京墨调服。藕汁能清热凉血散瘀，萝卜汁降气清热以助止血，京墨有收涩止血之功，皆属佐药之用。诸药炒炭存性，亦可加强收敛止血之力。全方集凉血、止血、清降、祛瘀诸法于一方，但以凉血止血为主，使血热清，火气降，则出血自止。需要注意的是，各药烧炭研灰后，需纸包，置于地，上盖碗放一夜，去其火毒，增其凉血之功。

独参汤

人参（二两）

浓煎，细咽，熟睡。取养胃之阴，安护其气，气不脱则血不奔矣。世以党参代之，并认为阳药，不知人参柔润甘寒，乃滋养中宫津液之药。人之真气，生于肾中，全赖水阴含之，出纳于肺，又赖水津以濡之。故肾中水阴足，则气足而呼吸细；肺中之水津足，则气足而喘息平。人参滋补中宫之津液，上布于肺，下输于肾，故肺肾之气，得所补益。世人不知气为水之所化，而以气属阳，妄指参为阳药，幸陈修园力辨其诬，而修园谓壮火食气，参泻壮火故补气，其说犹有隔膜，尚未识气即是水之理。吾于总论言之甚详，须知气即是水，而人参之真面乃见。

【主治】本方具有补气固脱、回阳救逆之效，主治血脱危亡之证。

【精解】本方出自《十药神书》。独参汤仅人参一味药，浓煎、细咽、频服，能大补元气，扶正固脱，用于大量吐血及崩漏等危急重证，以其量大、力专、效宏，常收奇效。人参生于北，属水而内蕴真阳，甘寒柔润而能大生津液，滋养中宫津液，津液上于肺而成肺气，下于肾而成肾中真气，肺为气之主，肾为气之根，故人参能补气固脱。

甘草干姜汤

甘草（三钱，炙）　干姜（二钱，炮）　五味子（一钱）

甘草炙过，纯于补中；干姜变黑，兼能止血。二药辛甘合化，扶阳气以四达，血自运行而不滞矣。惟五味收敛肺气，使不上逆，以止气者止血，凡阳虚脾不摄血者，应手取效。但血系阴汁，血亏即是阴亏。刚燥之剂，往往忌用。必审其脉证，果系虚寒者，始可投此方。

【主治】本方具有补脾复阳、温阳摄阴的功效，主治脾阳虚不摄血所致血证。

【精解】本方出自《伤寒论·辨太阳病脉证并治》（原方增入五味子）。方中炮姜温中止血；炙甘草甘缓而温补中焦，复脾阳之统血，倍于干姜，是甘胜于辛，故能守中复阳，中阳得复，则虚寒血证可解；增入五味子，功在敛气以平上逆之气。三药合用，共收温阳统阴摄血之效。

四物汤

当归（四钱）　生地（四钱）　川芎（二钱）　白芍（三钱）

柯韵伯曰：心生血，肝藏血。故凡生血者，则究之于心；调血者，当求之于肝也。是方乃肝经调血之专剂，非心经生血之主方也。当归和血，川芎活血，芍药敛血，地黄补血。四物具生长收藏之用，故能使荣气安行经隧。若血虚加参、芪，血结加桃仁、红花，血闭加大黄、芒硝，血寒加桂、附，血热加芩、连，欲行血去芍，欲止血去芎。随宜加减，则不拘于四物矣。如遇血崩、血晕等证，四物不能骤补，而反助其滑脱，又当补气生血，助阳生阴长之理。盖此方能补有形之血于平时，不能生无形之气于仓卒。能调阴中之血，而不能培真阴之本。韵伯此论，虽有不足于四物，然谓四物为肝经调血之专剂，则深知四物之长者矣。盖肝主藏血，冲任血海，均属于肝。故调血者，舍四物不能为功。

【主治】本方功可调血补血，主治血证见血虚之候者。

【精解】本方最早出自《仙授理伤续断秘方》，是补血活血经典方，后世多用于治疗营血虚滞之证，被誉为"妇科之圣方"。生地黄、白芍静养营血，当归、川芎活血和营。四药相配，动静结合，补中有通，使营血恢复而周流无阻。应用于血证时，须依证加减。如气血两虚，可入人参、黄芪之类补气生血；血虚兼瘀，应入桃仁、红花以消瘀；血寒冷痛，入桂枝、炮附子温阳煦血；血热气逆，入黄芩、黄连清泄邪热。临床须灵活辨证加减。

四物汤于骤然失血气脱时，力小效微，此时应大补元气，扶阳固脱，以阳生阴，不能以此缓补之剂救危。

白虎汤

石膏（一两）　知母（五钱）　甘草（二钱）　粳米（一撮）

四药甘寒，生胃阴，清胃火。阳明燥热得此，如金飚夕起，暑酷全消，故以秋金白虎名汤，乃仲景伤寒阳明之正方。借治血证，脉洪大、发热、口渴者，尤有捷效。

【主治】本方具有清气分热、清热生津之功效，主治胃热吐血。

【精解】本方出自《伤寒论·辨太阳病脉证并治》。方中石膏辛甘大寒，入肺胃二经，清解胃中之邪热；知母苦寒且能润燥，助石膏清阳明之热；佐以粳米、炙甘草益胃生津。此方泄胃火，养胃阴，能用于胃热壅盛所致吐血之证。白虎应秋金主肃杀，酷热遇之即消，故名白虎汤。

佛手散 即归芎汤

当归（五钱）　川芎（三钱）

酒水各半煎服。辛以行气，温以行血，有汁能生血。二味为活血行血之要药。

【主治】本方具有养血活血的功效，主治产后血虚劳倦证。

【精解】方中当归、川芎均为血分之要药，《删补名医方论》云："性温而味甘辛，以温能和血，甘能补血，辛能散血也。"因此，佛手散常用于妇人胎前产后诸疾，功可补血活血，亦可止血。

失笑散

蒲黄（三钱）　五灵脂（五钱）

蒲生水中，花香行水，水即气也，水行则气行，气止则血止。故蒲黄能止刀伤之血，灵脂气味温行以行血。二者合用，大能行血也。

【主治】本方具有活血祛瘀、散结止痛之功效，主治瘀血停滞证。

【精解】本方最早出自《苏沈良方·治水气肿满法》，又名断弓弦散。方中蒲黄甘平，以其香性走散而能行血消瘀。五灵脂功擅通利血脉，散瘀止痛。二者相须为用，为化瘀止痛的常用药对组合，可用于刀伤出血及瘀血内停，脉道阻滞所致疼痛诸症。失笑散药简力专，行血祛瘀止痛之功颇强，是治疗瘀血阻滞所致疼痛诸症的基础方。

大柴胡汤

柴胡（三钱）　半夏（三钱）　白芍（三钱）　黄芩（三钱）　枳壳（二钱）　大黄（钱半）　生姜（三钱）　大枣（三枚）

黄芩一味清表里之火，姜、枣、柴胡使邪从表解，半夏、白芍、枳壳、大黄使邪从里解。乃表里两解之剂，而用里药较多。后之双解散、通圣散，皆从此套出。借治血证，或加表药，或加血药，可以随宜致用。

【主治】本方具有和解少阳、内泄热结之功效，主治少阳阳明合病。

【精解】本方出自《伤寒论·辨太阳病脉证并治》。本方用于治疗少阳阳明合病，功可和解少阳，内泄热结。方中柴胡、黄芩和解少阳，清热解郁，以除少阳之邪；大黄、枳壳泻阳明热结，行气消痞；白芍药缓急止痛，既与大黄共治腹中实痛，攻、缓皆顾，又与枳壳行理气和血之效，以除心下满痛；半夏和胃降逆，合生姜共收止呕之功；生姜与大枣相伍，调和营卫并补中焦脾胃。用于血证见少阳阳明合病者时，可增止血、活血、化瘀之品斟酌为用。

逍遥散 加丹栀名丹栀逍遥散

柴胡（三钱） 当归（四钱） 白芍（三钱） 白术（三钱） 云苓（三钱） 甘草（钱半） 薄荷（一钱） 煨姜（三钱） 丹皮（三钱） 栀子（二钱）

此治肝经血虚火旺，郁郁不乐。方用白术、茯苓助土德以升木，当归、白芍益荣血以养肝，薄荷解热，甘草缓中，柴、姜升发。木郁则达之，遂其曲直之性，故名之曰逍遥。如火甚血不和者，加丹皮、山栀清理心包。心包主火与血，为肝之子，为火之母，治心包之血，即是治肝之血，泻心包之火，即是泻肝之火，以子母同气故也。

【主治】本方具有疏肝解郁、健脾和营，兼清郁热的功效，主治肝郁化火之证。

【精解】本方出自《太平惠民和剂局方·治妇人诸疾》，为逍遥散加牡丹皮、栀子而成。方中牡丹皮清热凉血以清血中伏火，栀子泻火除烦并能导热下行，两者合用泻心火以清理肝火，合"实则泻其子"之意，可平血证之火热；柴胡长于疏肝解郁，使肝气得以条达；白芍酸甘，功可养阴柔肝缓急；当归辛温，效可养血活血，归、芍与柴胡相伍，使血气和而肝气柔，养肝体而助肝用；白术、茯苓、甘草益气健脾，补脾胃以助营血生化，再则借茯苓宁心安神之功以助眠。全方宗《素问·六元正纪大论》"木郁达之""火郁发之"之意，共奏疏肝健脾、清热养血、宁心安神之功。本方用于治疗血证时可随症加减，如肝火偏盛，火气上逆带动血升，入青皮、牡蛎、蒲黄、龙胆草平肝泻火，由此则肝郁得解、肝火可清、血证可消。

当归芦荟汤

当归（一两） 胆草（一两） 芦荟（五钱） 青黛（五钱） 栀子（一两） 黄连（一两） 黄柏（一两） 黄芩（一两） 大黄（五钱） 木香（二钱半） 麝香（五分）

旧用神曲糊丸，姜汤送下。借治血病，用酒丸，童便下，尤佳。人身惟肝火最横，每夹诸经之火，相持为害。方用青黛、芦荟、胆草直折本经之火，芩、连、栀、柏、大黄分泻各经之火。火盛则气实，故以二香以行气。火盛则血虚，故君当归以补血。治肝火决裂者，惟此方最有力量，莫嫌其多泻少补也。

【主治】本方具有泻火通便之效，主治肝经火热所致血证。

【精解】本方出自《黄帝素问宣明论方·热门》。方中龙胆草、芦荟、青黛皆入肝经而大泻火热，直折肝经横逆之火；黄芩、黄连、黄柏、栀子清三焦之火，大黄通腑泄热，诸药合用，使火平而血止；木香、麝香二味，功在行气通窍，以助诸药之力；而当归一味，则能兼顾血、火二者，复已损之阴血，并能补血以涵火，使火归其温煦之常。故此方用于肝火横绝所致吐血等证，尤为适宜。

地黄汤

熟地（一两）　山药（五钱）　山萸肉（五钱）　茯苓（三钱）　丹皮（三钱）　泽泻（三钱）

陈修园谓：人之既生，以后天生先天，全赖中宫输精及肾，而后肾得补益。谓此方非补肾正药。然肾经水虚火旺者，实不可离。方取熟地以滋肾水，而又恐肝木盗水之气，故用山萸以养肝之阴，补子正以实母也。再用山药补脾土，启水津以给肾。用丹皮清心包，泻火邪以安肾。庶几肾中之水得以充足。特虑有形之水质不化，则无形之水津亦不能生，尤妙茯苓、泽泻化气利水，以泻为补，虽非生水之正药，而实滋水之要药。

【主治】本方具有滋阴补肾的功效，主治阴虚火旺之血证。

【精解】本方出自《小儿药证直诀·地黄汤》。本方即六味地黄汤，现多制丸剂服用。方中重用熟地黄为君药，功可滋阴补肾，填精益髓。山药补脾养肾涩精；山茱萸补益肝肾，涩精固脱，共为臣药。茯苓健脾渗湿，助山药补脾；泽泻利湿泄热能祛肾浊，兼去熟地黄之滋腻；牡丹皮清虚热，共为佐药。诸药合用，共奏滋补肾阴之功。

本方从肝脾肾三者入手施补，重在补肾，补肝意在实肾，补脾意在以后天充养先天。三补三泻而能收滋阴补肾、清虚火之效，用于血证真阴不足之证，尤为妥当。

花蕊石散

花蕊石（煅为末，每服三钱）

男用酒调服，女用醋水服。瘀血化水而下。按：此药独得一气之偏，神于化血。他药行血皆能伤气，此独能使血自化，而气不伤，真去瘀妙品。

【主治】本方具有化瘀止血的功效，主治瘀血诸证。

【精解】本方出自《十药神书》。《本草纲目·金石部》载花蕊石："其气平，味涩而酸，盖厥阴经血分药也。其功专于止血，能使血化为水，酸以收之也。而又能下死胎，落胞衣，去恶血，恶血化则胎与胞无阻滞之患矣。东垣所谓胞衣不出，涩剂可以下之，故赤石脂亦能下胞胎，与此同义。葛可久治吐血出升斗，有花蕊石散。"男子以酒服或是女子用醋服下，均可增其入经之功，使瘀血化水而下。

侧柏叶汤

侧柏叶（三钱）　炮姜（钱半）　艾叶（三钱）　马通（二两）

热气藏伏于阴分，逼血妄行不止。用姜、艾宣发其热，使行阳分，则阴分之血无所逼而守其经矣。柏叶属金，抑之使降。马为火畜，同气相求，导之使下，则余烬之瘀，一概蠲去。此为热伏阴分从治之法。乃久吐不止，一切寒温补泻，药几用尽，因变一法，以从治之。凡遇热证，用之须慎。若系寒凝血滞者，则无不宜。马通汁，即马粪泡水。无马通，以童便代之。

【主治】本方具有温中止血的功效，主治脾阳不足，脾不统血之吐血。

【精解】本方出自《金匮要略·惊悸吐衄下血胸满瘀血病脉证并治》。方中侧柏叶微寒而能降血逆之势，功能收敛止血；干姜辛热，可温中止血；艾叶辛温，温经止血，合用干姜，能温阳摄血；马通汁能引血下行以止血。全方寒热并用，阴阳互济，且又偏于温中，于虚寒吐血者甚合病情。

人参泻肺汤

人参（三钱）　黄芩（三钱）　栀子（三钱）　枳壳（二钱）　甘草（一钱）　连翘（一钱）　杏仁（三钱）　桔梗（二钱）　桑皮（三钱）　大黄（一钱，酒炒）　薄荷（一钱）

葶苈大枣泻肺汤是泻肺中之水，此方是泻肺中之火。肺体属金，不自生火，皆由心火克之，胃火熏之也，故用栀子、连翘以泻心火，黄芩、大黄以泻胃火。肺为火郁，则皮毛洒淅，用薄荷以发之。肺金不清，则水道不调，用桑皮以泄之。火盛即是气盛，用枳、桔、杏仁以利之。而人参、甘草又补土生金以主持之。补泻兼行，调停尽善，实从葶苈大枣汤套出，变泻水为泻火之法。凡上焦血滞痰凝，因火所致者，均可随证加减。

【主治】本方具有清肺透邪、消痰止咳平喘之效，主治上焦肺热血瘀之证。

【精解】本方出自《袖珍方》。葶苈大枣泻肺汤主泻肺中之水，用于支饮胸满，咳逆上气者。而本方意在泻肺火，治肺经热甚，胸满咳逆，痰多之证。方中栀子、连翘苦寒泻心；黄芩、大黄清泻胃火；桑白皮泻肺平喘，利水消肿，肃清水道；枳壳、桔梗、杏仁功在复肺之宣降，畅气之升降，以开肺之痰热郁火；薄荷清宣开表，因肺主皮毛，故能开外而助肺气之畅；人参、甘草培土生金。由此，本方补泻兼顾，并由上而下，由内而外清肺经之热，治上焦肺热血滞痰凝之证，尤为妥当。

甲己化土汤

白芍（五钱）　甘草（三钱）

杨西山《失血大法》以此为主方，而极赞其妙。其实芍药入肝，归、芎、桃仁善去旧血以生新血，佐黑姜、炙草引三味入于肺肝，生血利气，为产后之圣药。各书多改炙草为益母草，不知益母乃凉血利水之药。此方取其化血即能生血，如益母草焉有生血之功，与方名相左。吾以为治红痢、尿血，或可用之，若此方断不可用。

【主治】本方具有祛瘀生新、养肝健脾的功效，主治中焦血瘀证。

【精解】方中白芍入肝脾经，养血柔肝，缓中止痛；甘草养阴血，补脾胃。两药酸甘化阴，滋补脾阴，"治脾即是治带"，因此能助血生并清带脉瘀血。按唐氏方解原文，此方组成还应有当归、川芎、桃仁、炮姜等药。当归、川芎、桃仁功可活血化瘀，炮姜、甘草温土而益生血之源。

牛膝散

牛膝（三钱）　川芎（钱半）　蒲黄（三钱）　丹皮（三钱）　桂心（三钱）　当归（四钱）

当归、川芎、蒲黄、丹皮四药和血，桂枝辛温以行之，牛膝下走以引之。用治下焦瘀血，温通经脉，无不应验。方义亦浅而易见。

【主治】本方化瘀行血、活血调经，主治下焦血瘀证。

【精解】本方出自《医学心悟·胞衣不下》。方中牛膝逐瘀通经，引血下行；桂枝温能散血，使下焦瘀血得温而化；当归、川芎、蒲黄、牡丹皮四药祛瘀行血，且当归一味又能补血调经，复正气之虚损。诸药合用，共奏活血化瘀之效。

桃仁承气汤

桃仁（五钱）　大黄（二钱）　芒硝（三钱）　桂枝（二钱）

桂枝禀肝经木火之气，肝气亢者，见之即炽，肝气结者，遇之即行，故血证有宜有忌。此方取其辛散，合硝、黄、桃仁，直入下焦，破利结血。瘀血去路，不外二便，硝、黄引从大便出，而桂枝兼化小水，此又是一层意义。

【主治】本方具有逐瘀泄热的功效，主治下焦蓄血证。

【精解】本方出自《伤寒论·辨太阳病脉证并治》，较原方减炙甘草。方中大黄泄热逐瘀，桃仁活血祛瘀，二者相配，直达病灶，破除瘀热之邪，共为君药。芒硝咸寒软坚，助大黄攻逐瘀热，桂枝温通血脉，防止诸寒药凝瘀难化之弊，同为臣药。炙甘草益气和中，缓诸药峻烈之性，祛瘀兼有补正，为佐药。诸药配伍，共收通便泄热、破血下瘀之功。从另一个角度来看，二便为瘀热邪气之出路，大黄、芒硝引邪气从大便出，而桂枝助气化，使邪气从小便解，桃仁则专于祛瘀，诸药各有其职。

桃仁承气汤主治病证的病机关键在于下焦蓄血，瘀血与邪热相结。从临床实际情况来看，多与妇女经血瘀阻有关，如瘀热闭经，少腹硬痛而心情烦躁或如狂者，服用本方多有疗效。另外，产后恶露不下，瘀血内阻而见喘胀欲死，或精神狂妄者，也可使用本方。

小调经汤

当归（三钱）　赤芍（三钱）　没药（二钱）　琥珀（二钱）　桂枝（二钱）　细辛（五分）　麝香（少许）

当归补血；赤芍行血；树脂似人之血，没药为树脂所结，故能治结血；琥珀乃树脂所化，故能化死血。四药专治瘀血，亦云备矣，而又恐不能内行外达也，故领以辛、桂、麝香，使药性无所不到，而内外上下，自无伏留之瘀血。所以不循经常者，多是瘀血阻滞，去瘀即是调经。

【主治】本方具有化瘀活血的功效，主治瘀血流注四肢之证。

【精解】本方适用于妇人血瘀气滞，月经不利之证。方中当归、赤芍活血化瘀；琥珀、没药均为树脂，功可化瘀止痛；桂枝、细辛性味辛温，温阳散寒；麝香走窜，引诸药行于全身诸脉，无孔不入，故瘀血可消。

小柴胡汤

柴胡（八钱，川产为真）　黄芩（三钱）　半夏（三钱）　大枣（三枚）　人参（二钱）　甘草（一钱）　生姜（二钱）

此方乃达表和里，升清降浊之活剂。人身之表，腠理实营卫之枢机；人身之里，三焦实脏腑之总管。惟少阳内主三焦，外主腠理。论少阳之体，则为相火之气，根于胆腑。论少阳之用，则为清阳之气，寄在胃中。方取参、枣、甘草以培养其胃，而用黄芩、半夏降其浊火，柴胡、生姜升其清阳。是以其气和畅，而腠理三焦，罔不调治。其有太阳之气，陷于胸前而不出者，亦用此方。以能清里和中，升达其气，则气不结而外解矣。有肺经郁火，大小便不利，亦用此者。以其宣通上焦，则津液不结，自能下行。肝经郁火，而亦用此，以能引肝气使之上达，则木不郁，且其中兼有清降之品，故余火自除矣。其治热入血室诸病，则尤有深义。人身之血，乃中焦受气取汁变化而赤，即随阳明所属冲任两脉，以下藏于肝。此方非肝胆脏腑中之药，乃从胃中清达肝胆之气者也。胃为生血之主，治胃中，是治血海之上源。血为肝之所司，肝气既得清达，则血分之郁自解。是正治法，即是隔治[1]法。其灵妙有如此者。

【注释】

[1] 隔治：针对五行而言，此处指治胃即是调肝。

【主治】本方具有和解少阳之效，主治血证兼伤寒少阳证。

【精解】本方出自《伤寒论·辨太阳病脉证治》。小柴胡汤是和解少阳之主方。方中柴胡入肝胆经，透泄少阳之邪，并能疏泄气机之郁滞，故为君药；黄芩苦寒，助柴胡清少阳热邪，故为臣药；胆气犯胃，致胃失和降，故佐以半夏、生姜降逆止呕，人参、大枣和胃扶正，正气旺则邪气更易外解；炙甘草调和诸药，为使药。但唐氏对于小柴胡汤的解读更加深刻，不仅仅局限于和解少阳。少阳之气寄于胃中，内主三焦，外主腠理，故可增化瘀之品以散三焦腠理之瘀血；因其达木郁故可解郁热、行结气，以清化内郁之相火；因其通上焦津液、舒布气机，故加宣发卫气之药，可解血家表证而无伤津动血之患。

犀角地黄汤

犀角（钱半）　生地（五钱）　白芍（三钱）　丹皮（三钱）

犀牛土属，而秉水精；地黄土色，而含水质。二物皆得水土之气，能滋胃阴，清胃火，乃治胃经血热之正药。然君火之主在心，故用丹皮以清心。相火所寄在肝，故用白芍以平肝。使君相二火，不凑集于胃，则胃自清而血安。

【主治】本方具有清热解毒、凉血散瘀之功，主治热入血分，热扰神明之证。

【精解】本方出自《外台秘要·伤寒衄血方四首》。方用苦咸寒之犀角为君，凉血而解热毒，使心火平，胃火降，热毒解而血宁。臣以甘苦寒之生地黄，滋阴凉血，既可助犀角凉血解毒，又可缓阳明胃土之燥热，同时亦可滋阴养血。牡丹皮清心火并有化瘀之效，白芍柔肝而平肝火，共为佐药，清热凉血散瘀，使君、相二火俱能安稳而不攻胃。四药相配，共成清热解毒、凉血散瘀之剂。本方配伍特点是凉血与活血散瘀并用，使热清血宁而无耗血动血之虑，凉血止血又无寒伏留瘀之弊。

甘露饮

天门冬（三钱）　麦门冬（三钱）　生地黄（三钱）　熟地黄（三钱）　黄芩（三钱）　枳壳（一钱）　石斛（三钱）　茵陈（三钱）　甘草（一钱）　枇杷叶（二片，去毛）

陈修园曰：胃为燥土，喜润而恶燥，喜降而恶升。故用二地、二冬、石斛、甘草润以补之，枇杷、枳壳降以顺之。若用连、柏之苦，则增其燥。若用芪、术之补，则虑其升。即有湿热，用一味黄芩以折之，一味茵陈以渗之，足矣。盖以阳明之治，重在养津液，方中地、冬等药，即猪苓汤用阿胶以育阴意也；茵陈、芩、枳，即猪苓汤用滑、泽以除垢意也。

【主治】本方具有益胃滋阴、清热润燥的功效，主治血家胃经燥热之证。

【精解】本方出自《太平惠民和剂局方·甘露饮》。胃喜润恶燥，方中生地黄、熟地黄、麦冬、天冬、石斛滋阴清润，大滋胃津，且二地补先天，石斛、二冬养后天，先后天互助，则胃土之燥、胃阴之亏可迅速恢复；黄芩、枇杷叶清泻胃中之热；枳壳降胃气，顺其下行之性；茵陈蒿清利湿热；甘草调和诸药，亦能滋养胃津。诸药配伍，共奏行气利湿、养阴清热之功。在血家可用于胃热气燥所致的诸多血证，如用于吐血止后，胃经遗热未消，血潮动不宁致复发吐血。

清燥救肺汤

人参（一钱）　甘草（一钱）　黑芝麻（一钱）　石膏（二钱，煅）　阿胶（一钱）　杏仁（一钱，去皮尖）　麦冬（二钱）　枇杷叶（炙，一片）　冬桑叶（三钱）

喻嘉言曰：诸气膹郁之属于肺者，属于肺之燥也，而古今治气郁之方，用辛香行气，绝无一方治肺之燥者。诸呕喘痿之属于上，亦属于肺之燥也。而古今治法，以痿呕属胃经，以喘属肺，是则呕与痿属之中下，而惟喘属上矣，所以亦无一方及于肺之燥也。即喘之属于肺者，非行气，即泄气，间有一二用润剂，又不得肯綮[1]。今拟此方，名清燥救肺，大约以胃为主，胃土为肺金之母也。其天冬、知母，能清金滋水，以苦寒而不用，至苦寒降火之药，尤在所忌。盖肺金自至于燥，所存阴气不过一线，倘更以苦寒下其气，伤其胃，尚有生理乎。诚仿此增损，以救肺燥变生诸证，庶克有济。

【注释】

［1］肯綮（qìng 庆）：比喻问题的关键、要害。

【主治】本方具有清燥润肺、养阴益气之功效，主治温燥伤肺，气阴两伤证。

【精解】本方出自《医门法律·伤燥门》，主治燥伤肺津之证。肺之气阴两伤，肃降不行，津液不布，致干咳无痰、气逆而喘，治当润肺燥、养肺阴、益肺气。方中桑叶质轻性寒，润肺养阴，透燥邪外出，为君。石膏辛甘而寒，清泄肺热，为臣。麦冬甘寒性润，养阴润肺，亦为臣。石膏虽沉寒，但用量较轻，无碍桑叶轻宣。麦冬虽滋润，但量不及桑叶之半，未妨君药外散。《难经·十四难》云"损其肺者，益其气"。故以人参益气生津，合甘草培土生金，以助肺气。阿胶助麦冬养阴，肺得滋润，治节复权。黑芝麻可滋养肝肾，兼可润肠，由此宣上通下。《素问·脏气法时论》以"肺苦气上逆，急食苦以泄之"，故用少量杏仁、枇杷叶苦降肺气。以上均为佐药。甘草兼能调和诸药，是为使药。其中石膏辛寒质重，主归肺胃经，意在清解，煅者多用于外科，似为讹文。

本方于血家则适用于肺燥痿咳甚而血上干之证，能润肺津而复肺之宣降，使通调水道功能恢复，因而奏效。

保和汤

甘草（二钱）　阿胶（三钱）　百合（三钱）　知母（三钱）　贝母（三钱）　五味子（一钱）　天冬（三钱）　麦冬（三钱）　桔梗（三钱）　薄荷（一钱）　饴糖（三钱）　薏苡仁（三钱）　马兜铃（二钱）

肺经之津足，则痰火不生，而气冲和。若津不足，则痰凝火郁，痿咳交作，而气失其和矣。方用饴糖、甘草、阿胶补胃以滋肺津，复加清火、祛痰、敛浮、解郁之品，凡以保护肺金，使不失其和而已。葛可久此方，虽不及救肺汤之清纯，然彼以滋干为主，此以清火降痰为主。各之用意不同，无相诋訾[1]。

【注释】

[1]诋訾（dǐzǐ 底子）：诽谤、非议。

【主治】本方具有润肺利气、化痰解郁的功效，主治劳嗽肺痿之证。

【精解】方中饴糖、阿胶、百合、甘草、麦冬，大生津液以润肺，并能培土生金；马兜铃、五味子、天冬、知母清肺热并敛肺降气；犹恐外寒闭之，则火郁而不清，故佐以薄荷以疏解其郁；痰饮滞之，则火阻而不降，故用贝母、薏苡仁以导其滞，化其痰；桔梗载药上行，直达病灶，并能调畅肺气。郁解滞行，火清肺润，燥痰得除，则咳嗽愈而咳血止。

与清燥救肺汤相比，本方重于清火除痰而相对弱于滋润肺津，临床须辨清疾病的证候，按需选用。

麦门冬汤

麦冬（二两） 半夏（六钱） 人参（四钱） 甘草（四钱） 粳米（一盏） 大枣（十二枚）

参、米、甘、枣四味，大建中气，大生津液，胃津上输于肺，肺清而火自平，肺调而气自顺。然未逆未上之火气，此固足以安之，而已逆已上之火气，又不可任其迟留也。故君麦冬以清火，佐半夏以利气。火气降则津液生，津液生而火气自降，又并行而不悖也。用治燥痰咳嗽，最为对症。以其润利肺胃，故亦治隔食。又有冲气上逆，夹痰血而干肺者，皆能治之。盖冲脉起于胞中，下通肝肾，实则丽于阳明，以输阳明之血，下入胞中。阳明之气顺，则冲气亦顺，胞中之血与水，皆返其宅而不上逆矣。此方与小柴胡合看更明，小柴胡是从胃中引冲气上行，使火不下郁之法，此方是从胃中降冲气下行，使火不上干之法。或去粳米加蜜，更滋润。

【主治】本方具有清养肺胃、降逆下气之功效，主治虚热肺痿。

【精解】本方出自《金匮要略·肺痿肺痈咳嗽上气病脉证治》，主治肺胃阴虚，气火上逆所致虚热肺痿。方中麦冬甘寒清润，滋阴清热，肺胃之阴得滋，肺胃之虚热得清，为君药。人参益气生津，滋中宫而充肺津，为臣药。甘草、粳米、大枣益气养胃，合人参益胃生津，胃津充足，自能上归于肺，乃"培土生金"之法。半夏降逆下气，开胃行津，又可防止麦冬滋腻。甘草亦能调和诸药，兼作使药。诸药合用，共奏滋阴清热、润肺益胃之功。

本方为治疗肺胃阴虚，气机上逆所致咳嗽或呕吐之常用方，若用于血证之肺胃阴虚火旺，气逆血升者，则宜再入血分之药以止血、消瘀。

四磨汤

人参 乌药 槟榔 沉香（各等分）

上药磨水煎服，治上气喘急。取人参滋肺，以补气之母；取沉香入肾，以纳气之根；而后以槟榔、乌药从而治之。泻实补虚，洵为调纳逆气之妙法。盖肺为阳，而所以纳气下行者，全赖阴津，故用人参以生津。肾为阴，而所以化气上行者，全赖真阳，故用沉香以固阳，为其沉水，故能直纳水中之阳也。

【主治】本方具有行气降逆、摄纳浮阳之功效，主治虚阳上逆，气逆喘急之证。

【精解】本方出自《济生方·咳喘痰饮门》。本方原作疏肝解郁、宽胸散结之剂，唐氏用其治疗虚阳上冲而致喘咳之方。方中沉香下气，降逆平喘，以纳气归根；槟榔、乌药行气，助逆气转顺；人参直滋肺津，肺金得润，肺气自然下行而不上逆为咳喘，且金水相生，肾水得滋，虚阳自能归潜。

桂苓五味甘草汤

桂枝尖（三钱）　云茯苓（四钱）　炙甘草（二钱）　五味子（一钱）

此治肾中水气腾溢，阴火上冲，面赤咽痛，咳逆诸病。桂、苓抑水下行，水行即是气行。然逆气非敛不降，故以五味之酸敛其气。土厚则阴火自伏，故以甘草之甘补其中也。

【主治】本方具有平冲降逆、通阳利水之效，主治阴盛格阳，虚阳浮越之证。

【精解】本方出自《金匮要略·痰饮咳嗽病脉证并治》："青龙汤下已，多唾口燥，寸脉沉，尺脉微，手足厥逆，气从小腹上冲胸咽，手足痹，其面翕热如醉状，因复下流阴股，小便难，时复冒者，与茯苓桂枝五味甘草汤，治其气冲。"方中桂枝、甘草辛甘化阳，以平冲气；配茯苓引逆气下行；用五味子收敛耗散之气，使浮阳不致上浮。诸药合用，共治冲气上逆，虚阳浮越之证。

苏子降气汤

苏子（三钱）　半夏（二钱）　当归（三钱）　陈皮（二钱）　前胡（二钱）　厚朴（一钱）　沉香（一钱）　甘草（一钱）　生姜三片

气即水也，水凝则为痰，水泛则为饮，痰饮留滞，则气阻而为喘咳。苏子、生姜、半夏、前胡、陈皮宣除痰饮，痰饮去而气自顺矣。然气以血为家，喘则流荡而忘返，故用当归以补血。喘则气急，故用甘草以缓其急。出气者肺也，纳气者肾也，故用沉香之纳气入肾，或肉桂之引火归元为引导。

【主治】本方具有降气平喘、祛痰止咳的功效，主治上实下虚喘咳之证。

【精解】本方出自《太平惠民和剂局方·治一切气》。本方证由痰涎壅肺，肾阳不足所致。其病机特点是"上实下虚"。"上实"是指痰涎上壅于肺，"下虚"是指肾阳虚衰于下。虽属上实下虚，但以上实为主。治以降气平喘，祛痰止咳为重，兼顾摄纳肾阳。紫苏子功可降气平喘，祛痰止咳，为君药。陈皮燥湿消痰下气，半夏燥湿化痰降逆，厚朴下气宽胸除满，前胡下气祛痰止咳，四药助紫苏子降气祛痰，止咳平喘之功，共为臣药。此为治上实。沉香摄纳虚浮肾气以平喘，以治下虚；用肉桂引火归元，以顾下元；当归既治咳逆上气，又养血补肝润燥，同沉香以增温补下虚之效；生姜散寒宣肺，为佐药。甘草和中调药，是为使药。故本方用于痰涎阻塞气道、喘咳气急而发吐血者，效果甚佳。

肾气丸

熟地黄（八钱）　　山萸肉（四钱）　　山药（四钱）　　云茯苓（四钱）　　泽泻（四钱）　　牡丹皮（五钱）　　川附片（三钱）　　肉桂（二钱）

肾为水脏，而其中一点真阳，便是呼吸之母。水足阳秘，则呼吸细而津液调。如真阳不秘，水泛火逆，则用苓、泽以行水饮，用地、萸以滋水阴，用怀药入脾以输水于肾，用丹皮入心以清火安肾。得六味以滋肾，而肾水足矣。然水中一点真阳，又恐其不能生化也，故用附子、肉桂以补之。若加牛膝，便具引火归元之功。若加知、柏，又治上热下寒之法。如去桂、附，加麦冬、五味，则纯于滋阴，兼治肺金。

【主治】本方具有补肾助阳之功效，主治肾阳不足证。

【精解】本方出自《金匮要略·血痹虚劳病脉证并治》。本方为肾阳不足之证而设。方中附子大辛大热，温肾助阳，桂枝辛甘而温，温通阳气，两药相合，补肾阳，助气化，共为君药。重用干地黄滋阴补肾生精，配山茱萸、山药补肝养脾益精，补阴生阳，阴生则阳长，同为臣药。泽泻、茯苓利水渗湿，牡丹皮活血散瘀，三者补中施泄，使浊去正复，并制诸补药滋腻之虞，俱为佐药。诸药合用，助阳以化水，滋阴以生气，使肾阳振奋，气化复常，则诸症自除。

六味丸加桂枝、附子则为肾气丸，助阳之生化；加知母、黄柏则为知柏地黄丸，治肝肾阴虚火旺；加牛膝、肉桂之品，则能引火归元；加麦冬、五味子则为麦味地黄丸，治肾阴不足，火烁肺金，喘咳劳热。

辛字润肺膏

羊肺（一具，洗）　　杏仁（四钱）　　柿霜（五钱）　　真酥（五钱）　　真粉（三钱）　　白蜜（五钱）

为末，搅匀入肺中，炖熟食。真粉即上白花粉。真酥即上色羊乳，如无，以黑芝麻捣烂代之。

方取肺与肺同气，而用诸润药以滋补之。义最浅而易见，然方极有力可用。

【主治】本方具有养阴润肺之效，主治久嗽肺燥之证。

【精解】本方出自《十药神书》，更似食补之法。取羊肺入诸药末炖食，肺气相通，故能直补肺阴；且柿霜、白蜜、花粉、真酥既能润肺又能培土生金，为滋补肺津妙药；苦杏仁功可降气止咳平喘。诸药并用，可收润肺之效。

琼玉膏

生地（一斤，汁）　　白蜜（一斤）　　人参（八两）　　云苓（十二两）

生地汁合白蜜入瓷瓶内，云苓、人参为末，和匀，放水中煮三昼夜，悬井中昼夜，取起，仍煮半日，白汤化服。为润利肺经之妙剂。

【主治】本方具有滋阴润肺、益气补脾的功效，主治虚痨肺痿之证。

【精解】本方出自《洪氏集验方·琼玉膏》。方中生地黄滋阴壮水为君；白蜜养肺润燥为臣；佐以人参、茯苓补脾益气，茯苓又能化痰，以消肺失输布所聚之痰；以米汤送服，顾护中州，培土生金。诸药相合，共奏滋阴润肺、益气补脾之功。

本方重用生地黄，合以人参、茯苓、白蜜同补肺脾肾三脏，有金水相生、补土培金之妙。选用膏剂，和缓治本，亦便于长期服用取效。

生脉散

人参（三钱）　麦门冬（三钱）　五味子（七粒）

人参生肺津，麦冬清肺火，五味敛肺气，合之酸甘化阴，以清润肺金，是清燥救肺汤之先声。

【主治】本方具有益气生津、敛阴止汗的功效，主治血证气阴两伤之证。

【精解】本方出自《医学启源·卷下》。本方主治暑热伤津耗气，气阴两伤之证，亦可用于久咳伤肺，气阴虚损之证。方中人参补益肺气而生津；麦冬养阴清肺而生津；五味子固表敛肺而生津。此三味，一补，一清，一敛，且都能生津，具有益气生津的作用，适用于气阴两伤之证。

保元汤

人参（三钱）　黄芪（三钱）　黑枣（三钱）　炙甘草（二钱）　煨姜（三片）

草与黑枣，大补中土，再加煨姜以温之，黄芪以鼓之，人参以滋之。总使土气冲和，上生肺金，肺阳布护，阴翳自消，一切寒怯虚悸之症自除。此为温补肺阳法，与上滋肺阴法，为一寒一热之对子。

【主治】本方具有补脾温肺的功效，主治肺阳不足之虚寒证。

【精解】全方重于补土，温运脾阳，以生肺金。方中人参滋补脾胃阴津，且阴中蕴阳，能腴润肺金、温补肺阳；黄芪、黑枣、炙甘草与煨姜，健运脾气，温补中州，益气血生化之源，甘温除大热。诸药合用，培土生金，使肺阳宣布，阴邪自消，适用于血证见形寒肢冷等阳虚证者。

六君子汤

人参（三钱）　白术（三钱）　云苓（三钱）　甘草（二钱）　陈皮（三钱）　半夏（三钱）

四君子，补胃和中，加陈皮、半夏以除痰气。肺之所以有痰饮者，皆胃中之水不行，故尔冲逆，治胃中即是治肺。

【主治】本方具有益气健脾、燥湿化痰的功效，主治脾虚湿盛之证。

【精解】本方出自《医学正传·呃逆》。方以四君子加陈皮、半夏而成，以益气健脾之品配伍燥湿化痰之药，补泻兼施，标本兼治。方中四君子汤益气健脾，脾气健运则气行湿化，以消痰源；半夏辛温而燥，为化湿痰之要药，并善降逆和胃止呕；陈皮既可调理气机以除胸脘痞闷，又能止呕以降胃气，还能燥湿化痰以消湿聚之痰，所谓"气顺而痰消"。

唐氏以六君子汤加木香、砂仁而成香砂六君子汤，温补脾阳，治血证后脾阳虚不能生血者，尤为对证。

天王补心丹

当归（三钱） 熟地黄（五钱） 生地黄（三钱） 远志（一钱） 人参（三钱） 丹参（三钱） 天门冬（三钱） 麦门冬（三钱） 元参（三钱） 桔梗（钱半） 酸枣仁（三钱） 柏子仁（三钱） 云茯苓（三钱） 五味子（一钱）

陈修园曰：心字篆文，只是一倒火耳。火不欲炎上，故以生、熟地补水，使水上交于心，以元参、丹参、二冬使火下交于肾，又佐参、苓以和心气，当归以生心血，枣仁以安心神，远志以宣其滞，五味以收其散，更假桔梗之浮为向导。心得所养，而何有健忘、怔忡、津液干枯、舌疮、秘结之苦哉。

【主治】本方具有滋阴清热、养血安神的功效，主治阴虚血少，神志不安之证。

【精解】本方证多由忧愁思虑太过，暗耗阴血，使心肾两亏，阴虚血少，虚火内扰所致。治宜滋阴清热，养血安神。方中生地黄、熟地黄并用，重于滋阴养血，壮水以制虚火，为君药。天冬、麦冬滋阴润燥，酸枣仁、柏子仁养心安神，当归补血养血，共助君药滋阴补血，并养心神，俱为臣药。人参补气以生血，且能安神益智；玄参滋阴降火；茯苓、远志养心安神；五味子敛心安神；丹参清心活血，合补血药使补而不滞，则心血易生；朱砂镇心安神，以治其标。以上俱为佐药。桔梗载药上行以使药力缓留于上部心经，为诸药向导，作使药。全方滋阴养血，补心安神，能使水火互济，因此可于血证补血阶段，补养心神，绝血证复发之虞。

朱砂安神丸

朱砂（一钱） 黄连（三钱） 生地（三钱） 当归（三钱） 甘草（二钱）

朱砂之重以镇怯；黄连之苦以清热；当归之辛以嘘血[1]；更取甘草之甘，以制黄连之太过；地黄之润，以助当归所不及。合之养血清火，安镇心神。怔忡、昏烦、不寐之症，可以治之。

【注释】

[1] 嘘血：温通行血。

【主治】本方具有镇心安神、清热养血之功效，主治心火亢盛，阴血不足证。

【精解】本方出自《内外伤辨惑论·饮食劳倦论》。本方适用心火亢盛，灼伤阴血者。方中朱砂甘寒质重，寒能清热，重可镇怯，镇、清兼用，治标之中又能治本，是为君药。黄连苦泻心火，以除烦热，为臣药。君、臣相伍，重镇以安神，清心以除烦，以收泻火安神之功。生地黄滋阴清热，当归补血，合生地黄滋补阴血以养心，俱为佐药。炙甘草调药和中，以防黄连之苦寒、朱砂之质重碍胃。诸药合用，共收镇心安神、养血清热之功。故本方可用于心火亢盛，阴血不足之证，辨证得当，对于血证之补益，可收奇效。

人参养荣汤

人参（三钱） 黄芪（三钱，炙） 白术（三钱） 甘草（钱半） 当归（三钱） 熟地（四钱） 大枣（三枚） 生姜（三片） 远志（一钱） 桂心（一钱） 陈皮（二钱） 白芍（三钱） 云苓（三钱） 五味子（一钱）

此方即中焦取汁，奉心化赤以为血之义。参、芪、术、草、大枣，大补中焦。中焦谷化则汁益生，故加陈皮以化谷。中焦水停则谷不化，故加姜、苓以别水。水谷既化，中焦之汁自生矣，再用归、地多汁以引其汁，凡系妇人催乳，用此足矣。若必令其奉心化血，则宜芍、味以敛之，使荣行脉中，而不外散；加桂心、远志启导心火，以助其化赤之令。补中者，开血之源也；导心者，化血之功也；敛脉者，成血之用也。此心火不足之治法，与炙甘草汤、建中汤相近。

【主治】本方具有益气补血、养心安神的功效，主治脾肺气虚，荣血不足之证。

【精解】本方出自《太平惠民和剂局方·治痼冷》。方中熟地黄、当归、白芍补血养阴；人参、黄芪、白术、茯苓、甘草补气益脾，且可生阳长阴，补气以生血；远志、五味子宁心安神；桂心能导诸药入营生血；桂心与远志相伍，又能启心之化赤之令，益血之生；陈皮理气，使诸药补而不滞。诸药组合成方，共成养血益气、宁心安神之剂，故可治疗气血不足、心神不宁诸证，可用于血证后续补益之法。

归脾汤

白术（三钱） 黄芪（三钱） 茯神（三钱） 人参（三钱） 远志（钱半） 木香（一钱） 甘草（二钱，炙） 枣仁（三钱） 当归（三钱） 桂圆（五枚，去壳）

心主生血，脾主统血。养荣汤以治心为主，归脾汤以治脾为主。心血生于脾，故养荣汤补脾以益心。脾土生于火，故归脾汤导心火以生脾。总使脾气充足，能摄血而不渗也。

【主治】本方具有益气补血、健脾养心之功效，主治心脾气血两虚证。

【精解】本方出自《正体类要·卷下》。本方证多因思虑过度，劳伤心脾，气血亏虚所致。脾胃为气血生化之源，方中人参、白术、黄芪、炙甘草甘温补脾益气，健旺中州，从气血之源施补；当归、桂圆（即龙眼肉）入心经，补血养心，心火足则脾土自暖，血自足也；茯苓、远志、酸枣仁宁心安神；木香辛香而散，理气醒脾，与大量益气健脾药配伍，复中焦运化之功，又能防大量益气补血药滋腻碍胃，使补而不滞，滋而不腻。诸药合用，共收健脾养心、益气补血之功。继血证止血、消瘀、宁血之后，见健忘怔忡、惊悸盗汗、少食懒言等气血虚证，宜以此方补养心血，健运脾气，使气复而血生。

养真汤

人参（三钱） 白术（三钱） 云苓（三钱） 甘草（钱半） 山药（三钱） 莲米（三钱） 麦冬（三钱） 五味（八分） 黄芪（三钱） 白芍（三钱）

煎去头煎，只服二三煎。取燥气尽去，遂成甘淡之味。盖土本无味，无味即为淡，淡即土之正味也。此方取淡以养脾，深得其旨。

【主治】本方具有补脾养阴的功效，主治脾阴虚证。

【精解】本方出自《慎柔五书》，亦名慎柔养真汤。其煎服法为水煎服，去头煎，取二三煎服之，即为取其甘淡之性。其中人参、白术、茯苓、甘草健脾益气；山药、莲米养脾阴；白芍、麦冬、五味子敛阴生津。全方功在补气健脾，益气养阴，燥润相济。

小建中汤

桂枝（三钱） 白芍（四钱） 甘草（二钱） 红枣（三枚） 生姜（三片） 饴糖（一两）

虚劳里急诸不足者，五脏阴精阳气俱不足也。故用姜、桂辛温以生阳，用芍、饴酸甘以生阴，大枣、甘草纯甘以补中，使中宫创建，则阳气化而上行，阴气化而下降。细按此方，乃健胃滋脾，以阳生阴之法。归脾汤从此方重浊处套出，补中汤从此方轻清处套出。

【主治】本方具有温中补虚、和里缓急的功效，主治中焦虚寒，肝脾不和证。

【精解】本方出自《伤寒论·辨太阳病脉证并治》。本方即桂枝汤倍用芍药加饴糖组成。方用桂枝汤调和脾胃阴阳，倍用芍药以增强补益营血，缓解里急之功，加饴糖温养脾胃。其中桂枝、生姜辛甘化阳，以温脾阳；芍药与饴糖酸甘化阴，以养胃阴。方中除芍药外，其他药物均为甘温之品，故本方侧重甘温建中，扶阳而益阴，使阴阳协调，气血调和，故名"建中"。脾胃居中焦，为气血营卫之化源，是后天之本，中气建立，则气血生化充足，五脏皆得气血所养，故诸虚损疾病皆可得治。

正元汤

人参（附子汁煮）　黄芪（川芎酒煮）　山药（干姜煮）　白术（陈皮煎）　云苓（肉桂煮）　甘草（乌药煮，各等分）

六药为末，盐汤下。取火烈之品，法平和之药。雄烈之味既去，诚为温补少火之驯剂[1]。

【注释】

[1] 驯剂：温和之剂，因方中不用姜、附等大热之品，故名之。

【主治】本方具有温补少火之功效，主治命门火衰证。

【精解】本方为温补之剂，实为把"熊烈之味"蕴于"平和之药"中，具有调和气血、温补少火之效。方中人参、黄芪、山药、白术、云茯苓、甘草乃平药，而附子、干姜、肉桂等为烈火之品。因此唐氏提出，烈药之味较为雄烈，通过组合温和的药物，可以平衡方药的作用效果，使得药物成为一种"温顺"之平剂。

白凤膏

黑嘴白鸭（一只）　大枣（一升）　苍术　陈皮　厚朴　甘草（各三两）

上四味为末，纳枣内，入鸭腹中，陈酒煮烂，食鸭肉。将枣阴干，随用参汤、白汤化服。鸭乃血肉之品，其性滋阴，酒为五谷之精，其性和阳。合诸药养脾胃，大收纯和之效。

【主治】本方具有复真元、滋养脾胃之功效，主治脾胃虚弱证。

【精解】本方所治劳证，为肺肾阴虚，精血亏损，而又元气极虚，脾胃不和所致。方中黑嘴白鸭为君，先取其血饮之，宜人肺经，润补其肺；继取其肉食之，补肺肾，益精髓，退骨蒸，化虚痰，止咳嗽。虚劳又急须补元气，益脾胃，故用人参为臣；更用平胃散为佐，取其消导和中，使鸭肉、大枣补而不腻，有补中寓消之义。

桂枝甘草龙骨牡蛎汤

桂枝（三钱）　甘草（二钱）　龙骨（三钱）　牡蛎（三钱）

肝寒魂怯，用辛温镇补之品，以扶肝而敛魂。心阳上越，肾阳下泄，此方皆可用之。

【主治】本方具有扶肝敛魂、交通心肾的功效，主治心阳虚烦躁证。

【精解】本方出自《伤寒论·辨太阳病脉证并治》，乃是桂枝甘草汤合龙骨牡蛎汤之合方。方中桂枝即可温心阳，又能温通血脉以畅血行，乃为君药。臣以甘草，既可补心气，合桂枝辛甘化阳，温补并行，又可健脾气，使气血生化有源。龙骨、牡蛎重镇潜阳，安神定悸，令神志安则烦躁解，为佐药。四药合力，阳气得复，心神得安，血行得畅，则诸症悉除。

滑氏补肝散

枣仁（三钱）　熟地（四钱）　白术（三钱）　当归（三钱）　山茱萸（三钱）　山药（三钱）　川芎（一钱）　木瓜（一钱）　独活（一钱）　五味子（五分）

肝体阴而用阳，此以酸甘补肝体，以辛甘补肝用。加独活者，假风药以张其气也。欲其气之鼓荡者，则用独活；欲其气之温敛者，则用巴戟；欲其气之清平者，则用桑寄生；欲其气之疏达者，则用柴胡、白头翁。诸药皆治风之品，轻重不同，在人用之得宜。

【主治】本方具有补肝肾、益气血的功效，主治肝肾气血亏损证。

【精解】本方出自《证治准绳·类方》卷四引滑氏方。方剂配伍按照"肝体阴而用阳"的原则，通过酸甘和辛甘相结合，用酸甘补肝体、辛甘补肝用，以达到治疗风的目的。方中加独活的目的是引药入肝，养而兼疏，顺应肝之条达之性；加巴戟天，取其酸敛收涩之性；加柴胡、白头翁，取其疏通畅达之性。另外，根据使用目的，可以调整单味药的用量和配比，使用得当，则可以最大程度发挥药物功效，从而达到治疗效果。

炙甘草汤 一名复脉汤

人参（二钱）　地黄（二两六钱）　麦冬（八钱）　阿胶（二钱）　芝麻（五钱）　炙草（四钱）　大枣（三枚）　桂枝（三钱）　生姜（三钱）　清酒[1]（一两）

此方为补血之大剂。乡先辈杨西山言，此方极戒加减，惜未能言明其义。余按此方，即中焦受气取汁，变化而赤，是为血之义。姜、枣、参、草，中焦取汁。桂枝入心化气，变化而赤。然桂性辛烈，能伤血，故重使生地、麦冬、芝麻以清润之，使桂枝雄烈之气，变为柔和，生血而不伤血。又得阿胶潜伏血脉，使输于血海，下藏于肝。合观此方，生血之源，导血之流，真补血之第一方，未可轻议加减也。时方养荣汤，亦从此套出。第养荣汤较温，此方多用生地、麦冬，则变为平剂，专滋生血脉。若催乳则无须桂枝。若去桂加枣仁、远志，则更不辛烈。若加丹皮、桃仁，则能清心化血。加山栀，又是清心凉血之剂。加五味，则兼敛肺金。此虽加减，而仍不失仲景遗意，又何不可。

【注释】

[1] 清酒：指陈米酒，冬酿夏成，久而酒清，故名清酒。

【主治】本方具有滋阴养血、补气温阳、宁心复脉的功效，主治阴血不足，阳气虚弱证。

【精解】本方出自《伤寒论·辨太阳病脉证并治》。因本方具有宁心复脉的作用，又称为"复脉汤"。方中姜、枣、参、草大补中焦，以生化血之源；桂枝可助心阳变化而赤是为血；麦冬、生地黄滋阴养血；阿胶引入血海，下藏于肝。以上诸药既可生血之源，又可导血之流，共助补血之功。此外，若见其他疾病，可在本方基础上辨证加减，例如加桃仁、牡丹皮、栀子等药可清心凉血，加五味子可收敛固涩等。

大补阴丸

熟地（八钱）　知母（三钱）　黄柏（三钱）　龟板（四钱）

苦寒之品，能大伐生气，亦能大培生气。盖阴虚火旺者，非此不足以泻火滋阴。夫人之生气，根于肾中，此气全赖水阴含之。若水阴不足，则阳气亢烈，烦逆痿热。方用知、柏折其亢，龟板潜其阳，熟地滋其阴。阴足阳秘，而生气不泄矣。

【主治】本方具有滋阴降火的功效，主治阴虚火旺证。

【精解】本方出自《丹溪心法·补损》。方中熟地黄滋阴，龟板潜阳，而黄柏苦寒，坚真阴而制相火。知母苦寒，下润肾燥而滋阴，上清肺金而泻火。黄柏、知母相须为用，能平相火而保真阴，有金水相生之妙。

四物汤 为生血和血之通剂

生地（四钱）　白芍（三钱）　川芎（二钱）　当归（三钱）

【主治】本方具有补血调血的功效，主治血虚证。

【精解】本方出自《仙授理伤续断秘方》。方中生地黄为滋阴补血之要药；当归补血养肝，和血调经；白芍养血柔肝，和营止痛；川芎可活血行气。其中熟地黄、白芍为血中之阴药，当归、川芎为血中之阳药，四药相合，有补而不滞、行而不伤之效。全方补中有散，散中有收，因此唐氏称此方为"生血和血之通剂"。

四君子汤

人参（三钱）　白术（四钱）　云苓（四钱）　甘草（二钱）

【主治】本方具有益气健脾的功效，主治脾胃气虚证。

【精解】本方出自《太平惠民和剂局方·论诸气证候》，为治疗脾胃气虚证的基础方，后世众多补脾益气方剂多从此方化裁。方中人参大补脾胃之气；

辅以白术、茯苓健脾益气，兼以祛湿，使湿去脾自健；甘草益气和中。四药皆为甘温和缓之品，秉中和之气，故以"君子"为名。

异功散

即四君汤，加陈皮二钱。

【主治】本方具有补气健脾、行气化滞的功效，主治脾虚气滞证。

【精解】异功散是在四君子汤的基础上加入了陈皮。四君子汤是一种常用的补气健脾方，主要成分包括人参、白术、茯苓和甘草；而陈皮则具有行气化痰、开胃健脾的功效。异功散主治脾虚气滞证，常见腹胀、食欲不振、大便稀溏等。此汤剂能够调和脾胃，促进气血运行，缓解脾气虚弱、气滞不畅等问题。

八珍汤

即上二方合用也。气血双补之平剂。

【主治】本方具有益气补血的功效，主治气血两虚证。

【精解】八珍汤是一种气血双补方，由四物汤和四君子汤合方而成。本方适用于气血两虚之人，有补益气血、调和脾胃之效。

十全大补汤

即八珍汤，加黄芪、肉桂。为温补气血之大剂。

【主治】本方具有补气养血的功效，主治气血两虚证。

【精解】本方为八珍汤加黄芪、肉桂所组成。方中四君子补气，四物补血，更与补气之黄芪和温补之肉桂组合，则补益气血之功更著，因药性偏温，以气血两亏而偏于虚寒者为宜。

当归补血汤

黄芪（一两）　当归（五钱）

此方以气统血，气行则血行。外充皮肤，则盗汗、身热自除，内摄脾元，则下血、崩漏能止。

【主治】本方具有补气生血的功效，主治血虚发热证。

【精解】方中重用黄芪，用量重于当归。其意有二：重用黄芪补气以固肌表，即"有形之血不能速生，无形之气所当急固"之理，此其一；有形之血生于无形之气，故用黄芪大补脾肺之气，以资化源，使气旺血生，此其二。配以少量当归以养血和营，则浮阳秘敛，阳生阴长，气旺血生，而虚热自退。

柴胡清骨散

柴胡（三钱）　青蒿（三钱）　秦艽（三钱）　白芍（三钱）　丹皮（三钱）　地骨皮（三钱）　鳖甲（三钱）　知母（二钱）　黄芩（二钱）　甘草（一钱）　童便（少许）　胡黄

连（一钱）

肝为藏血之脏，又司相火，血足则火温而不烈，游行三焦，达于腠理，莫不得其温养之功。若血虚火旺，内则烦渴淋闭，外则骨蒸汗出，皆肝经相火之为病也。方用骨皮、知母、枯芩、胡黄连、童便大清相火；而又恐外有所郁，则火不能清也，故用柴胡、青蒿、秦艽以达其郁；又恐内有所结，则火不能清也，故用白芍、丹皮、鳖甲，以破其结；佐甘草一味以和诸药。务使肝经之郁结解，而相火清，较逍遥散更优。

【主治】本方具有泻火疏肝、养阴清热的功效，主治肝血虚火旺证。

【精解】本方出自《医宗金鉴·瘰疬治法》。肝主藏血，内寄相火，若肝血虚火旺，表现于内则烦渴淋闭，表现在外则骨蒸汗出，皆肝经相火之为病也。其中地骨皮、知母、黄芩、胡黄连、童便大清相火；柴胡、青蒿、秦艽可舒达外郁；白芍、牡丹皮、鳖甲可破其内结。诸药合用，共奏清火之功，为泻火疏肝、养阴清热之良方。

保命生地散

生地（五钱）　熟地（三钱）　枸杞（三钱）　地骨皮（三钱）　黄芪（四钱）　白芍（三钱）　甘草（二钱）　黄芩（二钱）　天门冬（三钱）

方取黄芪、甘草入脾统血，余药清润肺肾，以治血之源流。或血止后，用此调养亦宜。

【主治】本方具有滋阴养血的功效，主治血虚阴亏证。

【精解】本方出自《素问病机气宜保命集·妇人胎产论》。方中黄芪、甘草补脾气以统血，黄芩泻火解毒，地骨皮凉血除蒸，清肺降火，熟地黄补血滋阴，枸杞滋补肝肾。诸药合用，共奏滋阴养血之功。此外，本方亦可作为血止后调养之方。

猪苓汤

猪苓（三钱）　泽泻（三钱）　云苓（三钱）　滑石（三钱）　阿胶（三钱）

此方专主滋阴利水。凡肾经阴虚，水泛为痰者，用之立效。取阿胶润燥，滑石清热，合诸药皆滋降之品，以成其祛痰之功。痰之根源于肾，制肺者治其标，治肾者治其本。

【主治】本方具有利水渗湿、清热养阴的功效，主治阴虚水热互结证。

【精解】本方出自《伤寒论·辨阳明病脉证并治》。方中以猪苓、茯苓渗湿利水为君；滑石、泽泻通利小便，泄热于下为臣。君臣相配，既能分消水气，又可疏泄热邪，使水热不致互结。更以阿胶滋阴为佐，滋养内亏之阴液。诸药合用，利水而不伤阴，滋阴而不恋邪，使水气去，邪热清，阴液复而诸症自除。

导赤散

生地黄（四钱）　木通（二钱）　甘草梢（三钱）　竹叶心（三钱）

季楚重曰：泻心汤用黄连，所以治实邪，责木之有余，泻子以清母也。导赤散用地黄，所以治虚邪，责水之不足，壮水以治火也。

【主治】本方具有清心、利水、养阴的功效，主治心经阴虚火旺证。

【精解】本方出自《小儿药证直诀·导赤散》。本方与泻心汤有异，实为通过壮水以治火，治疗虚火之证。方中生地黄既能清热凉血，又兼能滋阴润燥；木通、竹叶清心降火，利水通淋；甘草梢行气解毒；竹叶心能清热利水。诸药相合，可做到利水而不伤阴。

麻黄人参芍药汤

麻黄（一钱）　桂枝（三钱）　黄芪（三钱）　人参（三钱）　炙草（一钱）　当归（三钱）　白芍（三钱）　麦冬（三钱）　五味子（一钱）

麻黄、桂枝从外发表，黄芪、草、参从内托里，使内犯之邪，皆从外出，自不至乘阴而吐衄矣。然既乱之血，又不可以不治也，故用当归、白芍以和之，麦冬、五味以清之。又按：麻、桂力能发表，表解而血自止，是善用麻、桂之功，非麻、桂自能止血也。况仲景于吐血、衄血，皆忌发汗，用此方者，须审其的由外感，非此不解，然后一投即应。设忌发汗而反汗之，又误用麻、桂之过，麻、桂亦不任咎也。

【主治】本方具有解表散寒、益气养血的功效，主治气血亏虚，外感风寒证。

【精解】本方出自《脾胃论·调理脾胃治验治法用药若不明升降浮沉差互反损论》。《灵枢·营卫生会》言："夺汗者无血，夺血者无汗。"方中麻黄、桂枝解表以宣散外入之寒邪；人参、黄芪、甘草补益脾肺，固卫实表；当归、白芍养血敛阴止血；五味子、麦冬养阴生津，收敛肺阴。全方组合，外能散表寒而固卫气，内能润肺生津，养阴而清虚热以止咳血，具有调和阴阳、气血，协调肺脾之功效。本方尤妙在麻黄、桂枝之辛温宣散，入于补气血、养阴液之品中，既能散补兼施，又可使麻黄、桂枝不致宣散太过，既使寒邪有向外宣散之机，又固液敛阴而收止血之效。此方既扶正又解表，既养血又止血，不仅可治气阴两虚外感风寒，亦可治疗体质虚弱，虚热内蕴，外受寒邪的咳血。

止嗽散

桔梗（三钱）　荆芥（三钱）　广紫菀（三钱）　广百部（三钱）　白前（三钱）　陈皮（三钱）　甘草（一钱）

普明子制此方，并论注其妙，而未明指药之治法。余因即其注而增损之。曰：肺体属金，畏火者也，遇热则咳，用紫菀、百部以清热；金性刚燥，恶冷者也，遇寒则咳，用白前、陈皮以治寒；且肺为娇脏，外主皮毛，最易受邪，不行表散，则邪气流连而不解，故用荆芥以散表。肺有二窍，一在鼻，一在喉，鼻窍贵开而不贵闭，喉窍贵闭不贵开。今鼻窍不通，则喉窍启而为咳，故用桔梗以开鼻窍。此方温润和平，不寒不热，肺气安宁。

【主治】本方具有止嗽化痰、宣肺解表的功效，主治外感咳嗽证。

【精解】本方出自《医学心悟·虚劳》。程氏言："本方温润和平，不寒不热，既无攻击过当之虞，大有启门驱贼之势，是以客邪易散，肺气安宁，宜其投之有效欤！"本方长于止咳。肺属金，其性畏火，取紫菀、百部清热之效以止咳；肺金性刚燥，遇寒亦咳，用白前、陈皮以燥湿化痰；又因肺为娇脏，外主皮毛，最易受邪，故用荆芥祛风解表；肺开窍于鼻，桔梗可宣肺开窍；甘草调和诸药。七味相配，共奏止嗽化痰，宣肺解表之功。

千金麦门冬汤

麦冬（三钱）　桔梗（二钱）　桑皮（三钱）　半夏（二钱）　生地（三钱）　紫菀（三钱）　竹茹（三钱）　麻黄（一钱）　五味（一钱）　生姜（三片）　甘草（一钱）

风寒客于肺中，引痰生火，故用桔梗、桑皮、半夏、生姜，以利除痰饮，用生地、紫菀、竹茹、麦冬、五味，以清敛火气。然陈寒不除，则痰火旋去而旋生，故以麻黄一味，搜剔陈寒。惟甘草则取调诸药而已。凡寒中包火，火中伏寒，皆能治之。

【主治】本方具有止嗽化痰、宣肺解表的功效，主治外感风寒，内有痰火证。

【精解】风寒客于肺，可生痰化火。方中桔梗、桑皮、半夏、生姜可化痰饮；生地黄、紫菀、竹茹、麦冬、五味子清火气。又因陈寒不去，痰火难除，即加麻黄一味散寒邪。本方祛寒而不辛燥伤阴，清热而不滋腻滞邪，敛中寓散，降中有宣，润中兼燥，共奏调气滋阴、化痰止咳之效，多用于治疗寒热痰饮错杂证。

柴胡梅连散

柴胡（三钱）　人参（三钱）　黄芩（三钱）　甘草（一钱）　黄连（一钱）　白芍（三钱）　当归（三钱）

柴胡汤、逍遥散，各半成方，而重在黄连一味，较二方尤擅清火之功。心者肝之子，黄连泻心，实则泻其子。

【主治】本方具有清泻心肝之火的功效，主治肝火犯肺证。

【精解】本方乃柴胡汤、逍遥散之合方，适用于肝胆湿热，热毒内盛所导致的口苦、口干、目赤、头痛、咽喉肿痛等证候。其中黄连乃本方之重，具有清心火之功，心为肝之子，本方实为通过泻心火以达清肝火之效。

甘桔汤

甘草（三钱）　桔梗（三钱）

【主治】本方具有宣肺祛痰、排脓解毒的功效，主治肺痈溃脓期等证。

【精解】方中甘草具有清热解毒、润肺止咳和调和药性之功效，可以缓解肺之喘嗽、肺中脓痰等问题；桔梗则为常用的祛痰药，能够宣肺化痰，清热解毒。甘桔汤中两药组合，共奏解毒排脓、宣肺祛痰之效。

葶苈大枣泻肺汤

葶苈（炒香，捣，三钱）　大枣（擘破，五枚）

先圣用药，泻必兼补，故无弊，即如此两方。桔梗以开达肺气，凡咽痛、肺痈排脓，皆主用之。而必君以甘草，以土生金，助其开达之势。葶苈苦寒，力能降泄肺中之气。火热壅肺，水饮冲肺，皆能随其实而泻之，而必君以大枣，使邪去而正不伤。得此意者，可知配合之义。

【主治】本方具有泻肺祛痰、利水平喘的功效，主治痰涎壅盛之肺痈。

【精解】本方出自《金匮要略·肺痿肺痈咳嗽上气病脉证治》，补泻兼施，临证无弊。其中葶苈子降泄肺气，开结利水，使肺气通利，痰水俱下，如此则喘可平、肿可退。但又恐其性猛力峻，遂佐甘温安中之大枣以缓和药力，从而做到祛邪而不伤正。

保和丸

知母（三钱）　贝母（三钱）　天门冬（三钱）　款冬花（三钱）　天花粉（三钱）　薏苡仁（三钱）　五味子（一钱）　甘草（一钱）　马兜铃（三钱）　生地黄（三钱）　紫菀（三钱）　百合（三钱）　阿胶（三钱）　当归（三钱）　紫苏（二钱）　薄荷（一钱）　百部（三钱）　饴糖（二两）　生姜（三钱）

此方药味虽多，而实以润肺清火为主，凡是虚劳咳血，皆肺中阴津不足，火热乘之使然。火壅于内，则皮毛固闭，洒淅而恶寒，易招外感。火盛则水津凝滞，胶结为痰，而气愈不得息，痰咳所以不愈也。方用饴、胶、地、归、百合、百部、甘草、紫菀、花粉、款冬，大生津液以润肺。五味、天冬、知母，以清肺火。犹恐外寒闭之，则火郁而不清，故佐以姜、苏、薄荷，以疏解其郁。痰饮滞之，则火阻而不降，故用贝母、苡仁以导利其滞。郁解滞行，火清肺润，咳嗽愈而痿燥除。无论寒久变火，火郁似寒，诸证皆能治之。《十药神书》载此方加减甚详。余谓此方药味已多，如再加减，便杂而无功，对证之方甚伙，何须执此一方，苦苦加减，便欲医尽诸病耶？为末，饴糖丸服。

【主治】本方具有润肺清火的功效，主治肺阴虚火旺型咳血。

【精解】本方主要用于治疗肺燥咳嗽、虚劳咳血等。方中五味子、天冬和知母可清肺火，又佐以生姜、紫苑和薄荷等疏解痰饮，此外还有贝母、薏苡仁导利滞气。本方对于阴虚燥咳证十分有效。

泻肺丸

瓜蒌霜（三钱）　贝母（三钱）　半夏（三钱）　郁金（二钱）　葶苈（三钱，炒）　杏仁（三钱）　黄连（二钱）　黄芩（三钱）　大黄（钱半）　甘草（一钱）

肺部痰火血气壅滞不降，用此方解泄破下，力量最大。是从人参泻肺汤、葶苈大枣、半夏泻心、小结胸等汤，割取而成，又加郁金，大破血分。药虽猛峻，然果遇实证，非此不克。

【主治】本方具有清泻肺火的功效，主治肺中痰饮实热，气逆咳血之证。

【精解】本方出自《医宗金鉴》。本方乃人参泻肺汤、葶苈大枣泻肺汤、半夏泻心汤、小结胸汤等方剂加减而成，又加入郁金，可奏行气化瘀之效。

消化丸

礞石（三钱，煅）　明矾（二钱）　牙皂（一钱）　云苓（三钱）　陈皮（一钱）　枳壳（一钱）　枳实（一钱）　南星（一钱，生）　沉香（一钱）　半夏（一钱，生）　薄荷（一钱）　黄芩（二钱）　神曲（二钱）　姜汁（一钱）　饴糖（三钱）

为末，神曲、姜汁为丸。卧时饴糖拌吞，仰卧则药流入肺，去痰除根。痰即水也，寒郁之，气阻之，火凝之，是以胶黏潮溢而不能去也。此方以燥、降、坠、利、去水为主，而用薄荷以散寒，用黄芩以清火，尤妙。明矾入浊水而能清，牙皂入污垢而能去，二物合用，为涤除痰涎之妙品。诸药猛峻，故用饴糖以缓之。葛可久法，服后即服太平丸以补之。可知泻实，亦宜补虚。然遇实证，慎毋畏而不用也。

【主治】本方具有清热涤痰的功效，主治痰火壅盛证。

【精解】本方主要用于治疗痰涎过多的病证。方中明矾和牙皂可以清除污垢，云苓和陈皮可以利水，薄荷可以散寒，黄芩可以清火。诸药相合，可以达到清热涤痰的效果。此外，方中药材比较猛峻，可用饴糖来缓和其作用。同时需要注意的是，遇实证当详审病机，不可因方峻猛而废用。

太平丸

天门冬（二钱）　麦门冬（二钱）　款冬花（二钱）　知母（二钱）　杏仁（二

钱）　熟地黄（三钱）　生地黄（三钱）　川黄连（一钱）　当归（三钱）　阿胶（二钱，蛤粉炒）　蒲黄（二钱）　京墨（五分）　桔梗（二钱）　薄荷（一钱）　麝香（少许）

炼蜜为丸弹子大。食后，薄荷汤化下一丸。义取润肺清金，豁痰止血。诸药显而易见，惟黄连一味，是泻心之药，心者肺之贼，泻心即是清肺，乃隔治之法。麝香一味，是透窍之药，肺者气之窍，通窍即所以安肺，是从治法。仲景《金匮》，亦有上焦得通，津液得下之语。盖上焦通，则津液不凝为痰，下降而火亦随降。葛可久制方，原未证诸仲景，而其义有可通，故引证之。第此方治肺，取滋利宣通，上焦虚枯、滞涩者皆宜，若下焦阴虚则大不宜。盖下焦之病宜敛藏，用宣通法，又其所忌。

【主治】本方具有润肺清金、豁痰止血的功效，主治阴虚肺燥，痰黏咳血证。

【精解】方中黄连泻心火，麝香通上窍。心者肺之贼，泻心即是清肺，肺为气之窍，通窍即为安肺，又有上焦得通，津液得下之意。本方适用于上焦虚枯滞涩者，可宣通润肺。下焦阴虚者，应用敛藏之法，本方不宜。

二陈汤

半夏（三钱）　陈皮（三钱）　茯苓（三钱）　甘草（二钱）

此方为去除痰饮之通剂。痰之本，水也，茯苓治水，以治其本；痰之动，湿也，茯苓渗湿，以镇其动。其余半夏降逆，陈皮顺气，甘草调中，皆取之以为茯苓之佐使耳。故仲景书，凡痰多者，俱加茯苓，呕者，俱加半夏。今人不穷古训，以半夏为去痰专品，不知半夏非不去痰，而辛降之气最甚，究属降气之主。故凡用药，不可失其真面也。

【主治】本方具有燥湿化痰、理气和中的功效，为治疗痰饮之通剂。

【精解】本方出自《太平惠民和剂局方》。原方用橘红，后人改为橘皮。原方有乌梅、生姜，后人多不用。陈皮、半夏均以陈久为好，可使药性更为平和，故称之为二陈汤。唐容川以仲景书治痰用茯苓为依据，认为茯苓为主药，半夏、陈皮、甘草皆为佐使之药。此外，唐氏认为半夏降逆之效尤显。临床治疗痰饮多用二陈汤随证加减，效果显著。

紫菀散

紫菀（三钱）　人参（二钱）　知母（二钱）　贝母（二钱）　桔梗（二钱）　茯苓（三钱）　阿胶（二钱）　五味（一钱）　甘草（一钱）

肺痿咳痰，取参、草、胶、菀，以滋补肺阴，又用知母以清其火，五味以敛其气，桔梗、贝母、茯苓，以利其痰。火、气、痰三者俱顺，则肺愈受其益。此较保和汤、救肺汤，又在不清不浊之间，用方者随宜择取。

【主治】本方具有养阴润肺、化痰止咳的功效，主治肺虚咳嗽及肺痿咳痰证。

【精解】本方出自《卫生宝鉴》。其中人参、甘草、阿胶、紫菀行滋补肺阴之效，知母滋阴泻火，五味子敛气止咳，桔梗、贝母、茯苓化痰以止咳。如此，火、气、痰三者皆治，则肺疾向愈。

礞石滚痰丸

礞石（三钱） 黄芩（三钱） 大黄（三钱） 沉香（三钱）

痰者，水之所结也。肺胃火盛，煎灼其水，则凝而为痰，与饮同主于水。而饮则动于寒，故清而不稠，痰则熬以火，故黏而难下。王隐君制此方，用黄芩清肺中无形之火，用大黄泻胃中实积之火，此治痰先清火，所以治其源也。然痰本水湿所成，故佐以礞石之悍燥以除水。痰之所留，气即阻而不利，故用沉香以速降之。二黄得礞石、沉香，则能迅扫直攻老痰巢穴，浊垢之处，而不少留，此滚痰之所由名也。为末，水丸，姜汤下，仰卧，忌饮食半日。若喉间黏壅，乃病药相拒，少顷药力到自愈。方虽猛峻，然顽痰变见诸怪证，非此不治。

【主治】本方具有泻火逐痰的功效，主治实热老痰。

【精解】本方出自王隐君《养生主论》。方用苦寒之黄芩以泻火，消除痰火之源，清肺中无形之火；大黄荡涤实热，清胃中实积之火，开痰火下行之路；痰之源头为水湿，用礞石除痰下气，兼可平肝镇惊，为治顽痰之要药；沉香降逆下气，即治痰必先顺气之法。方中大黄、黄芩用量独重，既清上热之火，又开下行之路，有正本清源之意。

旋覆代赭石汤

人参（三钱） 甘草（二钱） 半夏（三钱） 生姜（三钱） 大枣（五枚） 赭石（三钱，煅） 旋覆花（三钱，炙）

此方治哕呃，人皆知之，而不知呃有数端，胃绝而呃不与焉。一火呃，宜用承气汤；一寒呃，宜理中汤加丁香、柿蒂；一瘀血滞呃，宜大柴胡加桃仁、丹皮。此方乃治痰饮作呃之剂，与诸呃有异，不得见呃即用此汤也。方取参、草、大枣以补中，而用生姜、旋覆以去痰饮，用半夏、赭石以镇逆气。中气旺，则痰饮自消，痰饮清，则气顺，气顺则呃止。治病者，贵求其本，斯方有效，不为古人所瞒。兼火者，可加寸冬、枯芩；兼寒者，可加丁香、柿蒂；痰多者，加茯苓。盖既得其真面，然后可议加减。

【主治】本方具有益气和胃、化痰降逆的功效，主治胃虚痰阻气逆之证。

【精解】本方出自《伤寒论·辨太阳病脉证并治》。谈及呃逆，火呃可用承气汤，寒呃宜理中汤加减，瘀血滞呃宜大柴胡汤加减。本方乃治痰饮作呃之剂，与以上诸呃有异，不能随意使用此方。本方证因胃气虚弱，痰浊内阻所致，多表现为胃脘痞闷胀满，频频嗳气，甚或呕吐、呃逆等。方中旋覆花性温，可下气消痰，降逆止呃，为君药；臣以代赭石质重而沉降，有平冲降逆之效；佐以生姜温胃化饮，降逆止呕；半夏辛温，祛痰散结，降逆和胃；人参、炙甘草、大枣益脾胃，补中气。诸药合用，共成降逆化痰、益气和胃之剂，使痰涎得消，逆气得平，中虚得复，则心下之痞硬除而噫气、呕呃可止。

温胆汤

半夏（三钱） 云苓（三钱） 陈皮（二钱） 甘草（钱半） 竹茹（三钱） 枳壳（钱半）

二陈汤为安胃祛痰之剂。竹茹以清膈上之火，加枳壳以利膈上之气。总求痰气顺利，而胆自宁。温之实清之也，用治痰气呕逆为宜。

【主治】本方具有理气化痰、和胃利胆的功效，主治胆郁痰扰证。

【精解】本方出自《三因极一病证方论·虚烦证治》，为二陈汤加竹茹、枳壳化裁而成。二陈汤为和胃祛痰之剂，竹茹清膈上之火，枳壳利膈上之气。胃气和降则胆郁得舒，痰浊得去则胆无邪扰，如是则复其宁谧，诸症自愈。

真武汤

白术（三钱） 茯苓（三钱） 白芍（三钱） 生姜（三钱） 附子（炮，三钱）

水饮者，肾之所主也。肾阳化水，则水下行而不泛上，故用附子入肾补阳，以为镇管水气之主。制水者，土也，用苓、术以防之。白芍苦降，从其类以泻之。生姜辛散，循其末而宣之。合之宣泻防制，水有所宰，而自不动矣。故取此方真武水神以名汤。

【主治】本方具有温阳利水之功效，主治脾肾阳虚等证。

【精解】本方出自《伤寒论·辨少阴病脉证并治》。本方为治疗脾肾阳虚，水湿泛溢的基础方。盖水之制在脾，水之主在肾，脾阳虚则湿难化，肾阳虚则水不化气而致水湿内停。《伤寒明理论·真武汤方》言："真武，北方水神也，而属肾，用于治水焉。"本方温肾行水之功犹如真武之神，故名真武汤。方中附子温肾阳以化气，茯苓、白术燥湿健脾以制水，佐以生姜之温散，既助附子温阳散寒，又合苓、术宣散水湿，又加白芍一味，有"利小便以行水"之意，还可防止附子燥热伤阴，全方共奏温阳利水之效。

苓桂术甘汤

茯苓（五钱） 桂枝（三钱） 白术（五钱） 甘草（三钱，炙）

甘草、白术填中宫以塞水，茯苓以利之，桂枝以化之，水不停而饮自除，治水气凌心大效。盖桂枝补心火，使下交于肾；茯苓利肾水，使不上凌心。其实茯苓是脾药，土能治水，则水不克火也；桂枝是肝药，化水者肝，为肾之子，实则泻其子，而肝又主疏泄，故有化水气之功。补心火者，虚则补其母，肝为心火之母，而桂又色赤入心也，发汗亦用桂枝，借木气之温，以散布外达也，其降冲逆，亦用桂枝者，以冲脉下属于肝，内通于肾，桂枝温肝气以引之，化肾水以泄之，凡下焦寒水攻发，冲阳上浮者，往往佐苓、夏以收功。须知桂枝其色赤，其气温，纯得水火之气，助火化水是其所长。如无寒水，而用之发热动血，阳盛则毙，仲景已有明戒，不可不凛[1]，失血之家，尤宜慎用。或曰，仲景炙甘草汤，是补血药，而亦未尝忌用桂枝，何也？曰：此正仲景慎于用桂枝处，方义以中焦取汁，变赤为血，不得不用桂枝，助心火以化赤。然即恐桂枝伤血，故用桂极少，而用麦冬、地黄极多，以柔济刚，用桂而能制桂。仲景如此之慎，可知失血家，不可轻用桂也。

【注释】

[1]凛：遵照。

【主治】本方具有温阳化饮、健脾利湿的功效，主治中阳不足之痰饮证。

【精解】本方出自《伤寒论·辨太阳病脉证并治》。本方所治之痰饮病，乃中阳不足，脾运失职，气不化水，聚湿而成，故治宜温化利水。方中茯苓淡渗利湿健脾；桂枝温阳降逆，并助茯苓气化以行水；白术健脾燥湿，使中焦健运，则水湿自除；炙甘草健脾补中，调和诸药。

二加龙骨汤

龙骨（三钱，煅） 牡蛎（三钱，煅） 白薇（三钱） 附子（钱半，炮） 白芍（三钱） 甘草（一钱） 大枣（三枚） 生姜（三片）

此方乃清散上焦，温补下焦之药。方用甘、枣从中宫以运上下；姜、薇清散，使上焦之火不郁；附、芍、龙、牡温敛，使下焦之火归根。合观其方，以温为正治，以清为反佐。真寒假热，虚阳上浮为对证。陈修园极赞其妙，今人不察，往往误用，惜哉。

【主治】本方具有清散上焦、温补下焦的功效，主治真寒假热，虚阳上浮证。

【精解】本方出自《小品方·治梦泄诸失精众方》。方中附子温补下元之火衰，佐龙骨、牡蛎、芍药收敛固涩下潜，助附子使下焦之火归根；生姜、白薇寒温并用，以清散上焦之浮火；大枣、甘草调中以运上下。综上，本方有

"以温为正治，以清为反佐"的特点。

团鱼丸

川贝母　知母　前胡　柴胡（各五钱）　团鱼[1]（重十二两）

同煮，先取肉汁食之，次将药渣焙干为末，鱼骨煮汁，丸梧子大，麦冬汤下。团鱼乃甲虫之长，能破肝之癥结，肉亦带酸，入肝养阴，合清利痰火，疏理凝滞之品。凡肝经血郁、气郁、火郁、痰郁，以致骨蒸咳嗽者，此丸力能治之。盖此丸以调肝者利肺，金木交和，则血气清宁，痨瘵不作。

【注释】

［1］团鱼：为鳖科动物中华鳖。具有滋阴凉血补肾的功效，治骨蒸劳热，久疟，久痢，崩漏带下，瘰疬。

【主治】本方具有调肝润肺的功效，主治肝郁犯肺所致的痨瘵骨蒸咳嗽之证。

【精解】本方出自《普济方·劳瘵门》。本节先论及制法，即前五味与团鱼同煮熟，取肉连汁食之，再将药滓焙干为末，用鱼骨煮汁一盏，和药末为丸如梧桐子大，再用麦冬汤服下。本证属于久咳劳瘵，故方中重用团鱼即鳖，能破肝之癥结，亦能补肝阴；贝母化痰止咳；知母清热凉血；前胡、柴胡疏肝理气，化痰止咳。诸药同用，共起化痰止咳、清热养阴之功。本方调肝理肺，久咳之人，恐成肺痨，肝肺平和则痨瘵不作。因肺痨往往迁延日久，所以本方既是药方，也是食疗方，便于患者服用。

月华丸

天门冬（三钱）　麦门冬（三钱）　生地黄（三钱）　山药（二钱）　百部（三钱）　川贝母（三钱）　云茯苓（五钱）　白菊花（二钱）　沙参（三钱）　阿胶（三钱）　三七（二钱）　桑叶（三钱）　獭肝（一具）

獭肝随月变形，每月生一叶，正月则合为一叶，以其变化不测，而性又能杀虫，凡痨虫隐伏幻怪者，亦以此幻怪之物治之，乃自古相传之灵药。方名月华，实以此药命名。而虫所由生，则由于瘀血所变，故用三七以化瘀。血之所以化虫者，又由于痰热所蒸，故用余药润利，以清痰火。但取杀虫，则獭肝一味已足。但取消瘀，则三七一味已足。而必多其品物者，攻补兼行，标本兼治，乃为全胜之师也。

【主治】本方具有滋阴降火、润肺平肝、消痰止咳、祛瘀定喘的功效，主治阴虚咳嗽，痨瘵久嗽证。

【精解】月华方主要用于治疗痨虫隐伏、幻怪等症状，主要成分是獭肝、三七等药材。方中獭肝随月变形，每月生一叶，正月则合为一叶，因此被称为月华。獭肝具有杀虫的作用，三七能化瘀，适用于治疗瘀血所致的病证。同时，此方还加入了其他药，如百部、川贝母、桑叶等，以清肺润燥、清痰火。总之，此方攻补兼行，标本兼治，可达全胜之效。

生化汤

当归（三钱） 川芎（二钱） 黑姜（一钱） 桃仁（三钱） 甘草（一钱） 益母草（三钱）

血瘀能化之，则所以生之也。产后多用。

【主治】本方具有养血活血、温经止痛的功效，主治血虚寒凝，瘀血阻滞证。

【精解】本方由《傅青主女科·产后诸症治法》中的生化汤加益母草组成。生化汤为产后常用方，妇人产后，气血亏虚，寒邪极易乘虚而入，寒凝血瘀，故恶露不行，瘀阻胞宫，不通则痛，故小腹冷痛。治宜活血养血，温经止痛。方中重用全当归补血活血，化瘀生新，行滞止痛；川芎活血行气；桃仁活血祛瘀；炮姜入血散寒温经止痛。唐氏在原方基础上加益母草，增活血化瘀之效，寓生新于化瘀之内，使瘀血化而新血生，诸症向愈。

止衄散

生地（五钱） 白芍（三钱） 黄芪（三钱，炙） 赤苓（三钱） 当归（三钱） 阿胶（二钱）

生地凉血，当归和血，白芍降血，阿胶秉阿水潜行地中之性，能潜伏血脉，此最易见者也。妙在黄芪运气摄血，则血不外泄。赤苓渗水利气，则引血下行。但黄芪一味，气虚者得之，则鼓动充满，而血得所统矣。设气实者得之，以水济水，以涂附涂，气益横决，愈逼血妄行矣。此用方者，所以贵有加减。

【主治】本方具有凉血、益气、养血的功效，主治气虚血热衄血证。

【精解】本方出自《三因极一病证方论·内因衄血证治》，由生地黄、白芍、黄芪、赤苓、当归和阿胶组成。其中生地黄凉血，当归和血，白芍降血，黄芪可起到补气以摄血之功效，赤苓可引血下行。唐氏指出，黄芪一味用于气虚者，可以补气摄血，保持血液的正常运行，但如果用于气实者，反而会加剧出血之况。因此，使用本方必须根据患者的具体情况进行加减使用。

生地黄散

生地（五钱） 川芎（钱半） 黄芩（三钱） 侧柏叶（三钱） 桔梗（二钱） 栀子（二钱） 蒲黄（三钱） 阿胶（二钱） 白茅根（三钱） 丹皮（三钱） 白芍（三钱） 甘

草（钱半） 童便（一杯） 莱菔汁（一杯）

此方以治肝为主，以肝主血故也。而亦兼用心肺之药者，以心主火，治火必先治心。肺主气，降气必先清肺。为凉血止血之通剂。方义虽浅而易效。

【主治】本方具有凉血止血的功效，主治各种出血证。

【精解】方中生地黄、白茅根、牡丹皮等药具有滋阴补肝的功效；黄芩、栀子等药可清心火；蒲黄、侧柏叶、阿胶均有止血之效，适用于治疗出血证。总之，生地黄散具有滋阴补肝、清热解毒、养血止血等多种功效，临床常用于治疗各种出血证，效果显著。

地骨皮散

生地黄（三钱） 当归（三钱） 川芎（一钱） 白芍（三钱） 牡丹皮（三钱） 地骨皮（三钱）

柯韵伯曰：阴虚者阳凑之，故热。仲景言：阴弱则发热，阳气陷入阴中，必发热。然当分三阴而治之。阳邪陷入太阴脾部，当补中益气汤，以升举之，清阳复位而火自熄也。若陷入少阴肾部，当六味地黄丸以对待之，壮水之主而火自平也。陷入厥阴肝部，当地骨皮饮以凉补之，血有所藏而火自安也。四物汤为肝家滋阴调血之剂，加地骨皮清志中之火以安肾，补其母也；加牡丹皮清神中之火以凉心，泻其子也。二皮凉而不润，但清肝火，不伤脾胃，与四物加知、柏之苦寒者不同。故逍遥散，治肝火之郁于本脏者也，木郁达之，顺其性也。地骨皮饮，治阳邪之陷于肝脏者也，客者除之，勿纵寇以遗患也。二者皆肝家得力之剂。

【主治】本方具有滋阴清热的功效，主治阴虚发热证。

【精解】本方为四物汤中加地骨皮、牡丹皮而成。地骨皮可清肾中之火，取补其母之意，加牡丹皮可清心火，取泻其子之意。二皮凉而不润，清肝火，不致伤其脾胃也。

归脾汤

白术（三钱） 黄芪（三钱） 茯神（三钱） 人参（三钱） 远志（一钱） 木香（一钱） 枣仁（二钱） 龙眼（三枚，去壳） 当归（四钱） 炙草（二钱）

【主治】本方具有补气养血、健脾养心之功效，主治心脾气血两虚证。

【精解】本方是在《严氏济生方·健忘论治》归脾汤的基础上加当归、远志而成。方中以参、芪、术、草补气健脾；当归、龙眼肉补血养心；酸枣仁、茯苓、远志宁心安神；更以木香理气醒脾，以防补益药腻滞碍胃。组合成方，心脾兼顾，气血双补。

回龙汤

每自己小便，每去头尾接，用一碗乘热服。化血清火，自还神化，为血证妙药。与秋石不同，万勿服秋石。

【主治】本方具有化血清火的功效，主治血热诸证。

【精解】回龙汤即为自己的尿液，有清火之效。秋石则是用人尿、秋露水和石膏等加工制成，二者不能混淆。

方解下

玉女煎

熟地（五钱）　石膏（三钱）　知母（三钱）　麦冬（三钱）　牛膝（三钱）

　　陈修园力辟此方之谬，然修园之所以短于血证者即此。可见夫血之总司在于胞室，而胞宫、冲脉上属阳明，平人则阳明、中宫化汁变血，随冲脉下输胞室。吐血之人，胞宫火动气逆，上合阳明，血随而溢，咳嗽不休，多是冲阳上合阳明，而成此亢逆之证。方用石膏、知母以清阳明之热，用牛膝以折上逆之气，熟地以滋胞宫之阴。使阳明之燥平，冲脉之气息，亢逆之证乃愈矣。景岳制此方，曾未见及于此，修园又加贬斥，而王士雄以为可治阴虚胃火齿痛之证，皆不知此方之关冲脉，有如是之切妙也。麦门冬汤治冲逆，是降痰之剂；此方治冲逆，是降火之剂。

　　【主治】本方有滋肾水、清胃热的功效，主治胃热阴虚证。

　　【精解】本方出自《景岳全书·寒阵》，用以治少阴不足而阳明兼有热象的情况。《景岳全书·寒阵》云："治水亏火盛，六脉浮洪滑大，少阴不足，阳明有余，烦热干渴，头痛牙疼，失血等证，如神，如神！若大便溏泄者，乃非所宜。"本方法出白虎汤，在清解阳明的基础上，增加了补肾阴的药物。石膏、知母清阳明之热，同时兼能益肺。麦冬、熟地黄补肺、肾、胃之阴，如此阳得阴济，可平火之源。牛膝可引血下行，亦可引火下行，同时兼可补肾阴，正合此证。

唐氏从冲脉立论解读此方，是从冲脉在血证辨治中的关键作用出发的。其言冲脉"起于胞中，下通肝肾，实则丽于阳明，以输阳明之血，下入胞中。阳明之气顺，则冲气亦顺"。唐氏认为"治冲脉独取阳明"，吐血等证乃热邪上犯而使冲脉上逆，并认为"麦门冬汤是降痰之剂，此方为降火之剂"。唐氏于胃逆血枯之呕血，阳明火燥之鼻衄、目衄，胃中虚火之齿衄，脾胃素虚而胞中火逆之经闭，以及心烦、不寐诸证中，凡有阴虚而兼阳明火逆之证者，常以此方为对治。

圣愈汤

即四物汤加黄芪、人参。

【主治】本方有补气养血之功，凡因血虚、失血证出现诸虚候皆可为用。

【精解】本方出自《医宗金鉴》，以四物汤为底方，在补血和营的基础上，增入补气之品。《珍珠囊补遗药性赋》言黄芪"温肉分而实腠理，益元气而补三焦，内托阴证之疮疡，外固表虚之盗汗"；言人参"止渴生津液；和中益元气"。仲景每于亡血之时必用人参，读者亦可合参。唐氏每值血虚之证，皆在此方基础上加减为用。

参苏饮

人参（五钱）　苏木（四钱）

治吐衄产后，跌打损伤，瘀血干肺，鼻起烟煤，面目茄色。盖谓肺金气足，则制节下行，血不独不能犯肺脏，而亦不能犯肺之气分也。今不独干犯气分，瘀血上行，并真犯肺脏。血者肝木所司，金气将绝，木乃敢侮之；肺气已敝，血乃得乘之。方取苏木秉肝木之气，色赤味咸以破血，是治肝以去肺之贼；而急用人参生津，调肺以补气，使肺气一旺，则制节自行，而血不得犯之矣。

【主治】本方主治产后血入于肺，面黑、发喘欲死者。

【精解】此参苏饮非《太平惠民和剂局方》益气解表之参苏饮，乃二味参苏饮，方出《医方类聚》卷二三五引《管见良方》，为《妇人良方》卷二十二引胡氏方"参苏饮"之异名。肝应东方春木之气，有青龙升生之机，肺应西方秋金之气，有白虎肃敛之象，二脏有龙虎回环之运动。苏木入厥阴肝经，善行瘀血，《本草经解·苏方木》认为其"禀天秋降之金气"，"气味降多于升"。人参味甘，大补津气，有益肺之功。二药合用，逐瘀血而治标，和肝肺以疗本。唐氏每值瘀血兼有肺虚之候，多以此方为对治。

参附汤

人参（一两）　附子（八钱）

人之元气，生于肾而出于肺，肺阴不能制节，肾阳不能归根，则为喘脱之证。用附子入肾以补阳气之根，用人参入肺以济出气之主，二药相济，大补元气。气为水之阳，水即气之阴，人参是补气之阴，附子是补水之阳。知此，则知一切补气之法。

【主治】本方具有回阳救脱的功效，主治阳脱之证。

【精解】本方出自《正体类要·参附汤》，为治疗阳脱之证的常用方剂，有回阳、益气、固脱之功。唐氏从元气的生成变化角度来解释此方，尤为精妙。肺居高位，为华盖之脏，有主气之功。肾处最下，为主水之脏，受五脏六腑之精而藏之，乃封藏之本，真阳寄于其中。附子补肾中真阳而固其阳根，所谓"补水之阳"，即此肾中真阳。人参补津气益肺，所谓"补气之阴"，即益肺之意。二药功能既济，使元气生化有源。唐氏每于血脱气散，真阳无依之候，则以此方为备。

通脾泄胃汤

黄柏（三钱）　元参（三钱）　防风（三钱）　大黄（一钱）　知母（三钱）　炒栀子（三钱）　石膏（三钱）　茺蔚（三钱）

此方乃通治眼目外障之方，借治目衄亦宜。方取诸品清热泻火，使火不上熏，则目疾自除。而防风一味，独以去风者治火，火动风生，去风则火势自熄。茺蔚一味，又以利湿者清热，湿蒸热遏，利湿则热气自消。

【主治】本方具有清泻脾胃火热的功效，主治脾胃风热之黄风、雀目。

【精解】此方与《医宗金鉴》之通泻脾胃汤相比，去黄芩加黄柏。黄风者，"久病目雀，瞳睛金色"，因其色黄属脾，兼有风证，故以此方对治。方中以清热之药为主，石膏、知母能清肺胃之热又能生津；黄柏泻下焦龙火，与知母合用清虚火，保真阴，以助玄参之功；大黄去胃腑实热，则化火无源；防风清上淫之风，则无扰于目，与大黄合用，有两解之能；《本草崇原》言炒栀子有导火热下行之功，颇合唐氏用意；茺蔚子明目益睛，有点睛之功。唐氏以阳明经行立论，于胃火风热兼有便闭之齿衄、目衄用之。

通窍活血汤

赤芍（三钱）　川芎（一钱）　桃仁（三钱）　红花（一钱）　老葱（三钱）　生姜（三片）　大枣（三枚）　麝香（少许）　黄酒（一杯）

大枣、姜、葱散达升腾，使行血之品，达于颠顶，彻于皮肤。而麝香一味，尤无所不到，以治颠顶胸背，皮肤孔窍中瘀血，诚有可取。王清任

《医林改错》，论多粗牪，而观其一生所长，只善医瘀血。此汤亦从小调经套来，故可采。

【**主治**】本方具有活血通窍的功效，主治头面四肢、周身血管之血瘀。

【**精解**】本方出自王清任《医林改错·通窍活血汤所治症目》。王氏谓此方"治头面四肢、周身血管血瘀之症"。此方用药思路有三：赤芍、川芎、桃仁、红花，皆为活血化瘀之品，为逐瘀主力，此其一也；大枣甘平，有和胃助脉之能，合生姜可助营卫，更能益气生血，此其二也；葱、姜辛散，有升散之功，可通官窍，麝香走窜至极，无孔不入，能领诸药直达病所，佐以黄酒，更助气血运行，此其三也。诸药合力，方达通窍活血之功。唐氏用此方，有常有变。如用以治上焦瘀血之发脱不生、目不了了，此乃常法之用。唐氏认为"瘀血在经络脏腑之间，与气相战斗，则郁蒸腐化而变为脓"，又常以通窍活血汤治痰、瘀、脓诸症，如佐排脓之品以治痰瘀之咳血、佐麻杏石甘汤以治成脓之肺痈，此为变通之用，读者当悉心体会。

防风通圣散

大黄（钱半） 芒硝（三钱） 防风（三钱） 荆芥（二钱） 麻黄（一钱） 炒栀子（三钱） 白芍（三钱） 连翘（一钱） 川芎（一钱） 当归（三钱） 甘草（一钱） 桔梗（二钱） 石膏（三钱） 滑石（三钱） 薄荷（一钱） 黄芩（三钱） 白术（三钱）

吴鹤皋曰：防风、麻黄，解表药也，风热之在皮肤者，得之由汗而泄。荆芥、薄荷，清上药也，风热之在巅顶者，得之由鼻而泄。大黄、芒硝，通利药也，风热之在肠胃者，得之由后而泄。滑石、栀子，水道药也，风热之在决渎者，得之由溺而泄。风注于膈，肺胃受邪，石膏、桔梗，清肺胃药也。而连翘、黄芩，又所以祛诸经之游火。风之为患，肝木主之，川芎、归、芍，和肝血也。而甘草、白术，所以和胃气而健脾。此方除硝、黄名双解散，谓表里两解，营卫俱和也。本方名通圣散，极言功用之妙耳。余按此方，治表里实热，外无汗，内便坚之症。无论何证，通治一切，亦不但治中风也。

【**主治**】本方主治风热壅盛，表里俱实之证。

【**精解**】防风通圣散出自《黄帝素问宣明论方·风门》，主治风热壅盛、表里俱实之证。本方重视邪气之出路，荆芥、防风、麻黄、薄荷，可开表热，芒硝、大黄、滑石可从二便泄热，故曰表里双解。表里壅塞，故配桔梗开泄肺气，助麻黄恢复肺卫之能，当归、川芎、芍药恢复营血运行，配合上药有调和营卫之功，佐以白术、甘草，顾护中焦，不至伤中。唐氏每于表里火盛之时用之，疗效甚验。其方解十分精彩，当重视之。

千金苇茎汤

苇茎（五钱）　苡仁（三钱）　桃仁（三钱）　瓜瓣（即冬瓜仁，三钱）

【主治】本方具有清肺化痰、逐瘀排脓的功效，主治痰瘀互结，热毒壅滞之肺痈证。

【精解】此方原名苇茎汤，因方出《备急千金要方·肺痈》，故冠以"千金"之名。本方常用治肺热之肺痈，尤以脓多者效显。方中苇茎性味甘淡寒，出水直上，中空有息道之象，清热利湿，为治肺痈要药；薏苡仁、冬瓜仁有渗湿排脓之功；桃仁有活血之能。诸药合用，可逐瘀、祛湿、排脓、祛痰，以复肃降之功，故效。唐氏治脓成之吐脓证，遵《黄帝内经》高而越之之法，用此方为济。

瓜蒂散

甜瓜蒂（三钱）　赤小豆（三钱）

为末，香豉汤下。上二方皆取破泄宣吐，虚人量服。

【主治】本方有涌吐痰涎、宿食的功效，主治痰涎、宿食壅滞胸脘证。

【精解】本方出自《伤寒论·辨太阳病脉证并治》，主治胸中痰实，阻遏胸阳所致诸症，是吐法的具体运用。方中瓜蒂苦寒，能引发呕吐，赤小豆泻水利湿、行郁退热，合用有标本同治之妙。以香豉熬汤送服，既有宣郁之能，又有护胃之功，如此则无伤正之虞。本书中于脓成需吐时用之。另尚有经验：对于此方用后不吐者，可含砂糖一块；服后吐不止者，可急煎葱白汤服之。

白散方

贝母（三钱）　巴豆（炒黑，一钱）　桔梗（三钱）

共为末，服一字。在膈上则吐，在膈下则泻。不泻，进热粥；泻不止，进冷粥。

【主治】本方具有攻逐寒邪所致凝结的功效，主治寒实结胸证。

【精解】本方出自《伤寒论·辨太阳病脉证并治》，主治寒实结胸证。寒实结胸，当以大热力峻之品破其寒实之结。方中巴豆辛苦大热，破沉寒积冷；贝母解郁开结，降浊消痰而不伤胃气；桔梗开利肺气，又能载药上行。此方峻猛，故以散剂为用，又以白米饮和服，能保胃气。唐氏用此方治吐脓需吐下开结去邪之证。

人参清肺汤

人参（三钱）　阿胶（二钱）　地骨皮（三钱）　知母（三钱）　乌梅（三枚）　甘草（一钱炙）　大枣（三枚）　桑白皮（三钱）　粟壳（一钱）　杏仁（三钱）

治肺虚咳嗽、喘急、吐血、下血等症。方取参、草、大枣补土生金，以保定其肺；阿胶、知母，佐其滋润；骨皮、桑皮，泻其火热。肺为司气之脏，肺中清润，则气自下降，而得其敛藏之性，痰血不得干之也。再用杏仁以利之，乌梅、粟壳以收之，总使肺得其制节，斯无诸病矣。此与太平丸、保和汤、紫菀散、人参泻肺、清燥救肺诸汤相为表里，用者可以推类尽致。

【主治】本方补气益肺、滋阴泄热的功效，主治肺胃虚弱而生虚热之证。

【精解】本方出自《太平惠民和剂局方·人参清肺汤》。唐氏名其为"清敛"之法，每于肺失清敛之时用之，又以清肺救燥汤收功。

宁肺桔梗汤

桔梗（二钱） 贝母（三钱） 当归（三钱） 瓜蒌霜（三钱） 黄芪（四钱） 枳壳（一钱） 甘草（一钱） 防己（二钱） 百合（三钱） 桑白皮（三钱） 苡仁（三钱） 知母（三钱） 五味子（一钱） 地骨皮（三钱） 杏仁（三钱） 葶苈子（二钱） 生姜（三钱）

治肺痈，无论已溃未溃，及肺胀等症。补泻兼行，使痰火、血气、脓水，俱从下泄，而肺以安宁。

【主治】本方主治肺痈咳嗽、两胁作痛、咽干口燥、烦闷作渴、时出臭浊之证，乃逐邪下泄之方。

【精解】本方原名桔梗汤，出自《外科枢要·治疮疡各症附方》，后以宁肺桔梗汤为方名载于《外科正宗》，以十六味桔梗汤为方名载于《张氏医通》。本方补泻同施，全方重在调脏，而葶苈之用乃使脏邪从腑去之意，乃经旨之论，读者参看《灵枢·邪气脏腑病形》当能体会。

丹皮汤

丹皮（三钱） 瓜蒌（三钱） 桃仁（三钱） 朴硝（二钱） 大黄（一钱）

内痈，乃热毒结血而成，毒去，其血热亦随去。瓜蒌以解气结，桃仁、丹皮以破血结，硝、黄兼下气血之结，结除而痛自去矣。

【主治】本方主治内痈证热毒结血之未成脓。

【精解】本方出自《外科大成·大肠痈》，主治脓未成之胃痈、肠痈证。方中牡丹皮中空，善除肠胃瘀血、疗痈疮，桃仁善破癥瘕、逐死血，瓜蒌善涤痰涎，能逐瘀浊、开气结，芒硝能软坚泄热结，辅以大黄推陈致新、峻下陈腐，共奏解结祛瘀、泄热除痈之功。唐氏认为，"凡内痈脓未成者，以夺去瘀热为主，丹皮汤治之"。盖以血证之论，未成脓者，其治在血，已成脓后，其治在水，以脓即是水故也。

赤豆薏苡汤

赤豆芽（三钱）　苡仁（三钱）　防己（二钱）　甘草（一钱）

脓者，血化为水也，故排脓之法，总不外破血利水。赤豆芽入血分以疏利之，助其腐化；苡仁、防己，即从水分排逐其脓；甘草调和数药，使得各奏其效。此为治痈脓大法门，方未能尽载，从此可以类推。

【主治】本方主治胃痈之脉洪数、脓成者。

【精解】本方出自《外科大成·胃痈》，原名赤豆薏苡仁汤。唐氏从水、血立论，用以对治脓已成之证，读者可参看吐脓、便脓篇，与诸方对照。

人参固本汤

人参（三钱）　熟地（三钱）　生地（三钱）　白芍（三钱）　天冬（三钱）　五味（五分）　知母（二钱）　陈皮（三钱）　麦冬（三钱）　炙草（一钱）

此方滋养肺胃，兼输肾水。名曰固本，谓胃为肺之本，肺为肾之本，而肾又为生气之本。三脏互相灌溉，则根本固而虚热清，蒸热、咳喘、回食诸证，自然不生。

【主治】本方具有滋养肺胃，兼输肾水的功效，主治温病虚极热极之证。

【精解】本方为《寒温条辨》原方减杭菊、当归，加白芍而成。唐氏谓此方有"三脏互相灌溉"之妙。生地黄、熟地黄可滋肾精；人参、甘草、陈皮、麦冬合用，既有补土生金之效，又有燥湿相济之能；天门冬、五味子可益肺敛气；芍药、知母有清火助降之功。诸药合用，三焦相生，正合固本之名。唐氏于吐血、吐脓、劳复用此方对治脏腑空虚之证。

当归六黄汤

生地（五钱）　熟地（三钱）　黄连（二钱）　黄芩（三钱）　黄柏（二钱）　黄芪（五钱）　当归（三钱）

陈修园曰：阴虚火扰之汗，得当归、地黄之滋阴，又得黄连、黄芩之泻火，则蒸汗之本治矣。此方之妙，全在苦寒。寒能胜热，而苦复能坚之。又恐过于苦寒，伤其中气，中者阴之守也，阴虚则火愈动，火愈动则汗愈出，尤妙在大苦大寒队中，倍加黄芪，领苦寒之性，尽达于表，以坚汗孔，不使留中为害。

谨按：修园此论皆是，惟言黄芪领苦寒之性，尽达于表，不使留中为害，则差毫厘。盖药之救病，原于偏寒偏热，治偏寒偏热之病，自必用偏寒偏热之药。此方大治内热，岂寒凉之药，能尽走皮肤，而不留中者乎。况黄芪是由中以托外之物，非若麻黄直透皮毛，而不留中也。吾谓内热而蒸为汗者，此为对症，如果外热，而内不利寒凉药者，则归脾汤、当归补血汤，加减可也。

【主治】本方具有滋阴清热、固表止汗之功，主治阴虚火旺之盗汗。

【精解】本方出自《兰室秘藏·自汗论》。方中生地黄、熟地黄、当归滋阴养血，从本而治；黄连、黄芩、黄柏，分清三焦之火，使虚火得降，不至外走为汗，从标建功；黄芪一味，助三焦气化而出于表，可固表之虚，安未定之阴。诸药合用，荣卫兼顾，内外皆安，而盗汗自除。方中除当归外，其余六药皆名带黄字，故名为当归六黄汤。唐氏于汗血之血虚火盛、产血之盗汗阴虚等阴虚生热而阴泄于表之证，常以此方为对治，若遇阴阳两虚之时，方中合附子为用。

凉血地黄汤

生地（四钱）　当归（三钱）　甘草（钱半）　黄连（二钱）　炒栀子（一钱）　元参（三钱）　黄芩（二钱）

此方纯是凉心。血者，心之所生，凉心即是凉血。

【主治】本方有清心降火、安阴定血之功。

【精解】《素问·痿论》曰："心主血脉。"心五行属火，主血脉，若火邪为患，则有动血之患。方中生地黄、元参、当归有补血之功，黄连、黄芩、栀子有清热之能，生甘草味甘能补，性凉能泄，既能和缓诸药，又能清降心火。诸药合用，补泄同施，方达凉血之功。

田螺捻子

田螺（三枚）　冰片（五分）　白矾（五分）　硇砂（一钱）

捣和米糊为捻子，能化腐去瘀肉，枯血痣用处少。

【主治】本方为化腐祛瘀之外用剂。

【精解】腐瘀相结，易生久疮。田螺治疮久矣，《本草纲目·田螺》载"用田螺一个，塞入冰片，取汁水点疮上"以治恶疮。盖其生于腐湿之地，善清腐气、拔湿毒。冰片辛凉，有开窍散火之功。白矾性热大毒，能治寒痰冷薜，外用可蚀腐肉痈疽。硇砂辛烈，能治血癥胬肉。诸药合用，共奏去腐化瘀疗疮之功。

仙方活命饮

穿山甲（三片）　皂荚刺（一钱）　当归尾（二钱）　草节（一钱）　乳香（二钱）　金银花（二钱）　赤芍药（二钱）　天花粉（二钱）　没药（二钱）　防风（三钱）　贝母（二钱）　白芷（二钱）　陈皮（二钱）　黄酒（少许）

此方纯用行血之药。加防风、白芷，使达于肤表；加山甲、皂刺，使透乎经脉。然血无气不行，故以陈皮、贝母，散利其气。血因火而结，故以银花、花粉，清解其火。为疮症散肿之第一方，诚能窥及疮由血结之所以然，其真方也。第其方乃平剂，再视疮之阴阳，加寒热之品，无不应手取效。

【主治】本方有清热解毒、消肿溃坚、活血止痛之功，主治痈疡肿毒初起。

【精解】本方出自《校注妇人良方·妇人流注方论第五》，常用于治疗痈疡肿毒初起之证，脓未成者可助其消散，脓已成者可助其速透。方中防风、白芷属脾胃，有解表之功，故可助脓外透；金银花为疮家圣药，清热凉血兼有解毒之能；浙贝母、天花粉有清润之功，能散痰结，可防化热，又能助脓未成即消；穿山甲、皂角刺活血通络，可使脓成即溃；当归尾、赤芍、乳香、没药行活血之法，有散瘀止痛之功；甘草清热解毒，兼可调和诸药；陈皮理气行滞，可防壅滞，加酒同煎，更能助气之行。诸药合用，消热毒，行气血，故能消肿止痛。唐氏此方颇多加减，读者可参看本书疮血一节。

托里消毒散

皂芙刺（二钱）　甘草（二钱）　桔梗（二钱）　白芷（三钱）　川芎（一钱）　黄芪（三钱）　金银花（三钱）　当归（三钱）　白芍（三钱）　白术（三钱）　人参（三钱）　云苓（三钱）

疮之结肿，血凝也。疮之溃脓，血化为水也。夫血与毒，结而不散故凝，凝则气阻而为痛。欲去其凝，仍是以气制之，使气与血战，以阳蒸阴，则阴血从阳化而为水。水即气也，气化则为水，此化脓之说也。是方四君、黄芪，大补中气，而以解毒和血之品，佐其变化，为助气战血之大剂。本此意以加减进退，则得之矣。

【主治】本方具有补养气血、托毒溃痈的功效，主治痈疽已成，不得内消之证。

【精解】本方出自《外科正宗·肿疡主治方》。托里者，托里之中气；消毒者，消痈疽之毒。《素问·阴阳应象大论》曰："阳化气，阴成形。"此以阳行阴，阴从阳化之意。

麦冬养荣汤

人参（三钱）　麦冬（三钱）　五味（一钱）　当归（三钱）　白芍（三钱）　生地（三钱）　知母（二钱）　陈皮（三钱）　黄芪（三钱）　甘草（一钱）

壮火食气，则气热而血失所养，故用麦冬、知母以清火。火清气平，则阳不乘阴，血于是安，故亦名养荣。人参养荣汤，所以用远志、桂尖者，助心火以化血。此汤所以用知母、寸冬者，清胃火以宁血也。

【主治】本方具有清胃热以安阴血的功效，主治胃中虚热，化阴不足之证。

【精解】本方乃唐氏根据"壮火食气"理论，以"气热而血失所养"为病机，在人参养荣汤基础上化裁而来。相较于人参养荣汤，本方易熟地黄为生地黄，以防助热之弊，兼有凉血之功；心阳充沛，故去桂心、远志；火盛津亏，故去白术、茯苓；合麦冬、知母，清热润燥，助肺金之凉降。诸药合用，共奏清热熄火、宁血养血之功。

大枫丹

大枫子肉（三钱）　土硫黄（二钱）　枯矾（一钱）　明雄（二钱）

共为末，灯油调，搽癣痒各疮。

【主治】本方为诸癣痒疮之外用剂。

【精解】大枫子又名大风子，《药笼小品》言其"辛热有毒。治疮癣疥癫，有杀虫劫毒之功"。《玉楸药解》言其"入足厥阴肝经……治疗风癣，疥疠，杨梅之证"。土硫黄为外科常用药，性热，有扫除疥疮之功。枯矾为白矾煅制品，常外用以除湿、蚀疮。明雄亦有杀毒疗疮之功。灯油为黏合剂，便于散剂黏附于患处发挥药效。此方现不常用，目前有中成药大枫子油流通。

黎洞丸

三七（一钱）　大黄（一钱）　阿魏（一钱）　儿茶（一钱）　竹黄（一钱）　血竭（三钱）　乳香（三钱）　没药（三钱）　雄黄（二钱）　羊血（心血，二钱）　冰片（少许）　麝香（少许）　牛黄（三分）　藤黄（二分）

消瘀定痛，降气止血。各药气味形质，皆精气所结，非寻常草木可比，故能建大功。

【主治】本方为活血化瘀之伤科用方。

【精解】本方载于《医宗金鉴·金创》，"伤破微出血者，服黎洞丸"。《外科证治全生集》亦载此方，名嶅峒丸，曰："嶅峒二字，外国地名。"

当归地黄汤

当归（五钱）　熟地（四钱）　川芎（一钱）　白芍（三钱）　防风（三钱）　白芷（三钱）　藁本（二钱）　细辛（五分）

治风先治血，血行风自灭。无论热风寒风，风总属阳。天地之噫气，常以肃杀而为心，犯人血分，则为痛为肿，为强硬。血行，则风在血分者，随之而行，故治风先治血也。方取四物汤，补血以为去邪之本，而加祛风之药，以令邪外出，法浅而易效。头目顶脊诸风，可以治之。

【主治】本方具有补血祛风的功效，主治血虚生风诸症。

【精解】肝为风木之脏，体阴而用阳。本方内以四物补血，补血即补肝之体，外以风药散风，散风即散肝之邪。近代医家王雨三亦常用此法，妙在以脉之左右诊断一身之气血，疗效非常，读者可参研之。

防风芎归汤

生地（五钱） 当归（三钱） 川芎（一钱） 甘草（一钱） 防风（三钱）

补血祛风，药无多而义易见，加减得宜，尤效。

【主治】本方为补血祛风之剂。

【精解】本方为生地四物汤去白芍加防风、甘草。方中易熟地黄为生地黄，增生甘草，补中寓清，不助风邪；去白芍者，因酸寒敛降，有敛邪之弊；防风为风中之润剂，祛风而不伤津，无辛散之弊。诸药合用，共奏凉血、补血、祛风之功。

化腐生肌散

儿茶（一钱） 乳香（二钱） 没药（二钱） 血竭（二钱） 三七（一钱） 冰片（少许） 麝香（少许）

去瘀血，即是化腐之法。干水，即是提脓之法。活血，即是生肌之法。方主化腐去瘀。欲提脓者，加枯矾、龙骨，欲生肌者，加珍珠、人参。识透立方之意，则加减可以随人。

【主治】本方为化腐生肌之剂，内服外用均可。

【精解】唐氏从干水、去瘀、活血三方面解读此方。儿茶为豆科合欢属植物儿茶树的去皮枝干的干燥煎膏，能收湿敛疮，为干水。乳香、没药能破血行瘀，血竭善破瘀血治停瘀，三七行瘀血而敛新血，数药合用，去瘀活血。冰片辛凉，能开窍散火；麝香气透骨髓，无孔不入，为诸药建功开辟道路。

乌梅丸

黄柏（二钱） 黄连（八钱） 桂枝（二钱） 附子（二钱） 细辛（二钱） 当归（二钱） 花椒（二钱） 人参（二钱） 乌梅（十枚） 干姜（三钱）

共为末，蜜捣千椎为丸，米饮下。温肝敛木，化虫止利，真神方也。

【主治】本方具有温脏安蛔的功效，主治蛔厥证。

【精解】此方出自《伤寒论·辨厥阴病脉证并治》，主治厥阴病寒热错杂之候，后世多用治寒热错杂之证。《灵枢·阴阳系日月》曰："此两阴交尽，故曰厥阴。"交尽二字，道出变化之机。此方对证正有下寒上热，水火分离之象。方中乌梅味酸，敛风木之气，以苦酒浸渍，更助其酸敛之性，可使诸寒热之品运行而有制，不致有阴阳离绝之危患；蜀椒、细辛，味辛极辣，可通阳疏肝，散寒破阴，又有杀蛔之能；附子、干姜、桂枝扶阳气以胜阴寒；黄连、黄柏苦寒以清热，能驱蛔下行，入腑而止呕，黄柏苦降，还能防龙雷之火上窜，制姜附之阳；人参补气生津，有健脾肺之用；当归补血活血，有养肝之能。诸药合用，共复厥阴之生理，邪去而正安。蜜捣为丸、米饮下又有诱蛔而杀之意。唐氏每于寒热错杂之证，多从此方加减用之。

橘核丸

橘核（三钱）　吴萸（二钱）　香附（三钱）　楝子（三钱）　楂核（三钱）　荔核（三钱）　小茴（二钱）

共为细末，寒食面[1]为丸，淡盐汤送下。治小腹疝痛结气等证。

【注释】

[1] 寒食面：指治疗疮疡的一种特殊面制品。《验方新编》载："灰面一斤，再用半斤水调成稠，擀成薄片两块，将灰面包合在内，周遭捏紧勿漏缝，于清明日蒸熟，布条搂住，悬挂当风处阴干，入缸收藏。随疮大小研末，或水，或油、蜜调敷，治诸疮神效。"

【主治】本方具有散寒消结的功效，主治寒湿疝气之候。

【精解】肝经"过阴器，抵小腹"，故小腹疝痛结气可从肝治。方中橘核、楂核、荔核入肝，行气散结，为治疝要药；香附、川楝子疏肝理气，助橘核以散结；吴茱萸辛热入肝，行气散寒止痛；小茴香辛温，助吴茱萸以散寒；以淡盐汤送服，取咸能软坚散结之意。诸药合用，共奏散寒消结之功。唐氏用此方治疗病在气分而少腹结痛之证，读者可参看"血臌""胎气""痞满"三节参详。

当归导滞汤

大黄（一钱）　当归（三钱）　麝香（少许）　丹皮（三钱）　桃仁（三钱）　红花（一钱）　白芍（三钱）　乳香（三钱）　没药（三钱）　生地（三钱）　桂枝（三钱）　柴胡（二钱）　黄芩（三钱）　枳壳（一钱）　甘草（一钱）

跌打损伤，内外瘀血，以此汤行之。此通窍活血、桃仁承气、小柴胡、小调经诸汤之义，参看自明，不须赘说。

【主治】本方为内外瘀血之通剂。

【精解】本方旨在气血同调。本方合小柴胡汤以通三焦瘀血、桃核承气汤以通太阳瘀血，佐以麝香以开诸窍，合以诸活血之品，要在使全身瘀血从大便而去。

十味参苏饮

人参（三钱）　紫苏（三钱）　半夏（三钱）　云苓（三钱）　陈皮（二钱）　桔梗（二钱）　前胡（二钱）　葛根（二钱）　枳壳（一钱）　甘草（一钱）　生姜（三片）

肺之气生于胃，故用甘草、人参，补胃生津以益肺。肺气旺，则能上行，外达内输，下降而不郁矣。故凡治肺之方，类以人参为主，然能补津生气，而不能治气之郁也。风寒外束，则气蕴于内，不能上行外达，故用紫苏、前胡、粉葛、生姜以发散之。痰饮内停，则气逆于上，不能内输下降，故用夏、苓、桔、枳、陈皮以渗降之。合计此方，乃疏散风寒，降利痰水之平剂，而咳血、衄血、气喘之症，及跌打血蕴气分，皆借用之。亦借疏利之功，使郁滞去，而血自不遏。

【主治】本方用于治疗跌打后血瘀气分而咳衄喘逆之证。

【精解】唐氏认为，跌打损伤导致的咳嗽，为血蕴于气，当疏发其气，气散则血散；内伤咳嗽为气蕴于血，行气则血宁。本方以紫苏叶、前胡、粉葛、生姜发散其气，人参、甘草补土生金，半夏、茯苓、桔梗、枳壳、陈皮调理气机之升降。全方妙在调气以治血，尤重气机升降出入之恢复。

玉烛散

生地（五钱） 当归（三钱） 川芎（二钱） 白芍（三钱） 朴硝（二钱） 大黄（一钱） 生姜（三片）

治跌打瘀血，发渴、身痛、便闭。取四物以补调其血，而朴硝、大黄，逐瘀去闭。妙在生姜一味，宣散其气，使硝、黄之性不徒直下，而亦能横达，俾在外在内之瘀一并廓清。

【主治】本方主治瘀血兼阳明不调之证。

【精解】本方方义简明。跌打瘀血最忌化热，故用生地黄；瘀血多从阳明谷道而去，务须畅通，故增入调胃承气汤之大黄、芒硝；生姜辛散能宣，为全方之动剂，意同通窍活血汤之麝香。

竹叶石膏汤

淡竹叶（五钱） 石膏（五钱） 人参（二钱） 甘草（一钱） 麦冬（三钱） 半夏（二钱） 生姜（三片） 粳米（四钱）

口之所以发渴者，胃中之火热不降，津液不升故也，方取竹叶、石膏、麦冬以清热，人参、甘草、粳米以生津。妙在半夏之降逆，俾热气随之而伏；妙在生姜之升散，俾津液随之而布。此二药，在口渴者，本属忌药，而在此方中，则转能止渴，非二药之功，乃善用二药之功也。

【主治】本方为清热降逆、益气生津之剂。

【精解】本方出自《伤寒论·辨阴阳易瘥后劳复病证并治法》，主治"伤寒解后，虚羸少气，气逆欲吐者"。方以阳明枢机为中心，以清、降为法，兼以补益。方中石膏、竹叶、麦门冬透散阳明邪热，半夏降阳明之气，人参、甘草、粳米大滋阳明之津液。唐氏增入生姜，辛温散水，助肺布散水液，与半夏呈小半夏汤之义，兼有调饮之能。诸药合用，清中寓补，降中寓升。

黄土汤

灶心土（三钱）　甘草（一钱）　白术（三钱）　熟地（三钱）　黄芩（二钱）　阿胶（二钱）　附子（钱半，炮）

血者，脾之所统也。先便后血，乃脾气不摄，故便行气下泄，而血因随之以下。方用灶土、草、术健补脾土，以为摄血之本。气陷则阳陷，故用附子以振其阳。血伤则阴虚火动，故用黄芩以清火。而阿胶、熟地又滋其既虚之血。合计此方，乃滋补气血，而兼用温清之品以和之，为下血崩中之总方。古皆目为圣方，不敢加减。吾谓圣师立法，指示法门，实则变化随宜。故此方热证可去附子再加清药，寒证可去黄芩再加温药。

【主治】本方具有温阳健脾、养血止血的功效，主治脾阳不足，脾不统血证。

【精解】本方出自《金匮要略·惊悸吐衄下血胸满瘀血病脉证治》。唐氏用此方十分灵活，法在温中寓补以摄血，读者当参看"便血"一节。

赤豆当归散

赤豆芽（三钱）　当归（三钱）

此治先血后便，即今所谓脏毒，与痔疮相似，故用当归以活血。用赤豆色赤入血分，发芽则能疏利血中之结，使血解散，则不聚结肛门。赤豆芽，又能化血成脓，皆取其疏利之功，痈脓故多用之，俱用浆水服。

【主治】本方具有清热利湿、解毒排脓、活血止痛的功效，主治狐惑、近血、肠痈便脓。

【精解】本方出自《金匮要略·惊悸吐衄下血胸满瘀血病脉证治》。当代医家倪海夏私淑唐容川，临证用此方治腹膜炎多效。其取鲜品当归，发芽赤小豆，二味共捣之服下。

解毒汤

大黄（一钱）　黄连（三钱）　黄芩（三钱）　黄柏（二钱）　栀子（炒，三钱）　赤芍（二钱）　枳壳（一钱）　连翘（一钱）　防风（三钱）　甘草（一钱）

解毒者，谓解除脏毒也。脏毒由火迫结在肛门，故用泄火之药极多。其用白芍者，兼行其血，血行则火无所着。用枳壳者，兼行其气，气行则火自不聚。而火势之煽，每扶风威，故以防风去风以熄火。且防风上行外达，使火升散，则不迫结肛门。此即仲景白头翁汤之意。

【主治】唐氏用本方治脏毒便血。

【精解】唐氏言此方"取防风、枳壳等疏理其气，即赤豆芽义也，取大黄、赤芍等滑利其血，即仲景用当归之义也"。盖本方从《金匮要略》当归赤小豆散化裁而来，不脱气血二意。方中味淡者，均为调气之品，旨在理气、散风、透毒；味厚者，均为理血之药，旨在调血、祛热、解毒。所谓脏毒，皆从气血而解。

清胃散

生地（三钱）　当归（三钱）　丹皮（三钱）　黄连（二钱）　升麻（一钱）　甘草（一钱）

方治脏毒，义取清火。而升麻一味，以升散为解除之法，使不下迫，且欲转下注之热，使逆挽而上，不复下注。目疾口舌之风火，亦可借其清火升散以解。升麻与葛根黄芩汤相仿。

【主治】本方具有清胃凉血的功效，主治胃火牙痛。

【精解】本方和《脾胃论》之清胃散相比多甘草，为治阳明经中热盛，而致上下牙痛不可忍，牵引头脑，喜寒恶热之证而设。此方清中有补，发中有泄。方中黄连苦寒泻火，直折胃腑之热；升麻既能清热解毒治胃火牙痛，又能升散宣达郁遏之伏火。两药合用，于升降中郁火顿消。牡丹皮清热凉血，合黄连能泄心经之火；当归养血活血，与生地黄合用滋阴养血，可制阳光，更能止出血诸症。诸药合用，上炎之火得降，血分之热得除，故诸症可解。原方未载甘草，唐氏用之，或为清心火之用。此方历来以治头面诸症为主，唐氏用以治肠胃湿热之便血，言"升清降浊，使阳明之湿热，不再下注"，加减之法，读者当参看"便血"节。

槐角丸

槐角（三钱）　地榆（二钱）　黄连（一钱）　黄芩（三钱）　黄柏（三钱）　生地（三钱）　当归（三钱）　川芎（一钱）　防风（二钱）　荆芥（二钱）　侧柏（二钱）　枳壳（二钱）　乌梅（三枚）　生姜（一钱，汁）

世谓肠风下血，问：肠何以有风？则以外风由肺伤入大肠，内风由肝煽动血分。方用清火和血之药，亦系通治血病之泛法。惟防风、生姜以祛外来之风，乌梅、荆芥以治内动之风，为肠风立法。本于仲景白头翁及葛根诸汤之意。

【主治】本方为宁血清风之剂，主治肠风便血之证。

【精解】本方引自《寿世保元》。唐氏于《血证论·便血》言方义极详："荆防，治太阳阳明传入之风。乌梅川芎，治肝木内动之风。余药宁血清火……然而外风协热，宜得仲景葛根黄连黄芩汤之意，使内陷之邪，上升外达，不致下迫，斯止矣。"本方即在升提辛散中祛外风，柔肝活血中祛内风，辅以大量清热凉血之品，共奏宁血清风之效。

葛根黄连黄芩汤

葛根（三钱）　黄连（二钱）　黄芩（三钱）　甘草（一钱）

治协热下利、便血等症。用芩、连以清热，用葛根升散，使下陷之邪仍达于上，出于表，则不迫协于下矣。喻嘉言治痢心得，逆流挽舟之法，仲景此汤，实该其意。能从此变化，而治痢思过半矣。

【主治】本方具有升阳解肌、清热止痢的功效，主治阳邪内陷、湿热下注之痢疾。

【精解】本方出自《伤寒论·辨太阳病脉证并治》，主治太阳表证未解之误下。方中葛根解肌升阳，为主药。阳气内陷，脾运失司，湿热下注，故用黄连、黄芩清燥之。甘草和中缓急，佐以功成。唐氏以喻氏"逆流挽舟"概此方义，并于"痢疾""肠风""口酸"三节详论其加减之法。

龙胆泻肝汤

木通（一钱）　泽泻（二钱）　柴胡（二钱）　车前子（三钱）　生地黄（三钱）　甘草（钱半）　当归（三钱）　黄芩（三钱）　炒栀子（二钱）　龙胆草（二钱）

【主治】本方具有清泻肝胆实火、清利肝经湿热的功效，主治肝胆实火，肝经湿热之证。

【精解】本方出自《医方集解》。方中龙胆苦寒，既泻肝胆实火，又可利下焦湿热；黄芩善清上焦之火；栀子清三焦之火；木通、泽泻、车前子清利湿热，使湿热之邪从小便排出；肝之生理，体阴而用阳，肝经有热，有耗伤阴血之患，当归、生地黄养血益阴，正可顾护肝体；柴胡可调肝胆之气机；甘草益气和中，有调和诸药之能。纵观全方，调肝气、补肝体、泄肝火三法并用，祛邪而不伤正，诚为有制之师。唐氏不拘病名，每于肝经邪热之时加减用之。

泻青丸

龙胆草（三钱）　大黄（一钱）　川芎（一钱）　当归（三钱）　羌活（二钱）　炒栀子（二钱）　防风（二钱）　竹叶（一钱）

【主治】本方具有清肝泻火的功效，主治肝经热盛兼有热积之证。

【精解】本方出自《小儿药证直诀·泻青丸》。青者，东方肝木之色也，泻青者，即是泻肝胆之积热。此方当与龙胆泻肝汤对比看，方中除泻火之龙胆、炒栀子外，增泄热通便之大黄，发散表邪之羌活、防风，清热除烦之竹叶，补血活血之当归、川芎，合清、泻、补、散于一方。唐氏用方加减十分灵活，治肝经风热内煽，此方可用，逍遥散、小柴胡汤加减亦可用。从药中读法，方是着眼之处。

济生乌梅丸

僵蚕（三钱）　乌梅（五枚）

醋丸。

【主治】本方为敛肝息风之品。

【精解】唐氏以乌梅敛肝风，僵蚕息肝风，用治肝风内动，血不得藏之证。另有将此方作为治消化道息肉类疾患之验方，特录之。

脏连丸

熟地（五钱）　山萸（三钱）　山药（三钱）　云苓（三钱）　泽泻（三钱）　丹皮（三钱）　黄连（二钱）

入猪大脏肠内，同糯米蒸熟，去米，捣肠与药为丸，淡盐汤下。

【主治】本方具有滋真阴、止下利的功效。

【精解】本方即六味地黄丸加黄连一味而成，唐氏谓"下血过多，阴分亏损，久不愈者，肾经必虚，宜滋阴脏连丸。"黄连为治便血下痢要药，合用旨在滋肾阴，止下利便血。

断红丸

鹿茸（三钱）　附子（二钱）　当归（五钱）　续断（三钱）　黄芪（五钱）　阿胶（三钱）　侧柏叶（三钱）

醋丸。

【主治】本方具有温补下元、收敛止血的功效，主治肾阳虚损之肠风。

【精解】本方出自《济生方》。所谓断红，即中断下血之意。方中侧柏叶、白矾收敛止血，兼能补血；阿胶、当归补血止血；续断大补肝气，能助肝藏血；鹿茸、附子培补下元，生发阳气；黄芪一味，有固阳之功，兼能升举，复下陷之气以摄血。本方止血、滋阴、补阳三法并施，共奏"断红"之功。

地榆散

地榆（三钱）　当归（四钱）　白芍（三钱）　黄芩（三钱）　黄连（钱半）　炒栀子（二钱）　犀角（一钱）　薤白（二钱）

地榆治下血，薤白治后重逼胀，余药乃凉血常品。

【主治】本方主治血热之赤痢。

【精解】唐氏认为，邪干血分则赤痢。地榆味苦入血，金创多用之，有止血收敛之功；薤白辛温，入肺与大肠经，能降逆以开胸痹，升陷而除后重；当归、白芍清肝木而益血；黄芩、黄连、炒栀子、犀角能清热而凉血。诸药合用，寓止血、调气、凉血三法于一方，共奏凉血止痢之功。

四逆散

柴胡（三钱）　枳壳（二钱）　白芍（三钱）　甘草（钱半）

四肢厥冷，谓之四逆。仲景四逆汤，皆用温药，乃以热治寒之正法。至四逆散，则纯用清疏平和之品，亦能治四肢厥冷者，何也？盖虚寒固有四症，亦有热过于内，不得四达，而亦四逆者。实热内伏，热深厥亦深，非苓、连、大黄不克。虚热内伏，非玉烛散、玉女煎不退。若是腠理不和，遏其阳气，则但用四逆散，枳壳、甘草，解中土之郁，而白芍以调其内，柴胡以达于外，斯气畅而四肢通，自不冷厥矣。此汤与小柴胡转输外达相似，又疏平肝气，和降胃气之通剂，借用处尤多。

【主治】本方主治阳气郁遏不能伸张之证。

【精解】本方出自《伤寒论·辨少阴病脉证并治》。原方非用枳壳而用枳实，医家于二药使用多有争议。宋代沈括于《梦溪笔谈》言枳实即为枳壳，后世从之者亦众。唐氏从肝、胃之气机解读此方，用治肝肺不调之呕血咳嗽，亦可合猪苓汤加减治湿热痢疾，或合荆芥、黄连、黄芩治寒闭于外火不得发之厥冷，加减尤妙。

五苓散

白术（三钱）　云苓（三钱）　猪苓（三钱）　泽泻（三钱）　桂枝（三钱）

仲景此方，治胸满发热，渴欲饮水，小便不利。而用桂枝入心以化胸前之水结，余皆脾胃中州之药。使中上之水，得通于下则小便利，散于上则口渴除，达于外则身热解。今遇小便不利，便用五苓散，虽取桂入膀胱化气，然桂实心肝之药，火交于水，乃借治法，不似附子、台乌，本系膀胱正药也。且阴水可用，而阳水绝不可用。

【主治】本方主治水停不化，津布失常之证。

【精解】本方出自《伤寒论·辨太阳病脉证并治》，方解已详于上文。唐氏用此方十分灵活：产后败血干脾，发为水肿，以五苓散加蒲黄、牡丹皮为治；膀胱气化不行之妊娠腹痛、小便短涩、子脏胀满，以五苓散治之；水停不化之口渴，以五苓散合真武汤治之；胃经湿热之目黄，兼有小便不利者，用五苓散加茵陈、栀子、秦皮、黄柏、知母治之。全方要在中州脾土与太阳气化通调，读者当细心参看。

平胃散 胃苓汤即此方合五苓散也

厚朴（二钱）　陈皮（二钱）　苍术（三钱）　甘草（钱半）

【主治】本方为治疗湿滞脾胃之基本方。

【精解】本方出自《太平惠民和剂局方·平胃散》。方中苍术为君，既有运脾燥湿之功,又有祛除表湿之能。厚朴为臣,苦温以燥湿,芳香以化湿。陈皮为佐,有理气之长,可助化湿,功能降气,以助胃腑。甘草为使,能补脾胃,和诸药。诸药合用,可达燥湿运脾、行气和胃之功。唐氏无论卧寐、耳病、泄泻,凡脾胃有湿浊之时,均加减用之。

石莲汤

人参（钱半）　黄芩（三钱）　黄连（二钱）　石莲（即莲米有黑壳者,三钱）

胃火甚,则拒格不纳食,用芩、连以清火,用人参、石莲以补胃,故治噤口不食。

【主治】本方主治噤口痢。

【精解】胃气以降为顺,唐氏认为"下痢不食,是火热浊攻,胃气被伤而不开"。《丹溪心法·痢》以石莲肉为治。《医宗金鉴》以大黄、黄连加好酒为治。唐氏以人参、石莲清补胃津,黄芩、黄连祛胃火,以期胃气复降,为后续治疗开辟道路。

大清凉散

木通（一钱）　泽兰（二钱）　车前子（三钱）　甘草梢（一钱）　白僵蚕（三钱）　金银花（二钱）蝉蜕（五钱）　全蝎（一钱）　川黄连（二钱）　炒栀子（三钱）　五味子（五钱）　龙胆草（二钱）　当归（三钱）　生地（三钱）　天门冬（三钱）　麦门冬（三钱）　牡丹皮（三钱）　黄芩（三钱）　知母（三钱）　黄酒（三钱）　蜂蜜（三钱）　童便（一杯）　泽泻（三钱）

诸药清热利水,使瘟毒伏热从小便去。妙三虫引药及酒达于外,使外邪俱豁然而解,是彻内彻外之方。

【主治】本方主治温病表里三焦大热之证。

【精解】本方为唐氏在《伤寒温疫条辨》大清凉散的基础上增麦门冬而成,全方旨在透彻三焦瘟毒。方中当归、生地黄、牡丹皮、泽兰凉血补血而不滞;金银花清热解毒,兼能散风;泽泻、木通、车前子通利水道,导心火从小便而去;黄连、黄芩、栀子、龙胆草清解三焦之火;五味子、麦门冬、天门冬、知母益肺中津气,使火气得降;童便咸寒,清心泻火;蜂蜜安惊痫,和百药;黄酒之用,胆大心细,敢于大热之证中,以辛温入血之品助药力之迅捷;妙在白僵蚕、蝉蜕、全蝎通行周身而息风。诸药合用,旨在使瘟热之邪从小水而去。

左归饮

熟地（八钱）　山药（三钱）　枸杞（三钱）　甘草（钱半）　茯苓（四钱）　山萸（三钱）

《难经》谓:左肾属水,右肾属火。景岳此方,取其滋水,故名左归。

方取枣皮酸以入肝，使子不盗母之气，枸杞赤以入心，使火不为水之仇。使熟地一味，滋肾之水阴。使茯苓一味，利肾之水质。有形之水质不去，无形之水阴亦不生也。然肾水实仰给于胃，故用甘草、山药从中宫以输水于肾。景岳方多驳杂，此亦未可厚非。

【主治】本方具有滋补肾阴的功效，主治真阴不足。

【精解】本方出自《景岳全书·补阵》。熟地黄甘温，归肝肾经，滋阴补血，填精益髓。山药甘平，入脾、肾经，既可补脾以助后天生化，又可滋阴补肾。枸杞甘平，归肝肾经，平补肝血肾精。山茱萸酸涩微温，入肝、肾经，补益肝肾。茯苓甘淡性平，助山药补脾健运。甘草甘平，调和诸药。诸药合用，共奏滋阴补肾之功。

血府逐瘀汤

当归（三钱）　生地（三钱）　桃仁（三钱）　红花（一钱）　枳壳（一钱）　赤芍（三钱）　柴胡（二钱）　桔梗（二钱）　川芎（一钱）　牛膝（二钱）　甘草（一钱）

王清任著《医林改错》，论多粗舛，惟治瘀血最长。所立三方，乃治瘀活套方也。一书中惟此汤歌诀"血化下行不作痨"句，颇有见识。凡痨所由成，多是瘀血为害，吾于血证诸门，言之綦详，并采此语以为印证。

【主治】本方具有活血化瘀、行气止痛的功效，主治胸中血瘀证。

【精解】本方出自《医林改错·血府逐瘀汤所治症目》，由桃红四物汤和四逆散化裁。桃仁苦甘性平，入心肝经，活血化瘀；红花辛温，入心肝经，活血散瘀止痛，和桃仁同用增强活血之力。川芎辛温，入肝经，活血行气止痛；赤芍苦微寒，入肝经，散瘀止痛；牛膝入血分，逐瘀通经。生地黄甘寒，入心肝肾经，凉血滋阴，合当归养血不伤正，合芍药凉血以化瘀。桔梗辛平，可载药上行，枳壳行气宽胸，配桔梗一升一降，以调气机。加辛散行气之柴胡可助枳壳、桔梗行气。甘草调和诸药。诸药联用，共奏活血化瘀之效。

膈下逐瘀汤

五灵脂（三钱）　当归（三钱）　川芎（一钱）　桃仁（三钱）　赤芍（二钱）　乌药（二钱）　牡丹皮（三钱）　元胡（二钱）　甘草（一钱）　香附（三钱）　红花（一钱）　枳壳（一钱）

王清任立方，即当、芎失笑散意。治中下焦瘀血可用。王清任极言瘀血之证最详，而所用药则仍浅近，然亦有可用云。

【主治】本方具有活血化瘀、行气止痛的功效，主治膈下瘀血证。

【精解】本方出自《医林改错·膈下逐瘀汤所治症目》。本方和血府逐瘀汤相比，去生地黄、牛膝、桔梗、柴胡，加五灵脂、元胡增强活血行气止痛之功，加乌药、元胡、香附加强行气之力，善于治疗膈下之瘀血。

土瓜根汤

桂枝（三钱） 白芍 土瓜根 䗪虫（各等分）

【主治】本方具有活血祛瘀通经的功效，主治瘀血内阻证。

【精解】本方出自《金匮要略·妇人杂病脉证并治》。桂枝温经通脉，白芍养血调经止痛，二者相伍调和营血。土瓜根苦寒，破血消瘀。《神农本草经》云："王瓜，味苦寒，主消渴内痹，瘀血，月闭……一名土瓜。"䗪虫咸寒，入肝经，破血逐瘀通经。诸药合用，共奏破瘀通经之效。目前，临床较少使用土瓜根，常以丹参、桃仁代替，或以桂枝茯苓丸加䗪虫。本方常用于瘀血所致月经不调。

大黄甘遂汤

大黄（二钱） 甘遂（一钱） 阿胶（三钱）

大黄下血，甘遂下水，君阿胶滋水与血以补之，泻不伤正。水血交结者，须本此法治之。

【主治】本方具有活血化瘀、缓消癥块的功效，主治血瘀湿滞，阻于胞宫证。

【精解】本方出自《金匮要略·妇人杂病脉证并治》。大黄苦寒，入血分，可逐瘀通经，兼清瘀热，专为攻瘀而设。甘遂苦寒，入肺肾经，可泻水逐饮。阿胶甘平，入肝经，既补血扶正，又可止血，防止大黄破血伤正。三药合用，药少力专，祛邪不伤正。本方可用于产后恶露不尽、经水不调、癥闭、鼓胀等病。

代抵当汤

大黄（一钱，酒炒） 莪术（一钱） 山甲珠（三片） 红花（一钱） 桃仁（三钱） 丹皮（三钱） 当归（三钱） 牛膝（二钱） 夜明砂（三钱）

山甲攻血。夜明砂是蚊被蝙蝠食后所化之粪。蚊食人血，蝙蝠食蚊，故粪能去血，啮死血。余药破下，务使瘀血不留。

【主治】本方具有化瘀涤热的功效，主治蓄血及妇女实证经闭。

【精解】大黄苦寒入血分，活血化瘀清热，酒炒增强行气活血之力。莪术辛苦入肝，破血行气，散瘀消癥；穿山甲咸寒，消癥通经。桃仁、红花、牡丹皮、牛膝活血散瘀，通经止痛，牡丹皮兼清瘀血所化之热。夜明砂辛寒入血，清肝散瘀消积。当归养血活血，使诸药活血不伤正。诸药合用，共奏清热破瘀之功。

化滞丸

巴豆（一钱，去油） 三棱（二钱） 莪术（二钱） 青皮（一钱） 陈皮（一钱） 黄

连（三钱）　半夏（三钱）　木香（二钱）　丁香（一钱）

蜜丸。攻一切寒热气滞之积。

【主治】本方具有行气消积的功效，主治气滞之积。

【精解】巴豆辛热入阳明经，峻下冷积。三棱、莪术辛苦，行气消积止痛，前者偏于入血分，后者偏于入气分，二者相伍，可行气血之积。青皮、陈皮、木香苦辛性温，入气分，行气消积。青皮偏于散肝之郁，疏理肝胆之气；陈皮、木香善于行脾胃之气。丁香辛温，入中焦，暖脾胃而行气滞。黄连苦寒，降泄胃火，可清消热积。半夏辛温入脾肺，消痞散结。以蜜和丸，可缓和诸药峻猛之性。诸药合用，清温并施，可使气滞得散。

大黄䗪虫丸

大黄（一钱）　黄芩（二钱）　甘草（一钱）　桃仁（三钱）　杏仁（三钱）　白芍（二钱）　干漆（一钱）　虻虫（一钱）　水蛭（三钱）　䗪虫（二钱）　蛴螬（二钱）　地黄（二钱）

蜜丸酒服，治干血痨。旧血不去，则新血断不能生。干血痨，人皆知其极虚，而不知其补虚正是助病，非治病也。必去其干血，而后新血得生，乃望回春。干血与寻常瘀血不同，瘀血尚可以气行之，干血与气相隔，故用啖血诸虫以蚀之。

【主治】本方具有活血消癥、祛瘀生新的功效，主治五劳虚极。

【精解】本方出自《金匮要略·血痹虚劳病脉证并治》。大黄苦寒，活血祛瘀，䗪虫咸寒，破血逐瘀，二者相配，增强逐瘀之力。桃仁苦甘性平，入心肝经，活血化瘀。蛴螬咸微温，破血消癥。水蛭、虻虫入肝经，破血逐瘀消癥。杏仁宣肺以调气机，地黄、芍药养血以滋营，佐黄芩以清瘀热。甘草、白蜜调和诸药。诸药合用，攻中有补，寓补于攻，祛瘀扶正，缓中补虚。

金蟾丸

干虾蟆（三钱）　胡黄连（二钱）　鹤虱（二钱）　雷丸（二钱）　芦荟（二钱）　肉豆蔻（二钱）　苦楝根（二钱）　芜荑（二钱）　雄黄（二钱）

治小儿疳虫，男子湿热所生之痨虫，以此杀之。夫痨虫有二，血化之虫，灵怪难治，必用鳖甲、鳗鱼、獭肝、百部、麝香诸灵药，而再加和血之品，以除其根，乃能克之。湿热之虫蠢而易治，用此方，即仿乌梅丸之意，而妙在干虾蟆，雄黄亦灵药，故治虫最效。

【主治】本方具有杀虫消积的功效，主治小儿疳虫、痨虫。

【精解】干虾蟆可以治疗泻痢、疳积，胡黄连可除疳热，鹤虱、雷丸、芦荟、苦楝根、芜荑具有疗疳杀虫消积的功效，肉豆蔻温中行气，有助于下气除虫，雄黄亦可杀虫。诸药合用，共奏杀虫、消积、除痞的功效。

白头翁汤

白头翁（三钱）　甘草（二钱）　阿胶（三钱）　青皮（三钱）　黄连（三钱）　黄柏（三钱）

清风火，平肝治痢。

【主治】本方具有清热解毒、凉血止痢、养血和中的功效，主治血虚热痢。

【精解】本方与《金匮要略·妇人产后病脉证并治》之白头翁加甘草阿胶汤相比，易秦皮为青皮，减清热燥湿之力，增行气之功。白头翁苦寒，入胃与大肠经，清热解毒，凉血止痢。黄连苦寒，入大肠经，厚肠胃止泻。黄柏苦寒，入下焦，清热燥湿止痢。青皮辛温行气消滞。阿胶甘平，补血止血。甘草甘平，调和诸药。全方具有清热解毒、凉血止痢、养血和中之功，常用于妇人产后血虚热痢。

移尸灭怪汤

山萸肉（三钱）　人参（三钱）　当归（三钱）　蝱虫（一钱）　水蛭（一钱）　晚蚕沙（三钱）　乳香（三钱）

蜜丸。日服三次，共重一两，七日而传尸之虫灭迹。

夫痨虫者，瘀血所化也，死而传染家人，亦染于血分，聚血为巢，生子蚀血。故蝱虫、水蛭下血即能下虫，此乃治虫之根，而蚕沙、乳香、枣皮又以味杀之，人参、当归则助正气以祛邪，为攻补兼施之法。《辨证奇闻》论，皆循末忘本，惟此丸能知血化为虫之所以然，而其自注却未能及此，毋亦象罔乃得元珠哉。

【主治】本方具有化瘀杀虫、益气补血的功效，主治传尸痨。

【精解】本方出自《辨证录·劳瘵门》。《辨证录·劳瘵门》云："古人传驱逐痨虫之药，多至损伤胃肾，所以未能取效。今用人参以开胃，用山茱萸以滋肾，且山茱萸又是杀虫之味，同蝱虫、水蛭以虫攻虫，则易于取胜。尤恐有形之物，不能深入于尸虫之内，加当归以动之，乳香以开之，引其直入而杀之也。复虑虫蚀补剂以散药味，更加二蚕沙者，乃虫之粪也，虫遇虫之粪，则弃而不食，而人参、归、萸得行其功，力助诸药以奏效也。"

紫参汤

紫参（三两）　甘草（八钱）

先煮紫参，后入甘草，温服。

【主治】本方具有清热祛湿、行气止痛的功效，主治下利肺痛。

【精解】本方出自《金匮要略·呕吐哕下利病脉证治》。《神农本草经》云："紫参，味苦辛寒，主心腹积聚。"紫参苦辛而寒，可祛心腹积聚，清胃中积热。甘草甘平，和中补气。两药相伍，解郁消滞。

当归四逆汤

当归（三钱）　白芍（三钱）　桂枝（二钱）　细辛（一钱）　生姜（三钱）　大枣（四枚）　木通（一钱）

治手足痹痛寒冷。

【主治】本方具有温经散寒、养血通脉的功效，主治血虚寒厥证。

【精解】本方出自《伤寒论·辨厥阴病脉证并治》，由桂枝汤去生姜倍大枣，加当归、细辛、通草组成。"手足痹痛寒冷"由血虚不能温养经脉所致。治疗以甘温之当归养血补虚，辛温之桂枝，温经通脉。细辛辛温入心经，可助桂枝温经通脉。白芍养血和营，助当归养血。《神农本草经》云："通草味辛平……通利九窍，血脉。"通草通利经脉，大枣养血补虚，倍用则加强养血之力。甘草益气健脾，兼以调和诸药。全方共奏养血通脉、温经散寒之功。需要注意的是，今之木通，古称通草，今之通草，古称通脱木。

抵当汤

大黄（二钱）　桃仁（三钱）　虻虫（三钱）　水蛭（三根）

【主治】本方具有破瘀下血的功效，主治下焦蓄血证。

【精解】本方出自《伤寒论·辨太阳病脉证并治》。大黄苦寒，入血分，逐瘀通经。桃仁苦甘平，入肝经，活血破瘀。此二者善治下焦瘀血。虻虫、水蛭破血逐瘀消癥，二者常相须为用。虻虫为吸血昆虫，善食家畜血液。《神农本草经》云："水蛭味咸平，主逐恶血，瘀血月闭，破血瘕积聚。"此二者入药有较强的破瘀消癥之力。

琥珀散

琥珀（一钱）　三棱（一钱）　莪术（一钱）　丹皮（二钱）　肉桂（一钱）　延胡索（一钱）　乌药（一钱）　当归（三钱）　赤芍（三钱）　生地（三钱）　刘寄奴（三钱）

方主行气下血，使经通而石瘕去。

【主治】本方具有下血行气的功效，主治石瘕。

【精解】石瘕多由寒瘀经脉所致。琥珀甘平，入肝经，活血散瘀。三棱、莪术破血行气，二者相须为用，破血之力较强。刘寄奴苦温，破血散瘀，通经止痛，助莪术、三棱散瘀止痛。肉桂辛甘大热，温通经脉，散寒止痛。元胡辛温，入肝经，活血行气，助三棱、莪术散瘀。乌药辛温入肾、膀胱经，行气散寒止痛。牡丹皮、赤芍活血散瘀，又可防止肉桂、元胡、乌药之辛温燥烈伤阴。当归养血活血，生地黄滋阴补血，二者补血以助扶正，又可防止三棱、莪术等破血伤正。诸药共奏行气下血、温阳补血之功。

叶氏养胃汤

麦冬（三钱）　扁豆（三钱）　玉竹（三钱）　甘草（一钱）　沙参（三钱）　桑叶（三钱）

清平甘润，滋养胃阴。在甘露饮、救肺汤之间。

【主治】本方具有滋阴养胃、生津润肺的功效，主治肺胃阴虚轻证。

【精解】本方出自《重订广温热论·验方》。麦冬、玉竹、沙参甘微寒，入肺胃经，具有滋阴养肺、益胃生津的功效。桑叶甘苦，性寒质轻，入肺经，清肺润燥。扁豆健脾和中，既可防止诸药滋腻碍胃，又可资后天生化之源。甘草甘平调和诸药。诸药联用，共奏滋养肺胃之功。本方较甘露饮多滋阴之品，比其清润力度大。与清燥救肺汤相比，少辛寒之石膏和甘润有情之阿胶，故滋养力稍弱，介于二者之间。

脾约丸

麻仁（三钱）　白芍（三钱）　大黄（一钱）　枳壳（一钱）　厚朴（二钱）　杏仁（三钱）

为末，蜜丸。润利大便。

【主治】本方具有润肠泄热、行气通便的功效，主治脾约证。

【精解】本方出自《伤寒论·辨阳明病脉证并治》。《素问·太阴阳明论》云："脾主为胃行其津液。"若胃热盛伤及津液，则致使脾不能布散津液。本方以小承气打底，泻阳明之热结，加质润多脂之麻仁以润肠通便。辅以杏仁，降肺气以助通便，白芍和中缓急。以蜜为丸，既缓其药性，又助通便。

三物汤

厚朴（二钱）　枳壳（一钱）　大黄（一钱）

【主治】本方具有行气除满、去积通便的功效，主治实热内积所致大便不通之证。

【精解】本方和小承气汤相比，所用药物相同，只是用量不同。小承气汤中大黄为厚朴的2倍，本方用量则相反。厚朴苦辛降气，善除腹胀。枳壳苦辛，行气宽中，助厚朴除满。以苦寒之大黄泻腑实，以治本。本方与《金匮要略·腹满寒疝宿食病脉证治》之三物汤相比，易枳实为枳壳，减其行气之力，可供老人、妇女、儿童及素体虚弱之人使用。

附子汤

附子（五钱，炮）　人参（三钱）　白术（三钱）　云苓（三钱）　白芍（三钱）

此仲景温肾之主剂。附子色黑大温，能补肾中之阳。肾阳者，水中之阳。泄水之阳者，木也，故用白芍以平之；封水之阳者，土也，故用白术以填之。水中之阳，恐水邪泛溢则阳越，茯苓利水，俾阳不因水而泛，阳斯秘矣。水中之阳，若无水津以养之，则阳不得其宅，故用人参以生水津，使养阳气，阳得所养，阳斯冲矣。六味、左归补肾阴以养气之法，都气丸所以得名也。附子汤、肾气丸，补肾阳以生气化气之法。

【主治】本方具有温经助阳、祛寒化湿的功效，主治阳虚寒湿内侵之痹证。

【精解】本方出自《伤寒论·辨少阴病脉证并治》。本方和真武汤相比，去生姜加人参。生姜具有温阳散水的功效，而"人参补气，以其生于北方，水中之阳"（《血证论·阴阳水火气血论》），可生水津以养肾阳，化寒湿。

栀子豆豉汤

栀子（五钱）　淡豆豉（五钱）

服后得吐为快。

【主治】本方具有清宣郁热的功效，主治热扰胸膈证。

【精解】本方出自《伤寒论·辨太阳病脉证并治》。栀子苦寒，清透郁热，除烦解热；淡豆豉苦辛性凉，宣发郁热。二者相伍，宣降结合，气机畅达，郁热得散，邪气外出，故见呕吐。此呕吐与服药前之呕吐机理不同，服药前之呕吐为郁热扰乱胃之气机所致，属病理性的，服药后之呕吐为药后正气得复之呕吐。

甘麦大枣汤

大枣（五枚）　甘草（三钱）　小麦（五钱）

三药平和，养胃生津化血。津水血液，下达子脏，则脏不燥，而悲伤太息诸症自去。此与麦门冬汤滋胃阴以达胞室之法相似，亦与妇人乳少，催乳之法相似。乳多即是化血之本，知催乳法，则知此汤生津润燥之法。

【主治】本方具有养心安神、缓急和中的功效，主治脏躁。

【精解】本方出自《金匮要略·妇人杂病脉证并治》。大枣味甘，性温质润，主入心脾经，可益气健脾，养血安神。甘草味甘性平，可和中缓急。小麦味甘性凉，入心经，可养心除烦。三药合用，具有养心安神、缓急和中之效。

桃奴散

肉桂（一钱）　五灵脂（三钱）　香附子（三钱）　砂仁（一钱）　桃仁（三钱）　延胡索（三钱）　桃奴（三钱）　雄鼠屎（一钱）

【主治】本方具有行气活血的功效，主治血臌病。

【精解】本方出自《医学正传·肿胀》，原方为丸剂，此处改为散剂。《女科指要》云："血瘀肝脾，不能鼓运气化，而成血臌……桃奴抑心气以生血。"桃奴、桃仁、五灵脂、延胡索、香附活血行气止痛，雄鼠屎咸苦以行瘀，砂仁醒脾以助经气之运行，肉桂温经以助血行。诸药联用，共奏行气化瘀之效。正如《女科指要》所云："为散以消之，酒煎以行之，使瘀结顿化，则经脉自通，而经闭无不行，胀满无不退矣。"

三一承气汤

芒硝（三钱）　大黄（二钱）　枳壳（钱半）　厚朴（二钱）　甘草（一钱）

攻下火结之通剂。

【主治】本方具有泄热通便的功效，主治热邪与积滞互结证。

【精解】本方出自《宣明论方·伤寒门》，由大承气汤加甘草而成。大承气汤治痞满燥实，加甘缓之甘草，缓下热结。本方合大承气汤、小承气汤、调胃承气汤为一，故曰三一承气汤。

都气丸

熟地（五钱）　山药（三钱）　云苓（三钱）　丹皮（三钱）　山萸肉（三钱）　泽泻（三钱）　五味子（一钱）

人身呼吸之气，司于肺而实根于肾，此气乃肾中一点真阳，而深赖肾中之水阴充足，涵阳气而潜藏于下。故气出口鼻，则有津液，气着于物，则如露水。以气从水中出，水气足，故气亦带水阴而出。其纳入于肾也。有水封之，而气静秘，故肾水足者，其气细。龙能蛰，龟能息，世传仙术，有五龙蛰，有龟息，皆是敛气之法，即皆是保养肾水之法。气者水之所化，吾故有气即是水之论。此丸用六味地黄汤，补水以保其气，利水以化其气，加五味收敛以涵蓄其气，则气自归元，而不浮喘，名曰都气，谓为气之总持也。肾气丸为阳不足者立法，此丸为阴不足者立法，而皆以气得名。盖一是补阳以化气，一是补阴以配气。

【主治】本方具有滋肾纳气的功效，主治肺肾两虚证。

【精解】本方出自《症因脉治·气虚眩晕》。本方以六味丸为基础，减熟地黄、山药、山萸肉之量，加五味子，与六味丸原方相比，滋补力减弱，补肾纳气之功增强。

补中益气汤

黄芪（三钱）　人参（三钱）　炙草（一钱）　白术（三钱）　当归（三钱）　陈皮（一钱）　升麻（一钱）　柴胡（二钱）　生姜（三钱）　大枣（三枚）

柯韵伯曰：阳气下陷阴中，谷气不盛，表证颇同外感。用补中之剂，得发表之品，而中益安。用益气之剂，赖清气之品，而气益倍。此用药相须之妙也。是方也，用以补脾，使地道卑而上行。亦可以补心肺，损其肺者，益其气，损其心者，调其营卫也。亦可以补肝，木郁则达之也。惟不宜于肾，阴虚于下，不宜升，阳虚于下者，更不宜升也。

【主治】本方具有补中益气、升阳举陷的功效，主治脾胃气虚证、气虚下陷证、气虚发热证。

【精解】本方出自《脾胃论·饮食劳倦所伤始为热中论》。黄芪、人参味甘性微温，入脾、肺经，可补脾气，二者为补脾之要药，黄芪又可升阳气。炙甘草甘平，亦入脾、肺经，益气补脾。黄芪补体表之气，人参补里气，甘草补中焦之气，三者联用大补一身之气。白术味甘、苦，为补气健脾第一要药，可资气血生化之源。血为气之母，能载气，所补无形之气需借助当归养血，方能有所依附。佐以陈皮，理气和胃，防止壅滞。以升麻、柴胡升举阳气，专为气虚下陷而设，且二者皆为引脾经之要药。再加生姜和大枣调和营卫之气，以资化源。

清燥养荣汤

知母（三钱）　花粉（三钱）　当归（三钱）　白芍（三钱）　生地（三钱）　陈皮（二钱）　甘草（一钱）　灯心（一钱）

【主治】本方具有清热凉血、养阴润燥的功效，主治阴枯血燥，日光皮炎。

【精解】本方出自《温疫论·解后宜养阴忌投参术》。其中知母苦甘性寒，清热泻火，滋阴润燥。花粉甘微苦，性微寒，清热泻火，生津润燥；生地黄甘寒，清热凉血，养阴生津。此二者专为燥伤阴分而设。当归、白芍滋阴养血。陈皮辛温，健脾和胃，防止诸寒凉药伤胃。灯心草甘淡，性微寒，入心与小肠经，将燥伤阴分所生之热从小便导出。甘草调和诸药。诸药联用，共奏清热凉血、养阴润燥之功。

大魂汤

甘草（二钱）　桂枝（三钱）　茯苓（三钱）　干姜（一钱）　人参（三钱）　附子（二钱）

火为阳，而阳生于肝脾，脾陷而肝木不生，温气颓败，则阳无生化之源，此方补之。

【主治】本方具有温阳健脾的功效，主治脾阳虚证。

【精解】人参大补元气，补益脾气；甘草健脾益气，伍人参补气健脾之力增；茯苓渗湿利窍，健脾化痰；干姜辛热，温中健脾，配大辛大热之附子，则温中之力强，且有温补命门之火以补土的功效；桂枝助干姜、附子温阳健脾。诸药合用，共奏温阳健脾之功。

豁痰丸

当归（三钱） 知母（二钱） 天花粉（三钱） 白前根（三钱） 麦冬（三钱） 枳壳（一钱） 杏仁（三钱） 瓜蒌霜（一钱） 竹沥（三钱） 桔梗（二钱） 射干（三钱） 云苓（三钱） 石斛（三钱） 甘草（一钱）

轻清润降，为治痰妙法。

【主治】本方具有清热润肺、豁痰降气的功效，主治痰热蕴肺证。

【精解】肺主宣降，调畅气机，通调水道。其为娇脏，不耐寒热燥湿，易受六淫邪气侵犯。热邪壅肺，或燥伤肺阴而热，或湿郁化热，皆可使肺气失降而喘，通调水道失和而生痰，治以清热润肺，豁痰降气。竹沥、瓜蒌霜甘寒，清热涤痰开窍；射干苦寒降泄，清肺热，降气祛痰；茯苓味淡性平，利湿健脾以绝生痰之源；知母苦甘性寒，清肺润燥，泻火降气；天花粉味甘微苦，性微寒，清肺热，泻肺火；麦冬、石斛甘寒入肺，养肺阴而清肺热，加当归补血养阴；桔梗苦辛性平，宣肺祛痰；杏仁味苦，善降泄上逆之肺气，与桔梗相伍，一升一降，调理肺之气机；枳壳、白前根味苦，降气消痰，可助杏仁降肺气；甘草甘平，调和诸药。诸药配伍，共奏清热润肺、豁痰降气之功。

烧裈散

取近阴处裈裆，方寸许，烧灰存性为末，开水送下，女病取男，男病取女。以阴头微肿则愈。治阴阳易反，男女相传各病。

【主治】本方具有导邪外出的功效，治疗阴阳易。

【精解】本方出自《伤寒论·辨阴阳易瘥后劳复病脉证并治》。本方治疗阴阳易的病案报道较少，但使用者的临床反馈疗效甚佳，其科学依据尚未被发现，相关的科学研究较少。

三才汤

天冬（五钱） 人参（三钱） 地黄（五钱）

【主治】本方具有补益气阴的功效，主治气阴两伤证。

【精解】本方出自《温病条辨·下焦暑温伏暑》。以方中药物名字含有天、地、人三字，故称三才汤。本方原为热病久羁，消烁真阴而设，临证见气阴两虚证即可参考本方加减。方中天冬、干地黄甘寒滋阴，且剂量较大，人参补气生津。全方虽具有气阴双补之功，却偏于滋阴。吴鞠通言："欲复阴者，加麦冬、五味子。欲复阳者，加茯苓、炙甘草。"

清化汤　升降散

僵蚕（三钱）　蝉蜕（七个）　姜黄（二钱）　大黄（一钱）　金银花（一钱）　白芍（二钱）　泽兰（二钱）　陈皮（一钱）　元参（三钱）　胆草（二钱）　黄芩（二钱）　当归（三钱）　黄连（钱半）　栀子（二钱）　生地（三钱）　柴胡（二钱）　甘草（一钱）

前四味名升降散，去姜黄、大黄名清化汤。均用白蜜、陈酒冲服。凡瘟疫里热等证，用此汤，去伏热，清邪毒，生津养血。

【主治】本方具有清热解毒、生津养血的功效，主治瘟疫里热证。

【精解】本方由升降散合龙胆泻肝汤化裁而成。龙胆草、栀子、黄芩、黄连苦寒，清热泻火，燥湿解毒；金银花疏散风热，清热解毒；升降散可升清降浊，疏风清热；柴胡疏通肝胆气机，防止苦寒降泄郁遏肝气；泽兰、姜黄、大黄活血消瘀，泽兰亦可利水；生地黄、元参滋阴清热，生津养血；当归、白芍养肝血，防诸苦寒药燥湿伤肝；陈皮行气；甘草益气兼调和诸药。诸药合用，共奏清热解毒、养血生津之效。

玉泉散

天花粉（三钱）　粉葛根（三钱）　麦门冬（三钱）　生地黄（四钱）　五味子（五分）　甘草（钱半）

方取甘寒滋润，生胃津以止渴。妙葛根升达，使水津上布。

【主治】本方具有生津止渴的功效，主治胃阴虚证。

【精解】天花粉、麦冬甘寒入胃，益胃生津止渴。生地黄甘寒，养阴生津。葛根甘凉入脾胃，生津养阴。五味子甘酸，甘能益气，酸可生津。甘草甘平，益气补中，兼调和诸药。诸药合用，共奏养阴、生津、止渴的功效。

清心饮

当归（三钱）　生地（三钱）　白芍（二钱）　莲心（三钱）　连翘心（一钱）　茯神（二钱）　枣仁（三钱）　草节（一钱）　麦冬（三钱）　川贝母（一钱）　竹叶心（一钱）　龙骨（三钱）

心血虚，有痰火不卧寐，用此药清补之，最妙。

【主治】本方具有养心补血、清心化痰的功效，主治心虚痰扰证。

【精解】当归、生地黄、白芍、麦冬滋阴养血，茯神、枣仁养血安神，龙骨重镇安神，莲心、连翘心、竹叶心清心火，川贝母清热化痰，甘草和中止咳。诸药相伍，共奏养心补血、清心化痰之功。

地黄饮

安桂（五分）　附子（一钱）　苁蓉（二钱）　茯苓（三钱）　地黄（三钱）　麦冬（三钱）　五味（五分）　远志（一钱）　菖蒲（一钱）　枣皮[1]（三钱）　巴戟（三钱）　石

斛（三钱）　薄荷（一钱）

勿久煎，即取服之。

【注释】

［1］枣皮：指山茱萸。

【主治】本方具有滋补肾阴、温养肾阳、豁痰开窍的功效，主治下元虚衰，痰浊上泛之喑痱证。

【精解】本方出自《黄帝素问宣明论方·喑痱证》。地黄味甘入肾，生者性寒，熟者性温，具有滋阴补肾的功效；山茱萸酸涩，入肝肾经，补益肝肾；肉苁蓉味甘咸，性温质润入肾，可温肾阳；巴戟天甘温入肾，温肾壮阳；附子、肉桂辛甘大热，可助肉苁蓉、巴戟天温肾壮阳；麦冬、石斛甘寒养阴，五味子酸甘敛阴，共助地黄、山茱萸养阴；菖蒲、远志豁痰开窍，交通心肾；茯苓利水渗湿，宁心安神；薄荷味辛质轻，具有升散之性，可助解郁开窍。诸药相伍，共奏滋阴温阳、豁痰开窍、交通心肾之功。

黄连阿胶汤

黄连（二钱）　黄芩（二钱）　白芍（三钱）　阿胶（三钱）　鸡子黄（二枚）

煎成待温，入鸡子黄搅匀服。治心烦不寐，大清心火，生心中之阴液以安神，仲景之大剂也。

【主治】本方具有滋阴降火、除烦安神的功效，主治阴虚火旺，心肾不交证。

【精解】本方出自《伤寒论·辨少阴病脉证并治》。黄连苦寒入心，清心降火；黄芩苦寒亦入心，助黄连泻心火；阿胶甘平，入肝肾经，养血滋阴补血；白芍酸甘性寒，入肝经，养血和营，可助阿胶补血；鸡子黄味甘性平，入心肾经，属阴柔之品，可滋阴养血，养心补肾安中。诸药相伍，心火得降，肾水得升，水火既济。

仁熟散

柏子仁（三钱）　熟地（四钱）　枸杞（三钱）　五味子（一钱）　山萸肉（三钱）　桂心（二钱）　人参（三钱）　茯神（三钱）　菊花（一钱）　枳壳（一钱）

酒服。治肝胆虚，恐畏不敢独卧。并补心以实其子，则肝胆益旺。而菊花散风以宁之，枳壳和胃以安之，又是闲中一子。

【主治】本方具有补益肝胆、养心安神的功效，主治胆虚恐惧，头目不利。

【精解】本方出自《医学入门》。熟地黄、山茱萸、枸杞子滋补肝肾，加桂心以温阳，助熟地黄、山茱萸等滋阴药化阴。柏子仁养心安神，人参益气养神，五味子、茯神宁心安神，枳壳和胃安神，菊花散风热以宁心。诸药合用，共奏补肝、养心、安神之功。

清瘟败毒散

石膏（八钱）　知母（三钱）　生地（五钱）　犀角（一钱）　黄连（三钱）　栀子（三钱）　桔梗（三钱）　黄芩（三钱）　赤芍（三钱）　元参（三钱）　连翘（二钱）　丹皮（三钱）　甘草（一钱）　竹叶（三钱）

【主治】本方具有清热解毒、凉血泻火的功效，主治瘟疫热毒，气血两燔证。

【精解】本方出自《疫疹一得·诊疫诸方》，原名清瘟败毒饮。本方重用辛寒之石膏配知母、甘草，取法白虎汤，清气分热而生津。以苦寒之黄连、黄芩、栀子清泻三焦之火，取法黄连解毒汤。以犀角（现用水牛角代替）、生地黄、赤芍、牡丹皮（即犀角地黄汤）清热解毒，散瘀凉血。佐以连翘、竹叶助石膏、知母清散气分之热，玄参助犀角地黄汤清血分之热，桔梗载诸药上行，助清上炎之火。诸药共奏气血两清、清热解毒之功。

酸枣仁汤

枣仁（四钱）　甘草（一钱）　知母（三钱）　茯神（五钱）　川芎（一钱）

清火和血安神，则能寐矣。

【主治】本方具有养血安神、清热除烦的功效，主治虚劳失眠。

【精解】本方出自《金匮要略·血痹虚劳病脉证并治》。酸枣仁味甘、酸，性平，入心、肝经，可养心安神，益肝养血。茯苓味甘淡，性平，入心经，可宁心安神。知母苦寒，滋阴清热除烦。川芎味辛，入肝经，活血行气，配酸枣仁，一散一敛，补肝血，敛肝阴，行肝气。甘草甘缓，调和诸药，共奏养血安神、清热除烦之效。

甘草泻心汤

甘草（二钱）　黄芩（三钱）　人参（三钱）　干姜（二钱）　半夏（三钱）　黄连（三钱）　大枣（三枚）

胃虚不能调治上下，水寒上逆，火热不得下降，结而为痞。用姜、半以折水，用芩、连以清火，而参、枣、甘草以从中和之。

【主治】本方具有补中和胃、降逆消痞的功效，主治胃气虚弱痞证。

【精解】本方出自《伤寒论·辨太阳病脉证并治》。此方与甘草泻心汤原方相比，甘草量不大，更像是半夏泻心汤。

生姜泻心汤

生姜（三钱）　半夏（三钱）　甘草（二钱）　人参（三钱）　黄芩（二钱）　干姜

（二钱） 黄连（三钱） 大枣（三枚）

【主治】本方具有和胃降逆、散水消痞的功效，主治水热互结之痞证。

【精解】本方出自《伤寒论·辨太阳病脉证并治》。本方和半夏泻心汤相比加生姜三钱。生姜味辛性温入胃，可降逆止呕，化水消饮。生姜、半夏辛散水气，黄连、黄芩苦降胃气，人参、甘草、大枣甘补中气。诸药联用，共奏和胃降逆、散水消痞之效。

桂苓甘草五味汤

桂枝（三钱） 茯苓（四钱） 五味（一钱） 甘草（二钱）

【主治】本方具有敛气平冲的功效，主治下焦阳虚，冲气上逆诸症。

【精解】本方出自《金匮要略·痰饮咳嗽病脉证并治》。桂枝辛甘性温，入膀胱经，可助膀胱温阳化饮，平冲降逆。茯苓味淡性平，入脾经，健脾利水。五味子酸涩入肾，敛气降冲。甘草甘平，补中气以制水气，又可调和诸药。诸药相伍，共奏敛气平冲之功。

小结胸汤

黄连（三钱） 半夏（三钱） 瓜蒌（八钱）

【主治】本方具有清热化痰、宽胸散结的功效，主治痰热互结之小结胸病。

【精解】本方出自《伤寒论·辨太阳病脉证并治》，原名小陷胸汤。瓜蒌甘寒，入肺经，清热涤痰，宽胸散结。黄连苦寒，入上焦，清热泻火燥湿，配瓜蒌可增强清热化痰之力。半夏味辛，化痰降逆，消痞散结，合瓜蒌则祛痰之力强，配黄连则散痞之力增。三药联用，共奏清热化痰、宽胸散结之功。

大陷胸汤

大黄（二钱） 芒硝（二钱） 甘遂（一钱）

【主治】本方具有泄热逐水的功效，主治大结胸证。

【精解】本方出自《伤寒论·辨太阳病脉证并治》。甘遂苦寒，入脾、肺、肾、膀胱经，泄热逐水散结，《珍珠囊》云："水结胸中，非此不能除。"大黄苦寒，荡涤胸腹之实热，芒硝咸苦寒，入阳明经，泄热通滞，二者相须为用，可泄热通滞，软坚散结。三药相伍，共奏泄热逐水之效。

左金丸

吴茱萸（一钱） 川黄连（六钱）

病左胁痛及呕酸苦者，肝火也。以金平木，清火生金，其理至妙。

【主治】本方具有清肝泻火、降逆止呕的功效，主治肝火犯胃证。

【精解】本方出自《丹溪心法·火六》。本方黄连用量为吴茱萸的六倍，味苦性寒，入心、肝、胃经，直折火热。吴茱萸辛苦热，入肝胃经，可疏肝解郁，苦降胃火，同时又可制约黄连苦寒之性，还能够引黄连入肝经。二药相伍，辛开苦降，药简效宏，共奏清肝泻火、降逆止呕之功。

萆薢分清饮

菖蒲（二钱） 草梢（三钱） 乌药（二钱） 益智（一钱） 青盐（少许）

【主治】本方具有温肾利湿、分清化浊的功效，主治下焦虚寒之膏淋。

【精解】本方出自《杨氏家藏方·补益方三十六道》，原方名萆薢分清散。《丹溪心法》收录此方，改名为"萆薢分清饮"。萆薢苦平，入肾经，利湿祛浊。菖蒲辛苦性温，入胃经，祛浊化湿。乌药辛温，入肾、膀胱经，温肾散寒，能除膀胱之寒。益智仁辛温，入肾经，可温肾固精缩尿，助乌药散膀胱之寒。青盐味咸，可引药入肾。诸药联用，共奏温肾散寒、祛湿化浊之功。

地魄汤

甘草（一钱） 半夏（三钱） 麦冬（三钱） 芍药（三钱） 五味子（一钱） 元参（三钱） 牡蛎（三钱）

清君相之火，降肺胃之逆，益水敛神而生津，此补阴法也。

【主治】本方具有滋阴降火、降逆止呕的功效，主治君相火盛，肺胃气逆证。

【精解】本方出自《四圣心源·阴虚》。麦冬甘寒入心，养阴生津，清心除烦。五味子酸甘入少阴，益气生津，宁心安神。元参甘咸寒入肾，清热凉血，滋阴降火，与麦冬相伍清君相之火。赤芍苦寒入肝，清热养阴，凉血散瘀。牡蛎咸寒入肝，育阴潜阳，助元参安相火。半夏辛温，入肺、胃经，降逆止呕。甘草甘平，祛痰止咳，调和药性。

葛根汤

葛根（三钱） 麻黄（一钱） 白芍（三钱） 桂枝（二钱） 甘草（一钱） 大枣（三枚） 生姜（三片）

风寒中太阳经，背项痛、发痉者，皆以此汤为主。盖麻、桂为太阳发表之通剂，加葛根，则能理太阳筋脉之邪。

【主治】本方具有解表散寒、升津舒经的功效，主治寒邪侵袭太阳经导致经气不利。

【精解】本方出自《伤寒论·辨太阳病脉证并治》。本方由桂枝汤加葛根、麻黄组成。麻黄、桂枝辛温，入肺、膀胱经，解表散寒。葛根甘辛凉，入肺经，解肌退热，既助麻桂解表，又升津疏经。白芍酸甘微寒，养阴和营，配甘草、大枣酸甘化阴，以滋汗源。生姜辛温入肺，解表散寒，可助麻、桂解表邪。诸药合用，共奏解表散寒、升津舒经之功。

大秦艽汤

生地（三钱）　熟地（三钱）　川芎（一钱）　当归（三钱）　白芍（三钱）　白术（三钱）　云苓（三钱）　甘草（一钱）　秦艽（二钱）　羌活（二钱）　独活（钱半）　防风（三钱）　白芷（二钱）　细辛（五分）　黄芩（三钱）

【主治】本方具有祛风清热、养血活血的功效，主治风邪初中经络证。

【精解】本方出自《素问病机气宜保命集·中风论》。秦艽辛苦入肝，祛风湿止痛，以辛温之防风、羌活、独活、白芷、细辛助秦艽祛风解表。熟地黄、当归、川芎、白芍为四物汤的组成，养血活血，补肝柔筋，此乃"治风先治血，血行风自灭"之意，又可防止诸辛温药燥烈伤阴。以白术、甘草、茯苓益气健脾，助脾生化以扶正。甘寒之生地黄、辛凉之石膏、苦寒之黄芩并用以清热。甘草可调和诸药。诸药联用，共奏祛风清热、养血活血之功。

越鞠丸

苍术（三钱）　香附（三钱）　川芎（二钱）　神曲（三钱）　炒栀子（三钱）

【主治】本方具有行气解郁的功效，主治六郁证。

【精解】本方出自《丹溪心法·六郁》。香附辛苦甘平，入肝经，疏肝解郁，理气止痛，专为气郁而设。苍术辛苦温，入脾胃经，燥湿健脾，专为湿郁而设。川芎辛温，入血分，活血行气止痛，可解血郁。神曲甘温入脾胃，可消食和胃以解食郁。炒栀子苦寒入气分，清热泻火，治疗火郁。诸药合用，行气解郁，活血散瘀，祛湿清热，消食健脾，五药治六郁。五郁解则痰郁自除。

十枣汤

大戟（一钱）　芫花（一钱）　甘遂（一钱）　大枣（十枚）

共为末，大枣十枚，煎浓汤送下一字，下水饮如神。

【主治】本方具有攻水逐饮的功效，主治悬饮、水肿等病。

【精解】本方出自《伤寒论·辨太阳病脉证并治》。甘遂、大戟苦寒，攻逐水饮，甘遂善逐经遂之水，大戟善祛脏腑之水，芫花辛温善消胸胁之饮。三药联用，共逐胸腹之水。以甘缓之大枣煎汤送服，既可补脾缓中，防止三药峻猛伤脾胃，又可缓和药性，且有培土制水之意。四药合用，泻水逐饮不伤正。

四神丸

故纸（四钱）　吴萸（三钱）　肉蔻（三钱，去油）　五味（一钱）

各等分[1]，为末，蜜丸。治脾肾虚泻。

【注释】

[1]各等分：此三字疑为衍文。

【主治】本方具有温肾暖脾、固肠止泻之功，主治五更泻。

【精解】本方出自《证治准绳·类方》。肉豆蔻味辛性温，入脾胃大肠经，可涩肠止泻。补骨脂味辛性温，入脾肾经，可温脾止泻。五味子酸甘性温，入肾经，能涩肠止泻。吴茱萸味辛性热，入脾肾经，可温补脾肾，助阳止泻。四药合用，共奏温肾暖脾、涩肠止泻之功。

金箔镇心丹

胆南星（一钱）　朱砂（三钱）　琥珀（三钱）　竹黄（三钱）　牛黄（五分）　珍珠（一钱）　麝香（少许）　金箔（一钱）

蜜丸，金箔为衣，薄荷汤下。治癫痫、惊悸、怔忡，一切痰火之疾。

【主治】本方具有清热化痰、安心镇神之功，主治癫痫、惊悸怔忡。

【精解】本方出自《万病回春》。胆南星、天竺黄清热化痰，朱砂、琥珀、牛黄、珍珠、金箔清心镇惊安神，麝香辛香走窜，开窍醒神，薄荷疏散风热，有助于内热发散。诸药合用，共奏清热化痰、定惊安神之功。

黄芪五物汤

即桂枝汤加黄芪。

【主治】本方具有益气温经、和血通痹的功效，主治血痹。

【精解】本方出自《金匮要略·血痹虚劳病脉证并治》。本方实际上是由桂枝汤去甘草倍生姜加黄芪组成。黄芪甘温入脾、肺经，益气健脾，益卫固表。桂枝辛温入肺经，解肌发表，散风寒，通经痹，配黄芪则温阳固表。桂枝得黄芪则益气固卫，黄芪得桂枝则固表不留邪。白芍酸甘，养血和营，伍桂枝则调和营卫。生姜辛温，助桂枝解表；大枣甘温，益气养血，助白芍养血。姜枣相伍也可调和营卫。诸药合用，共奏益气温经、和血通痹之功。

五蒸汤

人参（三钱）　生地（三钱）　石膏（三钱）　知母（二钱）　粉葛根（三钱）　黄芩（二钱）　甘草（一钱）　竹叶（三钱）　粳米（三钱）　小麦（三钱）　赤茯苓（三钱）

五蒸之名，一曰骨蒸，二曰脉蒸，三曰皮蒸，四曰外蒸，五曰内蒸。统以此方治之。

【主治】本方具有清热解蒸的功效，主治虚劳骨蒸。

【精解】《外台秘要·虚劳骨蒸方七首》载本方出自《古今录验》。由白虎加人参汤加生地黄、粉葛根、黄芩、竹叶、小麦、赤茯苓组成。白虎加人参汤清气分实热，益气生津。黄芩苦寒，清上焦之湿热。赤茯苓甘淡，通利三焦之湿。竹叶甘淡寒，入心、小肠经，清泻心火，利小便，使湿热从小便出。小麦味甘微寒，可养心除烦。生地黄甘寒，入肾经，可清虚热。葛根甘辛而凉，解肌退热，解外蒸。

益气安神汤

当归（三钱）　茯苓（三钱）　生地（三钱）　麦冬（三钱）　枣仁（三钱）　远志（一钱）　人参（三钱）　黄芪（三钱）　甘草（一钱）　胆南星（三钱）　黄连（二钱）　竹叶（三钱）　生姜（三片）　大枣（三枚）

【主治】本方具有益气养心、化痰安神的功效，主治心虚痰扰证。

【精解】本方出自《寿世保元·惊悸》。当归甘温，养血补心，生地黄、麦冬甘寒入心，养阴生津，三者滋养心阴，助心生血。枣仁、远志宁心安神益智，共养心神。人参补元气，黄芪补体表之气，甘草补中气，三者相伍，大补一身之气。茯苓甘淡，健脾宁心安神，既助枣仁、远志安神，又助甘草健脾。胆南星苦凉入肝，清热化痰。黄连苦寒，清心除烦，竹叶甘淡性寒入心，清心利尿，导心火从小便出。生姜、大枣调和营卫。诸药联用，共奏益气养心、化痰安神之功。

醋黄散

大黄（一钱）　郁金子（一钱）　降香（一钱）　三七（一钱）　当归（三钱）　牛膝（二钱）

均用醋炒为末，酒、童便冲服。下瘀止血。

【主治】本方具有下瘀止血的功效，主治吐血。

【精解】大黄苦寒，入血分，可止血祛瘀；郁金子苦寒，归心肝经，凉血活血，降火热以止血；降香辛温入肝，行瘀止血；三七味甘微苦性温，入肝经，散瘀止血；当归甘温，补血和血；牛膝酸苦，入肝经，具有降泄之性，可引血下行，逐瘀通经。诸药醋炒可引药入肝，增强活血的作用，以散剂药末取其散瘀之意。酒和童便皆可活血散瘀，用二者冲服，可增强药效。诸药共用，共奏下瘀止血之功。

小青龙汤

桂枝（三钱）　麻黄（二钱）　干姜（三钱）　白芍（三钱）　细辛（五分）　半夏（三钱）　五味（一钱）　甘草（一钱）

温散寒水，外去风寒，内泻水饮之大剂。

【主治】本方具有解表散寒、温肺化饮的功效，主治外寒内饮证。

【精解】本方出自《伤寒论·辨太阳病脉证并治》。平素有水饮之人，感受寒邪，易引动水饮，水寒相搏，易伤于肺。故云"形寒寒饮则伤肺"（《难经·四十九难》）。治以外散风寒，内化水饮。麻黄、桂枝辛温，入肺、膀胱经，解表散寒，且麻黄可宣肺平喘，桂枝可温阳化气，以利内饮。以辛热之干姜、辛温之细辛温肺化饮，又能助麻、桂以解表。半夏辛温，燥湿化痰以消内饮。佐以酸甘之五味子、白芍，敛肺止咳，又可防止诸辛温药温燥伤津。甘草甘平，益气补中，调和诸药。诸药相伍，共奏外散风寒、内化水饮之功。

九气丸

姜黄（三钱）　香附（四钱）　甘草（二钱）

通治气不和作痛。

【主治】本方具有行气止痛的功效，主治气滞证。

【精解】《素问·举痛论》有九气为病之说，此方针对气的病变而设，故名九气丸。姜黄辛苦性温，入肝经，活血行气，通经止痛。香附辛苦甘平，入肝经，疏肝解郁，调经止痛。甘草益气健脾，缓和药性，又可防止香附理气耗气。诸药合用，共奏行气止痛之功。

香苏饮

香附子（二钱）　紫苏（三钱）　陈皮（二钱）　甘草（一钱）　葱白（二根）　生姜（三片）

发表轻剂。

【主治】本方具有疏散风寒、理气和中的功效，主治外感风寒，气郁不舒证。

【精解】本方和《太平惠民和剂局方》之香苏散相比，多了葱白和生姜，发表力量更强。苏叶辛温，入脾、肺经，外散风寒，内理气滞；香附辛苦甘平，入肝、脾经，疏肝理气解郁。二者相伍，香附助苏叶调畅气机，苏叶助香附散外邪。佐以辛温之陈皮，理气燥湿，醒脾和胃，可助香附行气滞。甘草和中，健脾益气，可防止香附、陈皮理气耗气，又具调和之性。诸药合用，共奏外散风寒、内理气滞之功。

指迷茯苓丸

茯苓（五钱）　风化硝（三钱）　半夏（三钱）　枳壳（一钱）

【主治】本方具有燥湿行气、软坚消痰的功效，主治中焦停痰、伏饮。

【精解】本方出自《证治准绳·臂痛》，又称茯苓丸、治痰茯苓丸。脾为生痰之源，肺为贮痰之器，治痰需从脾肺论治。茯苓甘淡，入脾肺经，渗湿利窍，健脾祛痰以绝生痰之源。半夏辛温入肺，燥湿化痰，祛贮存于肺之痰，配茯苓则使痰无所存。玄明粉咸寒，软坚润下。枳壳苦辛微寒入中焦，理气宽中，行气消痰。以生姜汁和丸，取其化痰之呕之功。诸药相伍，共奏燥湿行气、软坚消痰之功。

肾着汤

白术　红枣　甘草　附子（各等分）

【主治】本方具有培土制水的功效，主治脾虚水泛证。

【精解】本方在《金匮要略·五脏风寒积聚病脉证并治》之肾着汤的基础上，去茯苓、干姜，加红枣、甘草。白术甘苦性温入脾，补气健脾以制水；甘草甘平，健脾益气，助白术补脾；大枣甘温，益气补中，三药相伍，使脾复运化；附子辛大热，入脾、肾经，温阳散寒，温脾阳以助脾化水饮，温肾助肾阳化饮、利水。诸药相伍，以达温肾利水、培土制水之功。

天灵盖散

天灵盖[1]（檀香水洗，酥炙，三钱）　槟榔（二钱）　阿魏（一钱）　麝香（少许）　安息香（一钱）　甘遂（一钱）　朱砂（一钱）

上为末，用桃枝、柳枝、桑根皮、榴根皮、葱白、薤白、童便煎汤送下三钱，忍吐待下。子时服，巳时当下痨虫，更进一服除根。如泻不止，用龙骨、黄连末，白汤下以止之，白粥补之。如不用天灵盖，以虎头骨代之，再加鳗鱼骨，是尤理得心安。

【注释】

［1］天灵盖：人或动物的头顶骨、脑盖骨。《证类本草》认为天灵盖可以治疗"传尸，尸疰，鬼气伏连，久瘴劳疟，寒热无时者"。

【主治】本方主治传尸痨。

【精解】天灵盖、槟榔、阿魏杀虫消积，《神农本草经》认为麝香去三虫。安息香行气、活血、消瘀，以除痨虫化生之源，甘遂、朱砂合用，可以治疗风痰癫痫，桃枝活血通络，解毒杀虫，榴根皮杀虫，柳枝苦寒清瘀热，童便咸寒散瘀，桑根皮甘寒利水消肿，葱白解毒散结，薤白行气散结。诸药合用，解毒杀虫，消瘀散结。

黄连解毒汤

黄连（三钱）　黄芩（三钱）　黄柏（二钱）　栀子（三钱）

通治三焦之热，内外证加减随宜。

【主治】本方具有泻火解毒的功效，主治三焦火热毒盛之证。

【精解】黄连苦寒，主入心经，可清心火和上中二焦之热。黄芩苦寒，主入肺经，主清上焦之热。黄柏苦寒，入肾经，清下焦之热。栀子苦寒，入心经和三焦经，既清心火，又清三焦之热，且利小便，使热从小便去。四药联用，共清三焦毒热之火。

五皮饮

陈皮　茯苓皮　姜皮　桑皮　大腹皮（各等分）

煎服。

【主治】本方具有利水消肿、健脾理气的功效，主治水停气滞之皮水证。

【精解】本方出自《华氏中藏经》。脾主运化，脾虚不化水湿，则水湿内停。若贮存于肺，则影响肺之宣降，又肺主通调水道，在体合于皮毛，若水湿泛溢肌肤，则见一身悉肿。治以健脾理气、利水消肿之法。茯苓皮甘淡性平，入脾经，健脾利水，专行皮肤水湿；姜皮辛温，散皮水以消肿；大腹皮辛温，入脾、胃、小肠经，行水消肿；陈皮理气健脾，燥湿和胃；桑皮甘寒入肺，泻肺降气，利水消肿。诸药合用，共奏"以皮行皮"之功。

泻白散

地骨皮（三钱）　生桑皮（三钱）　糯米（四钱）

肺为火克，以此生金，清火利水，水清火自降矣。

【主治】本方具有清泻肺热、止咳平喘的功效，主治肺热咳喘证。

【精解】本方和《小儿药证直诀·泻白散》之泻白散相比，减去了炙甘草。肺主气，以清降为本，肺为火所伤，则宣降失司，多生咳喘。桑白皮甘寒入肺，清泻肺火，泻肺中之水气以平喘；地骨皮甘寒入肺，清降肺火，与桑白皮相伍，泻肺火以肃肺气；糯米甘温，温脾暖胃，养胃和中。三药联用，共奏清泻肺热、止咳平喘之功。

五淋散

山栀子（三钱）　车前子（三钱）　当归尾（三钱）　甘草（一钱）

心遗热于小肠，结而为淋，以此清心、平肝、利水。

【主治】本方具有清热、利水、通淋的功效，主治热淋。

【精解】淋证有五种，此方通治，故名五淋散。栀子苦寒，入心与三焦经，清热利湿。车前子甘寒入肾，清热利尿通淋。当归尾甘温入血，善活血散瘀。甘草清热解毒，益气健脾，调和诸药，缓和药性。诸药合用，共奏清热、利水、通淋之功。

四逆汤

干姜（三钱）　附子（三钱）　甘草（一钱）

胆肾阳虚，四肢逆冷，下利不止，以此温之。

【主治】本方具有回阳救逆的功效，主治少阴阳衰病。

【精解】本方出自《伤寒论·辨太阳病脉证并治》。少阴阳衰，阴寒内盛，阳虚不能温养四末，则见厥逆、畏寒等症，治以回阳救逆。附子大辛大热，入少阴经，回阳救逆；干姜辛热，入太阴经，温中散寒，助附子回阳通脉；炙甘草益气补中，缓和姜、附之性，兼具调和药性。三药合用，药少力专且效速。

小温经汤

当归（三钱）　白芍（二钱）　阿胶（三钱）　川芎（一钱）　人参（三钱）　丹皮（三钱）　麦冬（三钱）　半夏（二钱）　吴萸（一钱）　生姜（一钱）　桂枝（二钱）　甘草（一钱）

此为调经第一方。行血消瘀，散寒降痰，温利而不燥烈，为去瘀之妙药。

【主治】本方具有温经散寒、养血祛瘀的功效，主治冲任虚寒，瘀血阻滞证。

【精解】本方即温经汤，出自《金匮要略·妇人杂病脉证并治》。冲为血海，任主胞胎，二者同起于胞宫，影响经、产。冲任虚寒，血虚失温养，寒凝经脉，多见月经先期或后期，经色暗红伴有瘀块。吴茱萸辛热，入肝肾经，温经散寒止痛；桂枝辛温入心经，温经通脉。二者温经散寒，通脉止痛。当归、川芎、白芍养血活血，调经止痛。牡丹皮辛苦微寒，入血分，活血散瘀；阿胶甘平，养血止血；麦冬甘寒，养阴润燥，合阿胶以养阴，兼制桂枝、吴茱萸之辛热。辅以人参、甘草，益气健脾以资化源。半夏辛温，降胃气以助通冲任、散瘀结；生姜既温胃以助生化，又助桂枝、吴茱萸温经散寒。甘草调和诸药。诸药联用，共奏温经散寒、养血祛瘀之效。

理中汤

白术（三钱）　人参（三钱）　干姜（二钱）　甘草（一钱）

霍乱吐泻腹痛，中土虚寒，以此温补之。

【主治】本方具有温中散寒、益气健脾的功效，主治脾胃虚寒诸症。

【精解】本方出自《伤寒论·辨霍乱病脉证并治》。中阳不足，内生虚寒，寒性凝滞，易腹痛。脾胃斡旋失司，脾不升清则下泄，胃不降浊则呕吐，故治以温阳健脾。干姜大辛大热，温中散寒；人参甘温，益气健脾以助阳；白术苦温，益气健脾，燥湿运脾；甘草既补脾气，又可缓急止痛，兼具调和之性。四药相伍，温阳健脾，以复中州之运化。

人参败毒散

人参（二钱）　羌活（二钱）　独活（一钱）　柴胡（二钱）　前胡（一钱）　枳壳（一钱）　桔梗（二钱）　川芎（一钱）　云苓（二钱）　甘草（一钱）

散寒发汗，兼利痰饮。

【主治】本方具有发汗解表、祛风除湿的功效，主治气虚外感风寒湿证。

【**精解**】本方出自《太平惠民和剂局方·治伤寒》。羌活、独活辛温，入膀胱经，发散风寒，胜湿止痛。柴胡味辛微寒入肺，解表散热。前胡味苦微寒入肺，降气祛痰。人参甘温，补元气以祛邪。甘草甘平，益气健脾扶正。茯苓甘淡，利湿健脾，治疗痰饮。桔梗苦辛入肺，宣肺化痰。枳壳味苦微寒，行气消痰，配桔梗，一升一降，调畅气机。川芎辛温，祛风止痛，可助羌活、独活解表散寒。以生姜、薄荷同煎，增强解表之功。

方名索引

（按笔画排序）